婴幼儿
护理与习惯养成

0~6岁儿童养育专家全知道

科学高效的养育方法
知名专家的教养指南

刘燕华/著

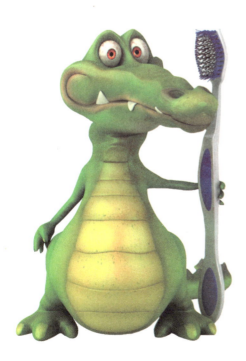

北京理工大学出版社
BEIJING INSTITUTE OF TECHNOLOGY PRESS

图书在版编目（CIP）数据

婴幼儿护理与习惯养成／刘燕华著. —北京：北京理工大学出版社，2015. 11
ISBN 978 - 7 - 5682 - 1196 - 3

Ⅰ.①婴…　Ⅱ.①刘…　Ⅲ.①婴幼儿－护理　Ⅳ.①R174

中国版本图书馆CIP数据核字（2015）第207144号

出版发行／北京理工大学出版社有限责任公司
社　　址／北京市海淀区中关村南大街5号
邮　　编／100081
电　　话／（010）68914775（总编室）
　　　　　（010）82562903（教材售后服务热线）
　　　　　（010）68948351（其他图书服务热线）
网　　址／http://www.bitpress.com.cn
经　　销／全国各地新华书店
印　　刷／保定市中画美凯印刷有限公司
开　　本／710毫米×1000毫米　1/16
印　　张／32　　　　　　　　　　　　　责任编辑／施胜娟
字　　数／440千字　　　　　　　　　　文案编辑／施胜娟
版　　次／2015年11月第1版　2015年11月第1次印刷　责任校对／周瑞红
定　　价／65.00元　　　　　　　　　　责任印制／马振武

"0～6岁儿童养育专家全知道" 丛书序

　　几年前，中国教育科学研究院研究员储朝晖出版他写的《中国幼儿教育忧思与行动》一书时，曾经他的导师郭齐家介绍，打电话要我写序,当时我以对幼儿教育的现状不了解为由推辞了。2012年6月，我又接到储朝晖的电话。原来是他收到徐勇给的《卢乐山口述历史》一书，看后又打电话告诉我，说他在筹备编写一套婴幼儿发展与教育丛书，其中还有一本我的朋友钱玲娟的书，希望我能为这套书写序。我盛情难再却，就答应了下来。

　　储朝晖30多年来一直作实地调查，对教育的实际情况很了解，对各地婴幼儿教育很热但又很功利的问题感到很担忧，对中国早期教育的专业水平还处在较低的阶段很着急，因而在内地、香港约集早期教育前沿的专业工作者编写"0～6岁儿童养育专家全知道"丛书，试图为早期教育注入理性的精神和科学的理念，这是一件十分有价值的事。

　　现在幼儿教育各方面的书多了，但是能理论结合实际的书还是很需要的。这套丛书以婴幼儿的生活和发展为关注点，既有国外比较成熟的早期教育论著翻译，又关注婴幼儿护理与习惯养成；既有久远传统的玩具的玩与学，又有幼儿心理与行为问题应对，还有亲子游戏这些富有生活趣味的内容。既有理论，又有实际，这是本套书的长处。

　　但需要对家长、老师们多说一句的是，书本只能谈到一般的规律，或者展现个别的经验。而每个孩子都是不一样的，他的遗传、环境、所接触的人各不相同，那么他的身心发展特点也一定因人而异。所以，我们在学习书本的时候，先要把理论学懂了，再结合其中的实际部分，看看人家为什么是这么实践的，想想我该怎么去实践；在具体实践的时候，我们要参考一般的规律，也要借鉴个别的经验，但是最重要的还是结合孩子的个别情况来灵活运用。总之，务必将书本消化了之后，再运用到自己身上，这是广大读者需要注意的。当然，这注定不是一件"小儿科"的事。

0～6岁婴幼儿发展是终身发展的基础，早期教育对人的成长发展具有极为关键性的作用，早期教育的重要性正在被越来越清晰地认识。卢梭讲："天性为是。"相信本套丛书将高扬此幼儿教育真谛，引导越来越多的人走向科学、理性的育儿之路。

是为序。

卢乐山

2014年6月1日

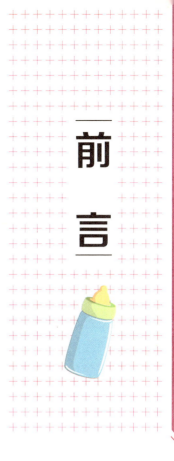

前言

很多家庭在新添了"小宝宝"以后，更多的是注重"形式"上的护理，认为给孩子喂足奶水，让孩子睡好觉，这就是护理了。由于缺少"实质"内容上的护理，护理质量一直停留在较低的水平。

现代护理学认为：婴幼儿的护理应该是全方位、多层次、连续持久的一个系统工程，它的内容丰富，关联性强。主要包括护理理论、护理知识、护理道德、护理技巧、护理卫生和心理护理、康复护理、饮食护理、运动护理、环境护理、智力护理、习惯养成护理等，要求护理人员不仅要有较高的文化知识、熟练的护理技术，还要有良好的心理素质，通过一系列的护理"操作"，不断增强孩子的体质、激发孩子的潜能，始终保持良好的心理状态，积极调动孩子，使其保持愉快的心情，养成良好的学习习惯、健康习惯、做人习惯、观察习惯、劳动习惯、心理素质习惯、安全与行为习惯、预防疾病习惯、团结与交流习惯、思考与总结习惯。因此，做好婴幼儿的护理工作意义重大，越来越受到人们的重视。

国外一些国家对婴幼儿的护理要求很高，规定护理婴幼儿的人员必须经过3个月的正规培训，考试合格后，才能对婴幼儿进行护理。

目前，我们广大家庭对婴幼儿的护理现状令人担忧，有的家庭聘请的护理人员连小学文化都达不到，根本谈不上"实质"意义上的护理。因此，努力改变家庭护理婴幼儿的现状、提高家庭护理婴幼儿的质量刻不容缓。写作本书，是以全面提高家庭护理婴幼儿水平为前提，把专业护理知识通俗化，让需要了解护理婴幼儿知识的人在阅读中轻松掌握实用的护理知识，并较好地运用到实际护理婴幼儿的工作中去。

由于作者的水平有限，书中还有许多没有涉及的护理知识和许多不尽如人意的地方，请广大读者批评指正。

作者　刘燕华

2013年2月19日于北京

目录

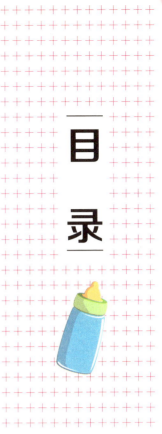

上部　婴幼儿护理

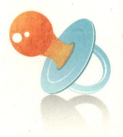

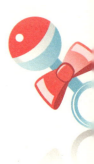

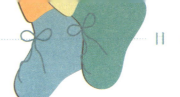

下部　婴幼儿习惯养成

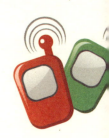

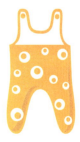

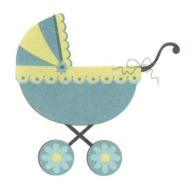

上部 婴幼儿护理

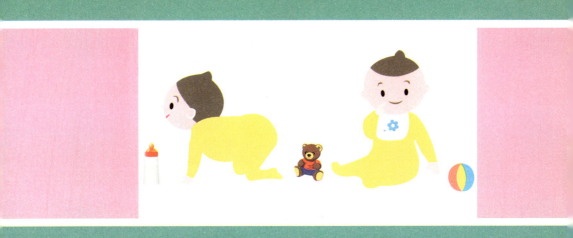

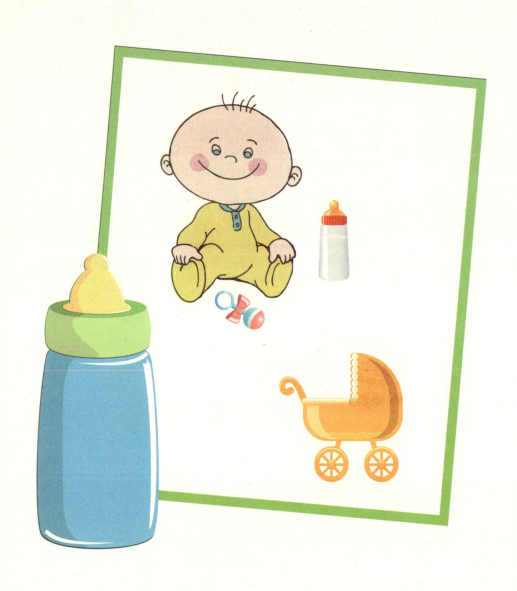

第一章　设立婴幼儿单独的安全屋

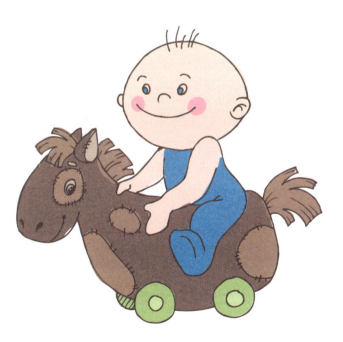

设立婴幼儿屋的重要意义

日常生活中，很多年轻的父母自从有了"小宝宝"以后，思想上能够很快有"质"的改变，感到自己当父母不容易，想当好父母，但由于没有经验，没多久就感到很累心、烦恼、纠结……

在医院的妇产科病房里，经常会看到听到年轻的父母在欢欣自己为人父母的同时，忐忑不安地嘀咕：以前认为自己是大孩子，什么事情都依靠父母，不知不觉中结婚、怀孕了，悄然间自己的孩子出世了，由于平时对医学知识了解不多，更没有护理孩子的实际经验，所以不知道怎么照顾孩子，心里没有底，有些害怕和担忧。其实，生儿育女自古以来人人都要经历，不要过分紧张，应愉快地担负起养育后代的重任。

怎样护理好孩子？首先父母会考虑是否给"小宝宝"单独设立屋子的问题，这是年轻父母关心最多的共性问题。无论"小宝宝"大小，他也是一个独立存在的人，尽量从小就给他一个单独生活的场所，因此对"小宝宝"的护理就不是件小事，要认真细致、科学周到，不能有半点纰漏，护理中哪怕是一点点的疏忽，也可能会诱发大问题。

事例辨析

一对年轻的夫妇自从有了"小宝宝"以后，兴奋、幸福、快乐、劳累交织在一起，滋味难以说清楚。这对夫妇抱着"小宝宝"出院时，询问护士需要不需要给"小宝宝"单独设立屋子。护士认真地告诉他们，如果住宅条件许可，最好单独设立一个"小宝宝"屋，这样可以避免某些疾病交叉感染，也便于"小宝宝"安静休息。

回家以后，年轻的父母觉得太麻烦，便没有单独给"小宝宝"设置房屋。由于"小宝宝"与大人合住同一房间，人来人往很嘈杂，最主要的是不注意往来朋友的卫生（来人有感冒的、有吸烟的、有喝酒的等），使交叉感染的概率增大。

　　不久，"小宝宝"三天两头感冒、发烧，睡觉也不安静，经常因屋子里人多、说笑、电话、门铃声音多，突然惊醒……

　　一年里，"小宝宝"住了3次院，精神状态不佳，饮食也不规律，严重影响了健康发育、成长。

　　为了"小宝宝"的健康，单独安排一间房，很有必要。那么，父母如何给"小宝宝"安排房间呢？

正确做法

　　一是思想上重视，全家达成共识。优生是前提，优育是保证，二者缺一不可。根据调查，在我国大约每年有1 990万个"小宝宝"来到世上，父母给"小宝宝"单独设立一个屋子很必要。因为"小宝宝"很娇弱，吃、喝、拉、撒、睡、玩都需要父母料理，抵抗疾病的能力也不强，特别需要居住在一个相对较好的环境。相反，如果不给"小宝宝"单独设立屋子，与大人合住，不仅影响"小宝宝"的休息、进食、个人卫生，而且对"小宝宝"的心理也有干扰，护理质量也无法保证，还容易使"小宝宝"生病，不利于其健康成长。现在生活条件好了，大多数家庭住房条件得到了根本改善，如果能专门为"小宝宝"设立一个屋子，这样就能使"小宝宝"得到最好的护理与养育，使其健康、快乐地成长。

　　二是能保证相对安静。"小宝宝"的睡眠时间比较长，睡眠好，对生长发育很有帮助，保持屋子安静很重要。"小宝宝"神经系统很活跃，对外界刺激很敏感，如说话声、笑声、铃声、开关门声等，如果"小宝宝"在深睡状态下被惊醒，可能会对其健康不利。所以，给"小宝宝"设立一个屋子很有必要。

三是能有效避免交叉感染。"小宝宝"自身的抵抗力低，防御外界病菌侵害的能力有限，如果与大人合住，人员多且情况复杂，万一遇到感冒患者，或带有传染病菌的人，就可能导致"小宝宝"生病。如果"小宝宝"有独立的房间，可以起到物理隔绝作用，一定程度上会大大降低疾病传播的发生率。

四是能保证护理的规律性。"小宝宝"的护理内容很多，一天到晚也忙不完，需要形成规律，这样大人和"小宝宝"都不累。如果"小宝宝"与大人混住，父母或护理人员容易被外来人员干扰，会影响护理质量。如果"小宝宝"有自己的房间，父母或护理人员就可以专心护理"小宝宝"了。

 父母切记

其一，不要怕麻烦。给"小宝宝"单独设立屋子需要父母费点心思，出点力气，真正从护理孩子的角度考虑。

其二，要有现代护理意识。护理"小宝宝"不是简单、短期的事，"小宝宝"独居的好处已经被人们广泛接受，更不要担心、害怕"小宝宝"一个人会发生问题，因为现代科学、健康护理"小宝宝"的大趋势就是这样的。年轻的备孕准父母们在准备要"小宝宝"时，就要认真布置好"小宝宝"的房间。所用材料、物品、电器等，均要环保、安全、健康，不能贪图便宜。

 护士长温馨提示

在住房条件允许的情况下，父母给"小宝宝"设立一个单独的屋子很有必要，现实意义重大。

房屋选择有讲究

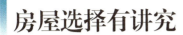

决定给"小宝宝"设立一个单独的屋子后，就要认真地选择屋子，不能马虎。否则，就会给"小宝宝"的成长带来一些不利影响。

事例辨析

一对年轻夫妻抱着"小宝宝"从医院出来后，顺利回到了家。"小宝宝"屋设在北屋，不知道为什么，"小宝宝"总打喷嚏，经常出现呼吸道痉挛，有几次险些窒息，非常危险。

"小宝宝"的父母很着急，几次带孩子去医院看医生也没有检查出什么问题，最后有经验的护士长问："'小宝宝'的屋子环境怎样呢？是不是存在过敏物质呢？"

"小宝宝"的父母立刻请求护士长去家里看一看孩子的居室，检查一下屋子的情况。护士长仔细检查了屋子的情况，发现了一个重大隐患。

原来，"小宝宝"家住一楼，窗外有一棵杨树，杨树的"小毛毛"在窗外乱飞，判断可能是杨树的"小毛毛"诱发的，护士长建议换屋子。

"小宝宝"换了屋子后，问题很快就解决了。看着健康的"小宝宝"，父母长出了一口气。

选择"小宝宝"的屋子马虎不得，要提前周密准备，不能临时安排。根据护理经验，应把握以下几个基本原则。

正确做法

一是最好给"小宝宝"选择朝南向阳的屋子，这样能保证有阳光照进来，采光充足，空气流通也好。

二是室内的灯光要柔和，不能过于刺激眼睛。最好选择节能灯，瓦数低一些。不要直接照射"小宝宝"的眼睛。

三是房间面积要适当，便于"小宝宝"休息、活动，也便于父母与护理人员护理。

四是保持空气新鲜。"小宝宝"的屋子通风应保证良好，让空气通畅起来。夏天，最好将床放在通风的位置；冬天，不要让穿堂风吹着"小宝宝"。如果有穿堂风，可以在有风的那头床栏搭条浴巾，或者挂起小帐子，这样既可以挡风又可以保暖。

五是对房屋进行彻底的卫生大清扫。"小宝宝"住进屋子的前半个月，父母应把没有用的旧、杂物全部拿出去，清理干净。如果屋子面积小，在安放小床时，要注意周围的摆设，比如当心衣柜上的杂物掉下来，或者是墙上挂着的东西掉来砸伤孩子。床下物品要全部清整出来，不留死角。室内还应做进一步的消毒，可使用4%的新洁尔液喷洒，也可用食用醋加热熏蒸，还可用高锰酸钾溶液冲洗地面、擦洗门窗等。

护士长温馨提示

选择"小宝宝"的房屋应认真、细致、科学、安全，不能太随意，以免带来不应有的麻烦，最好请专家指导一下。

"小宝宝"的床有讲究

　　"小宝宝"的床很重要，因为"小宝宝"在1周岁前，与床有密切的联系。所以，父母应千挑万选，不能糊弄。

　　大体来说，床铺要结实牢固，安全性能好，大小应根据房屋的大小而定，总之要协调一致，感到舒适为宜，不能是"花摆设"。

事例辨析

　　前不久，一对年轻的夫妻给7个月的"小宝宝"买了一个带轮子的活动床，推来推去，很方便。

　　但是床的轮子没有制动装置，留下了安全隐患。一天，妈妈去卫生间方便，爸爸不在身边，"小宝宝"尿了，双腿乱蹬，轮子滚动了，床向前缓慢滑动，撞到了小桌子，把小桌子上的暖水瓶撞倒，热水烫了"小宝宝"。虽然烫的面积不大，送医院处理也及时，但是"小宝宝"吃了不少苦，好几天都惊恐不安，不爱吃饭，睡眠也不好了。父母为此互相埋怨，大吵了好几次，整个家庭生活都乱套了。

　　可见，选择"小宝宝"的床很有讲究，要特别当心，以免发生意外。那么，怎么给小"小宝宝"选床呢？

正确做法

　　一是确保安全。现在市面上有很多种"小宝宝"床，不图漂亮，要看材料与质量，材料应是环保的，没有污染。质量要符合国家或行业标准，螺丝、连接杆牢固，无异常响声。如果"小宝宝"躺在里面玩，床"咯吱、咯吱"乱响，"小宝宝"无意识地弄松螺丝或连接杆，意外掉下来，或夹住手、脚，很危险。这一点，父母不能马虎。

二是四周的防护围栏。为了防止"小宝宝"从床上摔下来，"小宝宝"的床四周应有围栏，为了安全，围栏的间隔宽度应在9厘米以下，能让"小宝宝"的拳头伸出来为宜。如果间隔太大，"小宝宝"的头都能伸出来，就有危险了。围栏的高度要高出床垫50厘米，才能有效地防止"小宝宝"摔下来。如果高度低，等"小宝宝"长个子后，能抓住围栏站立时，随时都会有掉下来的危险。

三是金属床有学问。金属床轻便、漂亮，多数还带轮子，可以自由推动，用起来方便、简单，但是要应注意安全，轮子一定要装上制动装置。制动装置要装得紧一些，保证质量，最好安装保险器，不至于一碰制动就松。另外，平时要注意观察，防止"小宝宝"的手伸向制动器。

四是流行的尼龙网床。这种床很流行，白天"小宝宝"可以在里面快乐地玩，网可以兼做护栏。睡觉时，铺好褥子，"小宝宝"就可以安然入睡了。如果选择尼龙网床，大小应根据"小宝宝"的生长情况随时调整。

🎧 护士长温馨提示

选择"小宝宝"的床首先要保证安全、环保，然后才能讲究样式，不能只图漂亮，不讲安全。

床上用品的准备

　　"小宝宝"的床准备好后，就应该准备床上用品了。因为床上用品几乎随时、随处与"小宝宝"接触，容易被"小宝宝"的汗、呕吐物、大小便污染，必须认真选择，无论是材料，还是柔韧性，都不能马虎。

　　一般情况下，要保证数量与种类齐全，如被子（薄、厚）、褥子、垫子、安全防护套、床单、夹具、蚊帐、席子、毛巾被、毯子、小枕头等。

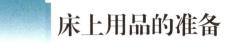

事例辨析

　　盛夏时节，一对年轻的夫妻有了"小宝宝"，由于他们考虑不细没有给"小宝宝"准备蚊帐，导致"小宝宝"夜间多次被蚊子叮咬，"小宝宝"的被叮咬处感染了，痒痒、疼痛得难受，还发高烧了，不得不去医院输液治疗，"小宝宝"受了不少罪，父母心里也很难过。

　　精心为"小宝宝"选择床上用品很重要。那么，如何给"小宝宝"选择床上用品呢?

正确做法

　　一是精心挑选床垫。因为"小宝宝"的背是直的，床垫应平整，硬度适中，以免"小宝宝"的后背凹陷下去，影响发育。根据实践经验，一般选用有弹力、硬一些的床垫为宜。最传统的棉花床垫也不错。

二是安全防护套。在"小宝宝"床四周的围栏上、扶手上包上安全防护套，以免"小宝宝"的头磕碰受伤。

三是夹具。夹具把蚊帐、被子、毛巾被、毯子固定在床边的器具。夹具要环保、安全，不能伤害到"小宝宝"的身体。

四是褥子。放置在床垫上使用，以纯棉最佳，厚实些、硬些为好，以防止"小宝宝"的后背凹陷、走形。

五是床单。一定是纯棉制品，最好准备2～3条，随时备用。床单要铺平整，不要有皱褶，以免伤到"小宝宝"的皮肤。

六是被子。"小宝宝"的被子应稍微大些，这样在"小宝宝"乱蹬、乱抓时，不至于把被子推落，手脚亦不会外露，防止受凉。被子应选择纯棉质地，里外面也应是纯棉的。被子长为115厘米，宽85厘米以上为宜，应分薄、厚，各准备3套，这样四季都可以使用。

七是毯子。毯子对于"小宝宝"来说很实用，但是纯毛的毯子，或化纤的毯子直接与"小宝宝"的皮肤接触，容易导致"小宝宝"的皮肤出问题，最好在毯子外面做个纯棉的罩，以保护"小宝宝"的皮肤。

八是席子。席子透气性好，是预防生痱子的好用品。是夏天"小宝宝"最常使用的物品，应放在褥子与床单之间，"小宝宝"不宜直接睡在席子上。

九是蚊帐。蚊帐要宽大，一定要保证"小宝宝"的活动空间足够大。蚊帐要挂好、掖好，不能留空隙。

十是小枕头。"小宝宝"的小枕头是大事，大意不得，高度要适合，不宜过高；材料要柔软、透气。传统的枕头材料是干燥的小米、蚕沙、荞麦皮等，不凉、不热、不燥。枕头要准备2～3个，以备及时更换。

🌙 **护士长温馨提示**

准备宝宝的床上物品要细致，选择材料要环保、安全，避免刺激性材料，不能掉以轻心。

房间设施

"小宝宝"屋子内的设施很重要，应摆放有序，功能齐全，安全性能好，没有污染，没有伤害，便于护理和操作。如果东西凌乱，没有安全保证，就容易发生意外。做父母的心中要有数，不能含糊。

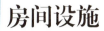

事例辨析

有一对夫妻有了"小宝宝"以后，对其百般疼爱，专门在两居室的家里给"小宝宝"设立了屋子。

冬天到了，父母担心"小宝宝"冷，特意买来电暖气取暖。由于"小宝宝"的屋子面积较小，就把电暖气放在"小宝宝"的床边。半夜，电暖器温度高，把床边的卫生纸引燃了。妈妈睡得"死"，"小宝宝"被火烧伤了皮肤，哇哇大哭。"小宝宝"的哭声惊醒了妈妈，妈妈醒来后，赶紧抱起"小宝宝"跑出屋子，可是"小宝宝"的伤痛却无法弥补了。

"小宝宝"屋里的设施很重要，要认真摆放。最好不摆设电器设施，如彩电、电脑、微波炉、烤箱、消毒柜、紫外线杀菌灯等。那么，对"小宝宝"房间里的设施有什么要求呢？

正确做法

一是根据需要摆设。为了护理"小宝宝"方便，设施要根据需要来确定，如可以放沙发、椅子、方桌、衣架、晾晒杆、马扎、便盆、尿盆、盆架、洗脸盆、多功能桌、储物柜等。

二是以安全为主。一切为了"小宝宝"的安全，不是特别需要的物品，可以不摆设，必须摆设的物件应保证安全，不能对"小宝宝"构成伤害。

三是调节作用。为了避免"小宝宝"寂寞，可以适量摆设花、草、鱼，但是应提前咨询专业人士，有些花、草容易引起过敏。

四是注意"五防"。摆在"小宝宝"屋子里的设施，应注意防火、防电、防水、防伤害、防辐射，材料要环保，不能带有放射性，不能有尖锐的刺、拐角等，以免给"小宝宝"造成不必要的伤害。

 护士长温馨提示

"小宝宝"房间里的设施应根据孩子的成长情况及时调整，根据季节不同及时增减。

房间颜色

国外一家育儿中心对"小宝宝"房间的颜色进行了几十年的研究，通过统计手段，得出了规律性结论：房间颜色对"小宝宝"的情绪、饮食、睡眠有一定的影响。

国内的一些育儿专家也认为，"小宝宝"房间的颜色应认真选择，不能太随意，应该根据"小宝宝"的具体情况而定。否则，可能会引发不良的情绪反应。

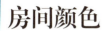

事例辨析

有一个可爱的"小宝宝"，身边有5个大人护理（爷爷、奶奶、妈妈、姥姥、保姆），吃、喝、用、玩、看的东西应有尽有，可是最近"小宝宝"总是闹个不停，情绪十分不稳定，吃奶也不安静，全家人很着急，以为得了什么病，去医院看医生，经过全面检查以后，医生确认没有病。

一位有经验的护士长询问"小宝宝"的父母，房间墙壁和窗帘是什么颜色的，"小宝宝"的父母说墙壁是白色的，窗帘是橙色的。

护士长建议把橙色窗帘换成淡绿色窗帘，"小宝宝"的父母虽然不知道其中的奥秘，还是更换了床帘，果真奇迹发生了。"小宝宝"的情绪平稳了，基本恢复了以往的安静状态。

没有换窗帘颜色前，"小宝宝"的情绪不稳定，换了窗帘颜色以后，小宝宝的情绪稳定了，值得人们思考。那么，父母如何为"小宝宝"的房间选择合适的颜色呢？

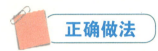

一是认识房间颜色的重要性。房间颜色对"小宝宝"的视觉冲击较大，长时间受到干扰，情绪就会受到影响。所以，一定要保证"小宝宝"室内颜色协调、舒心、轻松、温暖……

如果父母不懂这方面的知识，可以请教儿科护士长，或颜色或心理学专业人士指导。

二是主动学习，自觉提高护理水平。为了保证"小宝宝"的房间颜色与窗帘颜色的科学性，年轻的父母应主动了解一些颜色与心理学知识。

心理学和美学认为：色彩凌乱的空间，会使人心情不愉快，产生厌倦感。

黄色表示和蔼，令人感到温暖如阳光普照，使人开朗和喜悦。

紫色表示阴沉、安静与忧郁。

橙色表示热色，使人感到刺激和愤怒。

绿色表示自然，使人感觉平稳与舒适。

白色表示祥和、安静、纯洁。

"小宝宝"的房间颜色通常应以白色为基本色调，配不同颜色的窗纱、窗帘。基本原则是使"小宝宝"情绪安静，不感到厌烦为合适。

三是根据情况，及时变换颜色。随着"小宝宝"年龄的增长，其对颜色的感觉与反应也会有变化，所以要密切观察"小宝宝"对室内颜色的反应，及时调整。

护士长温馨提示

布置房间颜色很有学问，涉及心理学、生理学、神经学和美学，应认真学习、掌握，达到自然、和谐。

房间温、湿度控制在什么范围合适

对于"小宝宝"来说，舒适的房间很重要，尤其是房间的温湿度不能马虎，在适宜的温湿度环境中，"小宝宝"会感到很舒服，也很温顺。

如果房间过热、过湿，"小宝宝"会感到烦躁难受，出汗不止，呼吸增快，使体内水分不足，血液浓缩，容易发生热湿病。

如果房间过冷、过干，"小宝宝"的皮肤及皮下脂肪会变硬，发生硬肿症，进而影响四肢活动和吸吮。同时，也容易导致胃肠不适。

父母要谨记，"小宝宝"的室内温度不能低于15℃，若温度过低对于"小宝宝"的健康十分危险，要采取有效的办法升温。

事例辨析

　　11月，有个"小宝宝"从医院回到家，家人担心"小宝宝"着风受凉，便将房间密闭，不透一点风，使用电暖气取暖，室内温度达到30℃以上。"小宝宝"全身出汗，皮肤总是湿漉漉的，身上起了疹子，难受得哭闹不止。

　　"小宝宝"的父母很焦急，赶紧去医院咨询，把经验丰富的护士长请到家里观察"小宝宝"。

　　护士长发现"小宝宝"的房间温度高，相对湿度大，建议立刻降低室内温度，调节室内相对湿度，注意通风换气。

　　"小宝宝"的父母马上把房间温度与相对湿度调整好，保持通风、换气，很快"小宝宝"的问题就解决了。

可见，温度与湿度对"小宝宝"的生活与健康是多么重要啊！那么，一般情况下，"小宝宝"的房间保持多高温度与湿度为宜呢？

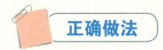

正确做法

　　一是最适宜的室内温度是20℃～22℃。平时父母要密切观察温度数值，随时调节室内温度，夏季温度高了，就降低点；冬季温度低了，就升高点。不能总是一个温度，以免引发"小宝宝"的不适。

　　二是最适宜的相对湿度在50%～60%。由于室外气候经常发生变化，室内湿度应及时控制，加湿器与干燥器交替使用，不能怕麻烦。加湿器与干燥器应选择正规厂家生产的，而且质量有保证的产品，详细阅读使用说明书，如果对婴儿有刺激，或有危害，应避免使用。屋子干燥了，也可以采取传统的物理增湿法，把适当的干净水洒在地上，或把装有干净水的盆、碗放在室内，以保持室内的湿度。屋子潮湿了，可以到婴幼儿护理专卖店买专门为婴儿房间设计的天然干燥剂——活性炭。

　　三是冬天要注意保温、采暖、通风，同时预防煤气中毒。冬天，由于室内比较密闭，空气相对污浊，在保持室温与湿度的同时，应要注意通风换气，这样可以保证空气新鲜，排除异味。通风时，要注意时间，不能过久，控制在10分钟之内。通风过程中，应注意保温，给"小宝宝"盖好被子，避免对流风直接吹到"小宝宝"，以免着凉。如果家庭有条件，"小宝宝"的房间应配有空气加湿器，安装一台冷暖两用空调，以及换气装置。如果室内使用煤炭炉取暖，一定要注意防止煤气中毒。

　　四是夏天要及时降温、通风。炎热的夏天，需要空调与风扇降温，使用风扇时，要使用最低挡，不能直接吹"小宝宝"，否则会引起感冒或其他不适。风扇要远离"小宝宝"，保持一定的距离，最好是摇头、缓慢吹风。如果使用空调，温度应控制在25℃，不能太低。如果家里没有风扇、空调的话，可以采取传统降温法，如人工摇扇子，在床上铺凉席，使用水枕，室内放冰块，最好每天多给"小宝宝"洗澡等。无论使用不使用空调，房间应定时开窗换气，以保持室内空气新鲜，有利于新生儿呼吸系统的功能发育，保证其身体健康。

 护士长温馨提示

　　"小宝宝"房间要保持科学、适宜的温、湿度，因为"小宝宝"房间空气新鲜、温度适宜、体感舒适，他就会安静地睡觉、快乐地玩耍。

周围环境对"小宝宝"健康有影响

新生儿时期是孩子脱离母体独立生存的第一阶段，其身体内部要发生各种变化，因此，要特别注意保持室内和周围环境的安静。首先，孩子一到世上就得自行呼吸，同时心脏等循环器官还要进行"大改造"。为了不妨碍这些变化和改造，也为了使妈妈充分恢复分娩的疲劳，均需保持安静。

"小宝宝"房间周围的环境对"小宝宝"的发育与健康影响很大，父母不能不重视。

如果室外噪声多，孩子就会被干扰，甚至受到惊吓，睡不好、吃不好，不是哭闹就是折腾。要是环境不安静，等于无形中增加了"小宝宝"的运动量，其为此会多消耗氧气。而要补充这些多消耗的氧气，就得加大呼吸量。然而，此时孩子的呼吸器官功能尚不健全、成熟。因此，务必尽量使孩子能够安静睡觉，不必过多地去抱他。

 事例辨析

"小宝宝"小兰一开始住在奶奶家，屋子外面是个建筑工地，每天都能听到窗外机器声和嘈杂的喊叫声，还有一条大狼狗在工地大门口狂叫，甚至夜间机器声与狗的狂叫声更大。

"小宝宝"的情绪不稳定，哭闹不止，手脚乱蹬，睡眠不好。父母起初没有重视，没有采取任何措施。

不久后，"小宝宝"只要听见机器声和狗叫声就"打激灵"，样子很可怕，父母怀疑与机器声与狗叫声有关系，商量后，把"小宝宝"抱到了姥姥家住。姥姥家的小区环境好，没有任何干扰。远离了噪声干扰后，"小宝宝"的情绪平和了，"打激灵"的现象也消失了。

由此可见，周围环境对"小宝宝"的影响很大，不得不注意。那么，如何判断"小宝宝"周围的环境是否符合标准呢?

正确做法

一是房间应远离噪声，保持相对安静。"小宝宝"对声音很敏感，房间周围应安静，没有机器设备施工，没有大型牲畜吼叫，没有人群的嘈杂声，没有航空器与机动车的吵闹，这样才能保证"小宝宝"的休息与睡眠，才能保证"小宝宝"不受意外刺激，避免出现应激反应。实践证明：任何噪声的出现都可能会使"小宝宝"产生紧张、焦虑、烦躁、应激的心理与生理反应，很不利于"小宝宝"的健康成长。

二是房间应远离污染，空气新鲜。"小宝宝"的呼吸道与肺对外的抵抗能力都很弱，如果周围空气不好，难闻的气体、化学异味、腐败气味、沙尘浓度大，都会伤害到"小宝宝"的身体健康。所以，周围环境一定是空气新鲜，没有污染。

三是房间应远离辐射，避免刺激。辐射是个很模糊的概念，生活中的辐射无处不在，我们应高度重视。有些辐射对"小宝宝"的伤害是无形的，是看不见的，应有所认识。为了防止"小宝宝"被意外辐射，应远离直射的强烈太阳光，远离通信发射塔，远离电子设备，屋内屋外的建筑材料、摆设、装修材料等都要远离。

护士长温馨提示

安静固然重要，但也不要过于小心，比如在孩子附近走动时踮着脚、讲话时附耳低语等，其实也没有必要这样做。周围环境搞得过于寂静，会使孩子变得神经质，稍有响声就会吓一大跳的。当然对于那些令人烦躁的噪声，应尽量设法避免，同时也要避免在孩子周围大声喧哗。至于日常家务、工作等，则一如既往即可，不要过于缩手缩脚。

房间灯光使用有学问

　　"小宝宝"房间里的灯光不能凑合。可根据房间大小、采光情况、实际需求、安全方便综合考虑。不要讲究"花架子"，安装一些闪光灯、霓虹灯、彩色灯，瓦数大的灯也不宜安装。

　　如果为了好看，乱安装灯，"小宝宝"可能会很不适，甚至对眼睛有伤害，隐患严重。

事例辨析

　　有个"小宝宝"白天不闹，特别安静，可是到了晚上，只要灯一开，也就会有不良反应：大哭不止，手脚乱蹬，显得很紧张。父母不知道是什么原因，以为"小宝宝"要大小便，可是把了"小宝宝"很久，也不见"小宝宝"大小便，问题一直解决不了。

　　由于"小宝宝"晚上闹得厉害，父母便前往医院小儿科就诊，护师长亲自去"小宝宝"家观察，发现了问题。

　　原来，"小宝宝"的屋里装了一个能闪光的彩色灯，灯光是红橙相交的，很耀眼，对"小宝宝"的刺激很大。护士长建议撤掉这个闪光的彩光灯，之后"小宝宝"就不再闹了。

　　可见，房间里的灯光很有学问，对"小宝宝"的影响很大。那么，如何给"小宝宝"配备灯光呢？

正确做法

一是光线以柔和为主。灯光既不要昏暗，也不要太强烈，可以安装20～30瓦的日光灯，或节能灯、护眼灯，也可以使用传统的白炽灯，但是瓦数要低，不应超过40瓦。

二是方便、实用、安全。夜间，"小宝宝"有急事时，家长可以迅速开灯。最简单的方法是在床头安放一个台灯，或在床边安装一个落地灯，使用起来便捷。灯的安全性也很重要。

三是最好有一个应急灯，供紧急时使用。"小宝宝"夜间情况多，为了防止停电，或找不到灯的开关，父母在身边放一个应急灯为宜。

四是要选择安全、没有噪声的灯。有的日光灯里有镇流器，如果镇流器质量不好，会产生烦人的鸣声，所以要选质量好的灯，不能凑合。无论选择什么灯，前提是对眼睛没有伤害。

 护士长温馨提示

"小宝宝"房间里的灯光不是小事，直接关系到"小宝宝"的健康，要科学配置，安全、实用、简便为第一。

建议安装"电子监护与呼叫装置"

"电子监护与呼叫装置"在国外比较流行，它能全时观察"小宝宝"的情况，一旦出现意外情况，会第一时间发出报警。

"电子监护与呼叫装置"除了比较先进的大医院有以外，很多家庭没有设置"电子监护与呼叫装置"，一旦"小宝宝"发生意外，家长第一时间没有发现，处理不及时，可能会留下终生遗憾。

实践证明，只要条件许可，在"小宝宝"的屋子里设置"电子监护与呼叫装置"是必要的，不怕一万，就怕万一，关键时刻可以挽救"小宝宝"。

事例辨析

有一对父母，对"小宝宝"百般呵护。他们专门设计、制作了"电子监护与呼叫装置"。"小宝宝"与妈妈一起睡，住在里面一间屋子里。爸爸住在外屋，通过"电子监护与呼叫装置"可以随时看到屋子里"小宝宝"的一举一动。

一天夜间，"小宝宝"的妈妈可能是白天太劳累了，睡熟了，没有发现"小宝宝"在床上"折腾"。"小宝宝""折腾"了一会儿，身子滚到了床边，差一点就要摔下去了。最危险的是床下有一个铁马扎和一个玻璃瓶子，情况万分危急，"小宝宝"的妈妈又没有觉察到。屋外的爸爸在"电子监护与呼叫装置"里看到了处于危险状态下的"小宝宝"，立刻跑进屋，把"小宝宝"扶正，叫醒了妈妈，从而避免了危险发生。

可见，"电子监护与呼叫装置"不是多余的，在关键时候起到了重大作用。那么，为了安全护理"小宝宝"，怎么设置"电子监护与呼叫装置"呢？一般家庭，可以分以下四种情况设置。

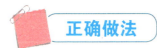

一是正规的、专业的监视装置。市场上有比较先进的监视设备，可以在"小宝宝"的屋子里安装摄像头，360°转头扫描，连续工作，屋外设置多个监视器，住在屋外的人随时可以观察到屋子里的情况。

二是自制简易的呼叫器。父母可以自己找器材制作，由开关、导线、扬声器组成，平时"小宝宝"有什么情况，可以通过按钮，呼叫另外房间的人来帮助解决，避免高声喊叫，使"小宝宝"受到惊吓。

三是利用市场上出售的对讲机。当专业护理"小宝宝"的人员远离"小宝宝"时，或"小宝宝"有突发情况时，可利用对讲机及时告知护理人员来解决。

四是机械式呼叫装置。使用滑轮、导线、铃铛，当"小宝宝"有紧急情况时，护理人员立刻拉动导线，告诉屋外有关人员帮助解决。

护士长温馨提示

护理"小宝宝"要做到万无一失，就要把事情想周全，预想可能发生的问题，及早防范。

"小宝宝"的餐具准备

  "小宝宝"每天要吃、要喝，少不了碗、勺、筷子、盆、锅、刀、叉、瓶、奶嘴等用具，要把住"病从口入"这一关，不能麻痹大意。

  事实证明，无论什么情况下，给"小宝宝"准备的餐具越充足越好，用时才方便，才能有卫生保证，不至于"抓瞎"。尤其是夏天，食物容易变质，餐具容易受到污染，更要注意餐具的卫生清洁与消毒。

事例辨析

  有一个"小宝宝"，他的餐具不是专用的，与大人混用，用时抓起来就用，消毒也不认真、及时。

  一天，"小宝宝"的父亲患了痢疾，也没有分餐具，结果导致"小宝宝"也患了痢疾。"小宝宝"的病来得凶猛，高烧不退，还"抽"了起来，在医院抢救了两天。

  小儿科护士建议给"小宝宝"单独准备餐具，而且要认真消毒，不能马虎。"小宝宝"的父母接受了建议，出院后就给"小宝宝"准备了单独的餐具与消毒设备。

  要记住一点，在给"小宝宝"准备餐具时一定要认真、严肃。否则，最后受伤害的还是"小宝宝"。那么，如何给"小宝宝"准备餐具呢？

正确做法

一是给"小宝宝"准备单独的餐具。不要嫌麻烦，就忽视了这个严肃的问题，小碗、小筷子、小叉子、小勺、小盘子、奶嘴、奶瓶、锅等餐具一样也不能少，而且要多备几份。

二是严禁混合使用。"小宝宝"的餐具应专用，再节省也不能马虎，孩子和大人的餐具不能混着使用，以免导致交叉感染。

三是严格消毒。"小宝宝"每天吃、喝无数次，餐具使用频繁，汗液、唾液多，污染情况严重，需要严格进行餐具消毒。每用完一次餐，立刻用流动的干净水清洁，同时用高温水煮沸，彻底消毒。如果有条件的话可以，准备餐具消毒柜，方便使用。最好使用传统的物理消毒法，不宜使用化学药剂消毒法。消毒后的餐具应保管好，防止被苍蝇污染。

 护士长温馨提示

宝宝的餐具看似小事，实则大事，因为它直接关系到"小宝宝"的健康问题，要有耐心，讲科学。

建立"小宝宝"成长档案

"小宝宝"出生后，每天都在成长，变化大得惊人，几天不见，都会有新变化。所以，给"小宝宝"建立一个成长档案很有必要。成长档案可以是文字的，也可以是影像与文字结合的。

成长档案能直接反映"小宝宝"的生长、发育、语言、身高、体重、饮食、精神状态、睡眠、"二便"、健康的情况，不仅对"小宝宝"是个"交代"，对"小宝宝"就医也有重大的参考意义。

有的家庭怕麻烦，不给"小宝宝"建立成长档案，给日后造成了许多麻烦，甚至留下了很多遗憾。

事例辨析

有一对夫妻，没有想到给"小宝宝"建立成长档案，"小宝宝"的吃喝情况、睡眠情况、"二便"情况、"排气"情况、生病情况都没有记载，过敏情况更没有记载。

一天，"小宝宝"哭闹不止、烦躁不安，喂食后立刻呕吐，肚子很鼓，父母很害怕，便带"小宝宝"去医院看医生。

医生问最近几天"小宝宝"的"二便"及"排气"情况，父母回答不出来。其实"小宝宝"几天没有大便了，而且也没有排气，医生无法判断"小宝宝"的病因，只好继续做检查，检查了好长时间，"小宝宝"受了很多苦，才被诊断出是肠道出了问题，需要实施手术。

如果父母对"小宝宝"的情况有详细记载，给医生看一看，这对医生诊断疾病很有帮助。那么，有了"小宝宝"以后，成长档案应记录什么内容呢？

正确做法

一是"小宝宝"的吃喝情况。每天吃奶（食物）的时间、数量及种类，喝水的次数与数量，有无异常。

二是"小宝宝"的身高、体重、表情、语言变化情况。定期给"小宝宝"测量身高与体重，天天观察"小宝宝"的表情是否有复杂的变化，语言有无自主性与连续性。"小宝宝"对什么感兴趣，对什么不感兴趣都要记录。

三是"小宝宝"的睡眠、情绪及精神状态等。睡眠的总时间，白天、夜间睡眠的时间长短，睡眠的质量情况，情绪与精神是否正常，有无疲倦与急躁现象。

四是"小宝宝"的预防接种情况。什么时间接种的，接种的内容是什么，什么批次，产地与质量，谁接种的，在什么地点接种的，接种的医生是谁，联系电话，有无异常反应等。

五是生命体征记录。只要有条件，每天都应对"小宝宝"的体温、脉搏、呼吸、血压、大小便、听力、视力、对外界的反应情况进行记录。

六是健康记录。"小宝宝"患病的时间，最初入院检查及治疗经过，医生及护士的姓名，疾病诊断结果、各种化验结果、X放射片、CT照射片、病理片资料、过敏史、手术史、家族史、病史，服药的种类、数量、疗程、效果、有无不良反应等。

七是生活记录。记录"小宝宝"生活中的点滴趣事，如某年某月某日第一时间叫"爸爸"或"妈妈"；某年某月某日添加辅食；某年某月某日开始会爬了；某年某月某日开始迈腿走第一步；某年某月某日学着用筷子吃饭……

护士长温馨提示

　　成长档案对于"小宝宝"来说意义重大，父母应全面、认真、细致地记载宝宝的成长与每一天的生活情况，不能认为是可有可无的事。

医疗及护理物品的准备

"小宝宝"成长过程中，感冒、发烧、闹肚子、小外伤、皮肤被蚊虫叮咬是很常见的事，所以要预先有所准备，常用的药物及器械都要有所准备，以备急用。

千万不要认为准备医疗及护理物品是多余的事，一旦"小宝宝"需要了，家里没有，就会措手不及，很麻烦。

 事例辨析

有一对年轻的夫妻缺乏育儿经验，家里医疗物品准备不多。一天，"小宝宝"不小心被开水烫了一下，哭闹得厉害，由于当时家里没有外用烫伤药，他们也不知道怎么进行早期处理，裹着"小宝宝"去了医院。

在医院里，医生进行了紧急治疗，但是"小宝宝"身上还是留下了疤痕，严重影响了美观。

医生说如果当初父母立刻给"小宝宝"使用外用的烫伤药处理一下，情况可能好些。"小宝宝"的父母十分后悔自己的无知，按照医生的建议，去药店买了一些常用的药物和用品。

年轻父母有了"小宝宝"以后，应该准备什么医疗及护理物品呢？

 正确做法

一是准备常用的医疗用品。如体温计、血压计、氧气瓶（袋）、热水袋等。

　　二是准备常用的药品。药品的准备非常重要，一定要认真细致。"小宝宝"在日常生活中难免会发生急症，以及碰伤、擦伤、割伤、烫伤等意外伤害。"小宝宝"的抵抗力差，容易发生意外，家庭应储备一些内、外科急救药品。一旦出现意外，"小宝宝"就可以得到及时处理，以免耽误病情，或使伤患处发生感染。

　　外用药，一般要储备以下药品：

　　清创消炎药：医用酒精、生理盐水、双氧水、红汞、碘酒、紫药水、红霉素软膏、氯霉素眼药水等。

　　清凉解毒药：清凉油、风油精、清凉止痒液等。

　　止血用药：云南白药、止血胶布、创可贴。

　　治烫伤药：獾油膏、烫伤膏等。

　　常用敷料：消毒棉签、消毒棉球、消毒纱布、绷带、三角巾、医用胶布。

　　常用器械：医用剪刀、镊子等。

　　外伤用药要注意使用时间，观察药的颜色有无变化；要掌握"小宝宝"的伤情，对症用药，注意创面卫生消毒，严禁滥用药物，特别要注意红汞、碘酒不能同时使用，以免二者发生化学反应，生成碘化汞。

　　药物保存注意避光、保持干燥、温度适宜，防止超过有效使用期限，使用浓度要适宜，敷料应使用消毒过的，防止污染。

　　内服药，一般要储备以下常用的几种：

　　抗菌消炎药：增效联磺片、麦迪霉素、螺旋霉素、氟哌酸等。

　　解热止痛药：退热片、小儿感冒冲剂、扑热息痛、去痛片、银翘解毒片、板蓝根冲剂等。

　　止咳化痰药：复方甘草片、止咳糖浆、蛇胆川贝液、枇杷露、草珊瑚含片、青果片等。

　　止泻药：黄连素、痢特灵等。

　　助消化药：多酶片、乳酶生、酵母片。

解痉镇痛药：颠茄片等。

维生素类药：维生素A、维生素B_1、维生素B_2、维生素B_6等。

防暑类药：人丹、十滴水、藿香正气水。

三是保证质量，安全管理。内服药品要瓶装，放在阴凉干燥处，防止受潮风化和相互混杂。注意药品批号、有效期，变质药品不能服用。

特别提醒父母一点，无论什么药，在给"小宝宝"使用时，都应预先咨询医生，千万不能随意给"小宝宝"用药，因为有些药物要结合孩子的身高、体重确定用药剂量，尤其是抗生素消炎药，不能凭经验，依成人药量服用，用药前还要详细阅读说明书，注意不良反应，以免发生意外。

 护士长温馨提示

有备无患，在医生的指导下，家长要及早给"小宝宝"准备一些常用药物与医疗护理用品。

智力开发书籍与玩具的准备

"小宝宝"的智力开发最重要，书与玩具是智力开发的物质基础，准备得越充足、越实用，越有利于"小宝宝"早期智力的健康发展。

书籍的内容要健康、积极向上、趣味突出，纸张应环保，没有污染与异味，便于小宝宝翻看，便于父母讲给"小宝宝"听。

玩具要根据"小宝宝"的年龄而定，体现环保、安全、方便，不能随意准备。

事例辨析

　　一对年轻的父母，给"小宝宝"买了一个"摇的乐"玩具，玩具里面是小塑料球。

　　"小宝宝"摇了一段时间后，"摇的乐"裂开了缝隙，小塑料球掉了出来，"小宝宝"的父母没在身边，"小宝宝"抓起小塑料球就放进嘴里，吞咽不下去，堵塞了嗓子，憋得脸发红。危急时刻，幸亏被"小宝宝"的姥姥及时发现，采取紧急措施，才把小塑料球从"小宝宝"的嗓子里弄出来。

由此可见，为"小宝宝"准备书籍与玩具不是小事，要认真挑选，以免发生意外。那么，应该为"小宝宝"准备什么样的书籍与玩具呢？

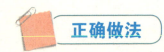

一是安全、实用、健康、简单的书籍。准备书籍要把住几个关：其一，纸张要环保，这是不能含糊的事。其二，纸张的油印质量，不能有异味，或掉色。其三，书籍的装订质量，订书钉是金属制造的，如果发生脱落，容易伤害到"小宝宝"的皮肤。其四，内容健康，通俗易懂。如寓言故事、歌谣、谜语、成语故事等。

二是玩具适合"小宝宝"的年龄，安全是根本大事。玩具不是越多越好，无论是电子的、机械的，还是传统的玩具，一定要抓住"适合"二字，现在生产的正规玩具一般都有安全提示，如几岁孩子适合玩与注意事项，家长购买时要注意查看，任何时候都要把安全放在首位。没有安全保证的劣质玩具不要图便宜购买。在挑选购买玩具时还要考虑玩具的颜色、大小、材料、磨损年限、环保等。

三是及时更换与添加。书籍与玩具是消耗品，使用一段时间后就会磨损，要及时更换、维修、保养、消毒，不能一劳永逸地使用下去，以免诱发不良后果。

四是音像声控的益智产品。目前，社会上针对孩子的早教益智高科技产品琳琅满目、种类繁多，要根据孩子的年龄大小适时选择，给宝宝播放的时间也要适度。

护士长温馨提示

　　书籍与玩具是伴随"小宝宝"成长的好伙伴，甚至会影响"小宝宝"一生，所以父母要精心挑选准备。

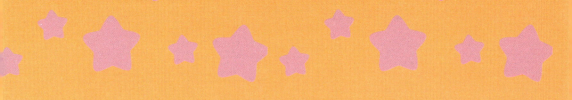

第二章　0~3岁"小宝宝"的护理

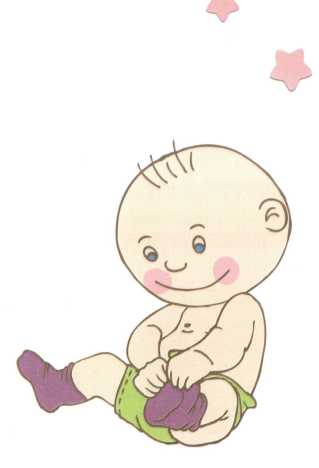

预防"小宝宝"窒息

目前，意外窒息已成为我国婴幼儿意外伤害的又一重要原因。据统计，全国每年都有因为护理不当，致使婴幼儿因意外窒息而死亡的案例，更多的是婴幼儿因此而终身残疾。

生活中什么意外情况都可能发生，少数婴幼儿会将硬币、纽扣或小玩具塞入口中，呼吸时会将这些物体吸入气道。异物一旦停留在气道，就会引起部分阻塞或完全性阻塞。完全性气道阻塞不能使氧气进入肺部，如果在几分钟内没有将异物去除，婴幼儿就会丧失意识、不会哭吵、不能说话、没有呼吸也不会咳嗽，直至窒息。

婴幼儿一旦窒息，前4分钟的急救最为重要。平时的安全预防意义重大，要予以重视。

事例辨析

有一个年轻的妈妈，由于缺乏护理经验，每天夜间躺着给"小宝宝"喂奶。

一天晚上，"小宝宝"吃完奶，含着妈妈的乳头睡着了，妈妈也睡着了。睡眠中，妈妈的乳房慢慢地把"小宝宝"的嘴、鼻子全部堵住了，"小宝宝"憋得乱抓，熟睡的妈妈也没有醒，两个小时后，妈妈醒了，发现孩子面色紫青，已经没有了呼吸。

这就是因母亲护理不当，疏忽大意，导致"小宝宝"的呼吸道堵塞，哭不出声，造成呼吸受阻而发生的窒息。如果出现类似这种现象使家长手足无措，一旦抢救不及时，可能会造成严重后果。那么，应怎样预防"小宝宝"意外窒息呢？

正确做法

一是随时观察。父母要把孩子放于自己视线之内，不能因忙于其他的事而疏忽了对孩子的照看，要经常观察"小宝宝"的鼻孔是否通畅，随时清除"小宝宝"鼻孔内的分泌物。

二是正确的喂奶姿势。喂奶时不要嫌麻烦，应把"小宝宝"抱起来喂，让"小宝宝"的头部略高一些，防止奶液返溢，倒灌进入气管，呛了"小宝宝"。

三是使用奶瓶有讲究。橡皮奶头孔不宜过大，喂奶时奶瓶的倾斜度以吸不进空气为宜。喂完后应将"小宝宝"竖抱起，轻拍其背部，待"小宝宝"打嗝儿后再放回床上，并让孩子向右侧卧睡，以免溢奶时，乳液吸入气管。"小宝宝"睡熟后，妈妈要在旁边看护一段时间，一切正常了，才可以离开。常吐奶的"小宝宝"最好不要给其佩戴带塑料围嘴，因为塑料围嘴容易卷起堵住"小宝宝"的口鼻。

四是良好的睡眠习惯。最好让"小宝宝"单独睡觉，千万不能让"小宝宝"含着乳头睡觉，以防止妈妈独自睡着后，乳房堵住"小宝宝"的口鼻。不要让"小宝宝"趴着睡，因为枕头和棉被也会阻碍"小宝宝"的呼吸，造成窒息。

五是孩子外出包裹要谨慎。天气寒冷带"小宝宝"外出时，在将"小宝宝"包裹严实的同时，一定要留一个出气口，以免发生窒息。

六是护理无小事。"小宝宝"俯卧时，需要有人看护，防止窒息；检查儿童床，拿掉多余的枕头、毛绒玩具和其他松软物品；儿童床上最好不挂玩具；去掉"小宝宝"衣服上的装饰物；"小宝宝"吃东西时认真看护，让"小宝宝"保持安静，查看"小宝宝"手的可及范围内没有小颗粒物（玩具部件、花生粒、纽扣、螺丝钉等）；不要给"小宝宝"圆形、坚硬的食物，如硬糖、坚果、葡萄和爆米花等；购买玩具时，注意查看玩具包装上有关年龄限制的安全说明，有小零件的玩具则不适宜给"小宝宝"玩；经常查看"小宝宝"的玩具，检查是否有部件或碎片脱落。大人常用的剪子、刀子不能随手乱放。

　　七是掌握简单的意外窒息急救法。让"小宝宝"尽量咳嗽，咳嗽是最好的排出异物的方法。只有在"小宝宝"窒息后自己已经无法咳嗽或者咳不出声音时，可以采取一些专门的方法帮助"小宝宝"排出异物。注意：千万不能硬把异物往喉咙里推。

 护士长温馨提示

　　预防宝宝意外窒息应引起家长的高度重视，提高护理责任心是根本，任何时候都不能疏忽大意。

预防"小宝宝"皮肤感染

　　"小宝宝"很娇嫩，皮肤容易受到伤害，稍微不注意，就可能发生感染。"小宝宝"一旦发生感染，问题将很严重。所以，预防感染是大事。

　　有的年轻父母，看着婴儿皮肤细嫩、柔软，不敢抱（摸），生怕弄伤了"小宝宝"，没有经验可以理解，但是也不至于这么害怕。只要小心谨慎，放松、自然地抱"小宝宝"，一般不会伤着他。

事例辨析

　　有一个年轻的妈妈，在给"小宝宝"包裹小被子时，为了防止小被子散开，便用铁夹子夹住被子。

　　夜间，"小宝宝"转动身子时，不小心被铁夹子硌了皮肤，皮肤局部红肿，几天后感染了。"小宝宝"哭闹不止，不好好吃奶，也不好好睡觉，家长赶紧送其去医院治疗。"小宝宝"吃了不少苦，全家人也跟着担惊受怕。整整折腾了1个月，"小宝宝"才算消停了。

　　可见，稍有不慎，"小宝宝"很容易会受到伤害，感染就可能悄然而至。

　　从护理实践看，导致"小宝宝"皮肤感染最主要的原因是父母护理不当，只要在护理上精心、仔细，就能很好地预防"小宝宝"皮肤感染。那么，如何防止"小宝宝"皮肤感染呢?

正确做法

一是及时清理杂物。在"小宝宝"身边的杂物要及时清理走，防止"小宝宝"被扎、被硌、被夹、被砸、被挤。

二是衣、被要讲究。最好用纯棉布缝制，穿着舒适，易于清洗和高温消毒。"小宝宝"的衣服应宽松、肥大、容易穿脱，不宜用扣子、夹子，以防损伤皮肤。

三是勤洗澡。"小宝宝"每天的分泌物、排泄物如果不及时进行清除，很容易污染皮肤，诱发感染。为了减少感染机会，条件如果许可，父母每天应给"小宝宝"洗澡。洗澡时，室温与水温要适宜，防止"小宝宝"感冒。洗澡水最好用流动的水，将"小宝宝"专用的沐浴液先涂在大人手上或小毛巾上，再给"小宝宝"涂，然后用清水把泡沫冲洗干净，用毛巾擦干全身。要重点清洗"小宝宝"的腋窝、颈部、腹股沟、脚趾缝等部位，因为这些部位的皮肤多褶皱，适当撒些"小宝宝"专用的爽身粉。

四是严格脐带的消毒与卫生。"小宝宝"的脐带一般于出生后数天脱落，每天洗澡时要用酒精棉签消毒脐窝处，以避免脐炎的发生。

 护士长温馨提示

预防宝宝皮肤感染是大事，要细致入微地护理，不能因一时的疏忽而导致严重后果发生。

预防"小宝宝"脐风

脐风，也叫新生儿破伤风，俗称"四六风"。是由破伤风杆菌由脐部侵入引起的一种急性感染，常在出生后七天左右发病，旧社会农村中得这种病死亡的新生儿多得无法计算。

新中国成立后广泛采取新法接生，这种病几乎绝迹。但是，如果脐带处理不好，仍有发病的可能，所以预防工作十分重要。

事例辨析

某医院接诊了一个发高烧的"小宝宝"，其全身肌肉痉挛，牙关紧闭，面容痛苦，体温曾高达40.5℃，不吃奶、不哭，四肢抽搐，全身皮肤发黄，脐部红肿、渗血。

医生当即诊断为新生儿破伤风，经医务人员的奋力抢救，半个月后，"小宝宝"才脱离生命危险。看着恢复正常的"小宝宝"，父母长出了一口气。

原来，"小宝宝"的母亲因为来不及送医院，自己在家中分娩，由于接生处理不当，导致脐风。那么如何预防新生"小宝宝"破伤风呢？

正确做法

一是认识破伤风。破伤风杆菌广泛分布于自然界，在土壤、尘埃、人畜粪便中均有。用未消毒的剪刀、线绳来结扎脐带，接生者的手或包盖脐残端的纱布未消毒，破伤风杆菌即可由此侵入。破伤风杆菌生长繁殖后可释放破伤风痉挛毒素，该毒素可以引起肌肉强烈持久的收缩。破伤风杆菌侵入体内不会马上发病，当破伤风杆菌繁殖到一定数量，产生一定的毒素才开始发病，这段发病前的准备时间医学上称为潜伏期，一般为3～14天，以4～6天时发病最多，潜伏期越短，病死率越高。

二要掌握临床表现。破伤风临床表现早期为哭吵不安，吸吮困难，随后出现牙关紧闭，苦笑面容，角弓反张，轻微刺激如声光、轻触，饮水等常诱发痉挛发作，经及时处理能度过痉挛期的，数周后痊愈。如合并缺氧窒息或继发感染，则很难治愈。严重者咽喉肌肉痉挛，全身缺氧引起青紫窒息，如抢救不及时往往会引起死亡。

三要到正规医院接生，千万不要大意。要把预产期计算好，打好去医院的提前量，保持与妇科医生的密切联系。

四要科学处理紧急情况。如遇紧急情况，立刻与医生取得联系，在医生的指导下处置（消毒、结扎），千万不能手忙脚乱，以免发生意外。而后，立刻到医院采取补救措施，在医生的指导下，注射破伤风抗毒素等，防止新生儿破伤风的发生。

五要精心护理。感染破伤风的新生"小宝宝"，受到一点点的声音及触觉的刺激都会引发抽搐，护理人员应对"小宝宝"单独进行监护，避光避声，治疗及护理操作，尽可能轻柔缓慢。

护士长温馨提示

"脐风"重在预防，应住院分娩，遇到紧急情况时，沉着冷静，及时去医院处置。

护理"小宝宝"脐带

"小宝宝"出生后，和胎盘相连的脐带在无菌条件下被结扎、切断，脐带的残端最后干燥脱落，在"小宝宝"腹部中间留下小凹陷的肚脐。

新生"小宝宝"的脐带是由医生用严格消毒过的工具、用品，扎剪包好的，安全有保证，不要担忧，平时不要随意动它。一般情况下，被结扎的脐带在出生后3~7天就会自然脱落。脐带脱落后，凹陷的表面容易感染，如护理不正确，可能会引起腹壁蜂窝组织炎、腹膜炎、败血症，甚至带来生命危险，所以"小宝宝"的脐部护理极为重要。

事例辨析

某医院来了一个发高烧的"小宝宝"，哭闹不止，情绪不安。

医生检查时发现"小宝宝"的脐带红肿、渗血，诊断为腹壁蜂窝组织炎。医生询问"小宝宝"的父母，原因是几天前的夜间"小宝宝"的尿液污染了脐部创面，家长没有认真消毒。经过处理，几天后才治愈。

由此可见，认真、细致地护理"小宝宝"的脐带是多么重要啊！那么，我们应如何正确护理"小宝宝"的脐带呢？

正确做法

一是高度重视，不马虎。平时父母要加强学习，充分认识到护理脐带的重要性，正确掌握脐带的护理方法。

二是随时观察，发现情况及时处理。平时多观察"小宝宝"的脐带有无鲜血渗出，如果发现有鲜血渗出，应立刻请医生处理，不能麻痹大意。

　　三是保持清洁。平时要注意"小宝宝"的肚脐卫生，保持局部清洁干燥，特别是不能把尿布盖到脐部，以免尿粪污染脐部创面。洗澡后，用75%的酒精棉签轻拭肚脐，擦时从肚脐根部呈螺旋动作向四周擦拭，不可来回乱擦，以免把周围皮肤上的细菌带入脐根部，而后再盖上消毒纱布，并将纱布固定好。

　　四是及时看医生。如果发现"小宝宝"的肚脐处溢液、脓性分泌物，或有异味，应及时请医生诊治，自己不可随意处置，以免加重感染。

护士长温馨提示

　　护理肚脐要当心，经常观察不能马虎，发现问题及时处理，不能拖延耽误病情。

护理早产的"小宝宝"

　　早产的"小宝宝"由于组织器官发育不成熟，功能不全，抵抗力低，比成熟的新生"小宝宝"更为娇贵，所以，护理早产的"小宝宝"是比较困难的，但是只要提高认识，有充分的思想准备，早产的"小宝宝"同样可以与成熟的"小宝宝"一样健康成长。

事例辨析

　　一个年轻的母亲因为意外早产了，不足月的"小宝宝"身体很弱，没有吸奶能力、呼吸急促，而且呼吸有间断，看着很令人担忧。当时医院几次下了病危通知单，母亲没有放弃，坚定信念，使"小宝宝"度过了危险期。

　　"小宝宝"顺利出院后，父母严格按照医生与护士的要求，从保温、喂养、个人卫生、呼吸、预防感染等几个重要方面入手，认真护理早产的"小宝宝"，"小宝宝"到了周岁时很健康。

　　可见，只要认真护理，把握住几个关键点，早产的"小宝宝"一样能健康成长。那么，护理早产"小宝宝"的关键点是什么呢？

正确做法

　　一是保温很重要。早产的"小宝宝"因为没有足月，体温调节中枢不健全，体内调节体温的功能还没有发育完全，御寒能力差，所以对外界温度的变化非常敏感，尤其是在冬天，体温常有过低的情况。所以，出院回家以后，早产的"小宝宝"居住的室温一般应保持在24℃～26℃，应给"小宝宝"穿上用软布做的小棉衣（棉花最好是新的），戴上小棉帽，再用小棉被把全身包好。要密切观察孩子的脸色，如果面色发红发热，表示太热了，就换薄一点的被子；如果面色苍白或青紫，手脚发凉，说明太温度低了，应换上厚棉被。平时设法保持温度的恒定性，不能变来变去。

二是密切注意呼吸。早产的"小宝宝"呼吸表浅，很不规律，有时甚至完全停止呼吸，出现面色发青紫。发现这种情况，立刻用手掌拍"小宝宝"的臀部，同时迅速请医生急救。

三是预防感染。早产的"小宝宝"免疫功能低下，易感染，最轻微的伤风很快就能转变为肺炎，甚至造成死亡。因此，要特别注意预防。家中有呼吸道、皮肤、消化道感染者不要进入早产的"小宝宝"房间。护理人员最好戴口罩，并要经常保持母子的个人卫生和周围环境的清洁。

四是科学喂养。喂养合适与否，关系到早产"小宝宝"能否健康成长与生命安全。最好的办法是母乳喂养。由于多数早产"小宝宝"没有吸奶能力，可以把奶汁挤出，用小勺或滴管慢慢地喂。早产"小宝宝"的胃容量小，每次少喂一点，每天多喂几次。

五是及时咨询与复查。为了"小宝宝"的安全健康，应及时与首诊医院的医生及护士保持联系，以便随时咨询、随时解决问题，对"小宝宝"很有利。在条件许可的情况下，应定期回医院追踪检查及治疗。

六是掌握婴幼儿急救术。要请教医院儿科医生，掌握一些婴幼儿急救护理技术，如吐（呛）奶、抽搐、肤色发绀、呼吸骤停时的紧急处理办法等。

护士长温馨提示

护理早产的"小宝宝"关键是细心、耐心，细致入微、精益求精是安全的根本保证。

新生"小宝宝"啼哭怎么办

　　啼哭是"小宝宝"的语言，也是情感需要的表达，年轻的父母不要太紧张，这是"小宝宝"表达要求和反应外界影响的主要方式之一。但是有些哭声很特殊，也不能马虎，要认真对待，及时处理。如果疏忽了，可能会酿成大问题。

　　这里要提醒一些没有经验的年轻父母，不要刚一听到"小宝宝"的哭声就立刻抱起来以为是饿了，要先观察一会儿，看看有无特殊的异常，再决定如何处理。

事例辨析

　　一对年轻的父母，最近因"小宝宝"夜间啼哭而烦恼。妈妈认为"小宝宝"饿了，抱怨"小宝宝"就知道吃，可是把乳头放入"小宝宝"的嘴里以后，"小宝宝"依然啼哭不止。同时，"小宝宝"睡眠不安，特别易惊吓，夜间多汗……

　　这种现象持续了一段时间以后，不见"小宝宝"有好转，而且啼哭的声音越来越大，无奈之下去了医院。医生检查后，诊断为钙磷代谢失调引起的疾病，需要立刻住院治疗。

　　住院后，经过系统治疗，"小宝宝"逐渐恢复了健康。

　　可见，"小宝宝"啼哭里面有学问，要认真观察，正确判断，才能保证"小宝宝"健康成长。那么，怎么判断"小宝宝"的啼哭声呢？

正确做法

一要弄明白为什么哭，不能慌张。哭是"小宝宝"最常见的生理与心理现象，肚子饿了会哭，尿了、拉了、也会哭，身上感到热了、冷了会哭，衣服穿得不好影响活动也会哭，身体哪儿疼痛、病了会哭，困了想睡觉，以及撒娇的时候也会哼哼唧唧地哭闹，烦了、空气不好了也要哭，甚至有些"小宝宝"高兴了也哭，当父母的应当时常观察孩子，不断总结经验，以便能根据孩子的哭声正确判断出孩子的要求或其他原因。

二要学会具体问题具体分析，不能马虎。啼哭声忽缓忽急、时发时止，多是患了腹泻。哭声嘶哑，多是脾胃不佳、消化不良。啼哭声时断时续、细弱无力，多是腹泻脱水。夜间啼哭，伴有睡眠不安、易惊、多汗等症，多为钙磷代谢失调引起的佝偻病。哺乳时，身贴母亲怀中发出啼哭，伴有用手抓耳动作，多为患中耳炎、外耳疖肿等病。喂奶进食即哭，多为婴儿患口腔疾病，如舌炎、口腔溃疡等。

三要学会辨别情况的紧急与否，及早处置。哭声突然发作，声音尖锐洪亮，多为疼痛疾病。如肠绞痛，伴有烦躁不安、翻身，哭后就睡。如急腹症肠套叠，则伴有面色苍白、出冷汗、苹果酱样稀便。啼哭声无力，伴呼吸急促、口唇发绀、呛奶、呕吐，多为肺炎及心力衰竭。啼哭声调高，伴尖叫声、发热、呕吐、抽搐等症状，多为脑及神经系统疾病。

四要自然对待，不宜急于干预。如果找不到"小宝宝"啼哭的原因，可以不理睬，不一定去抱、去摇等，啼哭也是全身运动，能帮助"小宝宝"的肺部发育和腹肌运动。如果听到"小宝宝"哭就去干预，"小宝宝"就会形成自然的条件反射，以后就容易"黏糊"人了。

护士长温馨提示

啼哭是"小宝宝"的特殊专利，是一种提要求、欲望的特殊语言表示，哭闹时，抱起来哄，固然问题不大，更应该好好地观察，明了其原因，采取相应的措施。

注意新生"小宝宝"的呼吸

新生"小宝宝"的呼吸一般没有规律，忽深忽浅，忽慢忽快，有时还会出现呼吸稍微停顿一下。只要呼吸停顿时间不长，嘴唇不发紫，则大可不必担心，了解了这个特点，父母要注意密切观察，不能麻痹大意。

事例辨析

一个"小宝宝"夜间呼吸声音比白天粗，脸色一会儿发白，一会儿发紫，但是不咳嗽。妈妈给"小宝宝"测量体温，温度不高，就没当回事，继续睡觉。

第二天中午，"小宝宝"高烧不退，呼吸困难，像是在喘气，妈妈赶紧送"小宝宝"去医院，检查后诊断是肺炎。抢救了两天，"小宝宝"才脱离了生命危险。

妈妈疑惑地问医生，"小宝宝"夜间不烧，也不咳嗽，怎么就得了肺炎呢？

医生说："有些孩子呼吸粗，脸色一会儿发白，一会儿发紫，虽然不咳嗽、不发烧，也有可能是肺炎。"

可见，平时密切观察"小宝宝"的呼吸情况很重要，马虎不得。那么，如何注意"小宝宝"的呼吸情况呢？

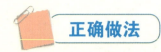

一是随时观察，注意姿势，随时调整。新生"小宝宝"的睡眠姿势要经常改变，这样可以保持"小宝宝"的呼吸顺畅。不要让"小宝宝"趴着睡。平时要随时观察"小宝宝"的呼吸情况，是否均匀、安静。

二是被子要合适，不能盖过厚、过严。为了给"小宝宝"保温，很多父母总是担心"小宝宝"冻着，把被子盖得很厚，甚至包裹起来，把口鼻也盖住了，这严重影响了"小宝宝"的呼吸。呼吸是保证安全健康的第一关，被子要宽松一些，不能把"小宝宝"的口鼻堵住。

三是保持口腔清洁、呼吸道畅通。平时要注意观察"小宝宝"的口腔与呼吸道，及时帮助"小宝宝"吐出口中的黏液；鼻子里流出的黏液也要及时清理。

四是衣服、绑带要合适，宽松为主。"小宝宝"的衣服不能过紧，特别是领子处更要合适，过紧了会增加肺的呼吸压力，有碍呼吸。平时，父母要时刻注意，给"小宝宝"绑被子的带子不能系得过紧，以免压迫前胸。

 护士长温馨提示

"小宝宝"的呼吸是关乎生命健康的大事，要密切观察，做到心中有数。

给"小宝宝"测量体温的注意事项

　　"小宝宝"出生后，测量体温是最常见的事，如何科学地给"小宝宝"测量体温成为考验爸爸妈妈们的一项新任务。

　　有些年轻的父母没有这方面的经验，不按照操作规程给"小宝宝"测体温，造成意外伤害。这些教训是深刻的。

事例辨析

　　一个年轻的妈妈半夜摸着"小宝宝"的额头感觉有点热，认为是发烧了，立刻给小宝宝测量体温，由于处于迷糊状态，忘记了甩表，水银指数在39℃妈妈没有发现，测量后，发现孩子体温是39℃，吓得慌张起来，抱起孩子就往医院跑，到了医院，医生测量时发现体温是正常的，后来这位妈妈回忆是由于自己的疏忽造成的失误。

　　孩子大半夜没有睡，折腾了半天，受了不少苦，虚惊一场。妈妈抱着"小宝宝"走出医院时，大夫嘱咐说以后使用温度计前要注意甩一甩，温度显示在35℃以下才能使用。

　　生活中，经常能遇到粗心大意的父母，好心办坏事，所以要加强学习，掌握护理知识，在给"小宝宝"测量体温时不出任何差错。那么，给"小宝宝"测量体温的注意事项是什么呢？

正确做法

一是集中精力，专心测量不分心。给"小宝宝"测量体温是大事，要专心，无论是把体温计放在腋下还是肛门内（最好不用口式体温计测量，防止"小宝宝"咬破体温计引起水银中毒），都要坚持测量完以后再干别的事，千万不能一心二用。

二是掌握测量"小宝宝"体温的规律。"小宝宝"正常体温可以波动在一定的范围内。正常的"小宝宝"，通常腋下体温是36℃～37℃，一般腋下、肛门内的温度相差为0.5℃，以腋下为最低。最好还是采用腋下测量，一般测量体温需要5分钟，时间过长容易影响结果。

三是重复测量。如果怀疑测量不准时，可以等30分钟后再次测量，前后对比，才能准确。

四是选对时机。一般情况下，喂奶、喂水、饭后、运动、哭闹、衣被过厚、室温过高都可以使孩子的体温升高到37.5℃，甚至达到38℃。尤其是新生儿或小婴儿更容易受以上条件影响。但是如果孩子饥饿、体弱、低热量、环境温度低、保暖条件差，其体温也可能会下降到35℃以下，应心中有数。

五是养成好习惯。每次测完体温后，要习惯性地把体温计的水银柱甩到35℃以下，擦拭干净，用酒精棉球消毒好，方便下次使用。

 护士长温馨提示

给"小宝宝"测量体温不是简单的事，应全神贯注，不能大意，确保测量准确。

新生"小宝宝"口腔的护理

　　"小宝宝"口腔清洁护理非常重要，因为"小宝宝"吃奶后口中残留物质容易发酵，为口腔内细菌大量繁殖创造条件，细菌增多，分解糖类，发酵、产酸的作用增强，因而不仅容易引起口腔炎症，使口腔黏膜发生溃疡，产生口臭，甚至影响病儿的食欲和消化功能，还可能导致咽喉炎、中耳炎、化脓性腮腺炎及下呼吸道感染如肺炎等并发症。

　　另外，当"小宝宝"生病时，由于机体抵抗力下降，饮水、进食减少，唾液分泌也少，为细菌大量繁殖创造了条件，更需特别护理，以免引发全身疾病。

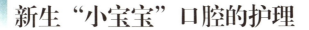

事例辨析

　　有位年轻的妈妈，由于缺乏护理"小宝宝"口腔的经验，吃完奶后很少给"小宝宝"喝白开水，导致"小宝宝"口腔里细菌增多，得了口腔炎，"小宝宝"吃奶也不积极了，还三天两头闹肚子

　　妈妈很无奈，焦急地抱"小宝宝"看医生，医生开了药，嘱咐"小宝宝"的妈妈要天天对"小宝宝"的口腔进行护理，保持清洁，才能避免病从口入

　　离开医院以后，妈妈按照医生与护士的要求，每天精心给"小宝宝"护理口腔，"小宝宝"的情况很快出现了好转

　　可见，对"小宝宝"口腔的护理是多么重要啊！那么，该怎样护理"小宝宝"的口腔呢？

正确做法

一是准备物品。在给"小宝宝"做口腔护理之前，应先准备好物品。一般需用：手电、消毒过的卫生纱布、压舌板、弯盘、镊子、棉球、石蜡油（或用食用油代替）、冲洗器（或用20毫升注射器、小奶瓶等）、毛巾、婴儿专用硅胶刷牙齿套、手指套等。

二是及时喝温开水。"小宝宝"每次喝完奶以后，给"小宝宝"喝一些温开水漱漱口，既能清洁口腔，也可以稀释口腔中的乳酸，在减少细菌滋长的同时还可以预防舌苔的生长。

三是细心操作。将大小合适的消毒杀菌过的纱布包覆住家长的食指，用温开水将纱布润湿，然后慢慢伸入"小宝宝"的口腔内，轻轻擦拭"小宝宝"口腔内侧及舌头上的奶渣与食物残渣。注意不要擦太靠近舌根的地方，否则会很容易造成"小宝宝"恶心、呕吐、咳嗽、呼吸困难。

四是借助器具。现在市面上有许多专为年轻父母们设计的婴儿专用硅胶刷牙齿套，也可以帮"小宝宝"清洁舌头和口腔，硅胶刷牙齿套长得很像牙刷，可以套在手指头上，帮"小宝宝"刷牙及刷舌苔。特别提示：因为"小宝宝"的舌头又软又嫩，要轻轻刷，不可以太用力，以免将宝宝舌头弄伤了。在"小宝宝"还没有长牙齿时，也可以每天用手指套帮"小宝宝"按摩牙龈，这样"小宝宝"长牙时，牙龈肿胀症状就可能轻一些。

另外，"小宝宝"的口腔黏膜嫩薄，极容易弄破感染，擦拭时动作一定要轻柔小心。用具应清洗后再消毒，以避免感染。

护士长温馨提示

给"小宝宝"进行口腔清洁护理的同时，要注意观察口腔有无异常病变，发现情况应及时处置。

"小宝宝"的皮肤护理

"小宝宝"的皮肤特别柔软、娇嫩，容易受到损伤，有些年轻的父母手法重，给"小宝宝"擦洗时，无意中伤害了"小宝宝"的皮肤，所以必须小心谨慎。

有些"小宝宝"热性大，如果穿得多，室内温度高，盖得厚，皮肤会分泌出大量的汗水，如果不能对"小宝宝"的皮肤进行及时恰当的护理，"小宝宝"的皮肤就会因为长时间"汗湿"而软化，甚至糜烂，造成皮肤病。

事例辨析

一天夜里，一个哇哇哭叫的刚过完满月的"小宝宝"被送进了医院，医生检查发现"小宝宝"的屁股化脓了，伤口面积很大，体温高，估计"小宝宝"受了不少罪。

为什么呢？原因是"小宝宝"满月后，大家都争着抱，姑姑手指甲长，抱"小宝宝"时，不小心划破了"小宝宝"的屁股，当时父母没有及时处理，没想到感染了。

这个事例告诉我们，"小宝宝"的皮肤很娇嫩，千万要当心，不能疏忽大意。那么，该怎么护理"小宝宝"的皮肤呢？

正确做法

一是小心翼翼，不能马虎。平时接触"小宝宝"时，动作要轻柔，注意前后左右有无危险物。手指上最后不要戴东西，手上也不要拿其他东西，手指甲要修剪好。大人抱"小宝宝"时，应注意外衣有无坚硬的物件。

二是出现白色薄皮蜕落很正常。婴儿出生后4、5天至1、2周这段时间，是生理性皮肤蜕落时期。此时，"小宝宝"皮肤干燥，会经常有一些白色薄皮脱落。这种现象多见于超过预产期生的婴儿。这种皮肤脱落不算病，如果皮肤发红、水肿，且皮肤脱落，则显然是病，就得请医生看了。

三是发现鼻尖上的黄色小粒不紧张。在初生婴儿中，大部分"小宝宝"在鼻尖上有一种很细小的黄色小粒。有这种小粒，说明孩子已经成熟（足月），未成熟（未足月）婴儿则没有。1个月后，会自行消失。

四是洗澡清洁最重要。夏天，只要条件允许，每天都要给"小宝宝"洗澡，注意不要弄湿脐带，腋下、大腿弯、脖子底下、脚趾缝隙处应用清水冲一冲，耳朵后有黏腻的东西，可用清水洗，洗不掉时，换用干净的纱布蘸少许香油轻擦。冬天，如果室内温度低，一般不宜洗澡，但每天必须给孩子洗脸、洗手、洗下身，同时注意皮肤皱褶处的清洁，以免糜烂。

五是防蚊虫。夏天，"小宝宝"爱出汗，汗液容易招来蚊子，要注意驱除蚊虫，以免"小宝宝"遭叮咬。

六是没有刺激与污染。给"小宝宝"选择洗涤液、婴儿皂要保证安全、环保，对孩子的皮肤没有任何刺激和污染，不要贪便宜买劣质产品。要买小宝宝专用产品，与大人的用品分开，不能混合使用。

护士长温馨提示

"小宝宝"的皮肤娇嫩容易受到伤害，要细心观察，精心护理，使用婴儿专用护肤用品，不要嫌麻烦。

给新生"小宝宝"选择衣服

　　"小宝宝"身体虚弱，爱出汗，需要多准备衣服，并及时更换被汗液浸湿的衣服；"小宝宝"的大小便没有规律，需要及时更换被"二便"污染的衣服；"小宝宝"吃东西缺乏自我控制力，需要随时撤换被奶汁与口鼻内流出的涎水与鼻涕污染的衣服。所以，换衣服是"小宝宝"的家常便饭，不能嫌麻烦，更不能大意。

事例辨析

　　一个年轻的妈妈急切地抱着"小宝宝"进了医院。"小宝宝"的脖子感染了，疼得难受，吃奶时哭闹不止，情绪不稳定，总是把吃了几口的奶水呛出来。

　　医生看到"小宝宝"的脖子上有一圈红色勒痕，原因是衣服领子紧，医生建议马上更换宽松的衣服。还嘱咐"小宝宝"的妈妈，只要发现衣服领子被污染，应立刻更换，保持干燥最重要。

　　按照医生的建议，"小宝宝"的妈妈给"小宝宝"换了宽松的衣服，更换了被污染的衣服，"小宝宝"脖子感染的问题解决了。

　　事例告诉我们，给"小宝宝"选择衣服很重要，马虎不得。那么，怎么给"小宝宝"选择衣服呢？

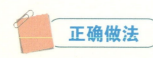

一是宽大舒适为佳。"小宝宝"的皮肤娇嫩，喜欢活动，容易出汗，所以应选择宽松、轻薄、透气、吸汗的衣服。如果市面上不好买，父母可以自己买纯棉布给"小宝宝"做衣服，效果最佳。

二是材料很重要。"小宝宝"的皮肤敏感，容易感染、过敏，所以衣服材料应选择纯棉料的，不宜选择人造纤维、丝绸、尼龙等质地的衣服，不然会加大引起皮肤过敏与感染的概率。

三是颜色有讲究。"小宝宝"的衣服以白色或浅色为宜，不能褪色。因为"小宝宝"的衣服容易弄脏，一旦弄脏或湿了，妈妈很容易发现并及时更换。

四是注意事项。"小宝宝"的内衣最好用旧棉布改制，外衣最好是"道袍式"，不使用扣子，用软带代替。勤换内外衣，无论准备多少衣服，不及时更换也没有用，应根据气温、出汗状况、吃食物污染情况、"二便"情况，给"小宝宝"勤换衣服，保持其皮肤干燥，防止因皮肤长时间浸在汗液里而导致的糜烂。给"小宝宝"换洗的衣服要注意清洁、消毒和干燥，洗过的衣物最好在太阳底下暴晒2小时，彻底消毒后再给宝宝穿用。

> **护士长温馨提示**
>
> "小宝宝"的衣服选择要科学，不能图好看，要以结实耐用、布料安全、方便清洗为原则。

给新生"小宝宝"选择尿布

　　由于"小宝宝"的"二便"没有规律，说拉就拉，说尿就尿，有时刚尿完，转身又尿了，这让没有经验的父母很头疼，一点儿办法也没有。

　　"小宝宝"要与尿布打很长时间的交道，父母一要有清醒的认识；二要有耐心；三要总结经验；四要多听有育儿经验的人介绍方法；五要认真选择尿布，不能有懈怠的心理与行为。

事例辨析

　　一个"小宝宝"大腿腹股沟发炎了，伤口溃烂，"小宝宝"痛苦得不吃不喝，哭闹不停，几天都没有好转，最后不得不送医院。

　　住院治疗时，医生认为"小宝宝"大腿根皮肤感染与尿布布料硬（摩擦皮肤）有关，嘱咐"小宝宝"的父母要多准备干净、柔软的尿布，同时及时给"小宝宝"换尿布，保证其皮肤干燥、卫生。出院后，父母认真给"小宝宝"准备质地柔软的干净尿布，及时更换，以后再也没有出现过大腿根感染的问题。

　　事实上，给"小宝宝"选择尿布是件很重要的事，换尿布也有学问，都要重视。那么，怎么给"小宝宝"选择尿布呢？

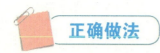

一是提倡使用旧棉布自己做尿布。选用大人的旧衣物（被子、床单、秋裤、秋衣等），这样的旧材料柔软、吸水性强、耐洗性好，也可用新棉布制作，但要充分揉搓后再给"小宝宝"用。

二是颜色有讲究。给"小宝宝"准备的尿布应以白色为主，浅灰、浅黄也可，最好不用深色。因为浅色容易观察，深色不容易看清楚洁净情况。

三是尺寸大小与厚度。大尿布一幅布见方，小尿布为一个见方的一半。尿布不宜过大过厚，以免长时间夹在腿间造成下肢变形，也容易引起污染。

四是精心选用纸尿裤。要购买正规、大厂家生产的产品，选择透气性好的，且符合"小宝宝"身材大小的纸尿裤。

五是及时清洗。"小宝宝"的尿布尿湿后，要及时换尿布，及时清洗，先将尿布上的大便用清水洗刷掉，再擦上中性肥皂，放置20~30分钟后，用开水烫泡，水冷却后稍加搓洗，大便黄迹就可很容易洗净，再用清水洗净晒干备用；如尿布上无大便，只需要用清水洗2~3遍。尿布应放在室外阳光下2小时，利用太阳光中的紫外线杀菌。

六是主动检查。隔一段时间就应检查"小宝宝"的尿布湿了没有，不能等"小宝宝"哭闹时再检查，因为"小宝宝"哭闹时可能已经尿了很长时间了。

护士长温馨提示

目前，经济条件都改善了，但大多数年轻父母嫌清洁尿布麻烦，都选择给孩子使用"纸尿裤"，但也有很多父母选择给孩子使用传统的尿布，以柔软、吸水性好的旧衣物自制为佳。

保护"小宝宝"的胎发

　　"小宝宝"的胎发会发黄、稀疏，有时甚至还会脱落，这都是正常的，父母不要为此焦急不安。有些年轻的父母总希望"小宝宝"的头发长得浓密而富有弹性，千万不要急，只要科学喂养，保持头部卫生健康，"小宝宝"的头发一定能浓密健康。

　　有些年轻的父母着急给"小宝宝"理去胎发，认为理去了胎发，"小宝宝"的头发就能长好，其实不然，因为剃胎发与"小宝宝"将来的头发好坏没有直接的关系。

　　所以，不宜急着理胎发，即便准备给"小宝宝"理胎发，也要小心谨慎，安全第一，千万不能伤了孩子的头皮。

事例辨析

　　一对年轻的父母看着"小宝宝"的胎发稀疏，很着急。听老人说新生儿的胎发一定要全部剃光，这样"小宝宝"重新长出来的头发才会又黑又密。于是，按照老人的说法去理胎发，在理发过程中，"小宝宝"哭闹，头动了一下，妈妈手中的剪子划破了"小宝宝"的头皮，导致感染，半个月才好。

　　可见，给"小宝宝"理胎发千万要谨慎，不能大意。那么，如何保护"小宝宝"的胎发呢？

正确做法

一是认识胎发的重要性。胎发可以保护囟门，当头部受到意外袭击或外物的伤害时，浓密而富有弹性的头发首当其冲，可以防止或减轻头部（囟门）受到的损伤。而一旦剃光头后，"小宝宝"头部的皮肤暴露出来，如果外出时没有做好防晒工作，就很容易因为阳光的直接照射而导致"小宝宝"脑部损伤。因此，不要轻易给"小宝宝"理去胎发。

二是细心理发。如果决定要给"小宝宝"理去胎发时，一定要非常小心，可以用酒精消毒理发工具，再给"小宝宝"理发，但是囟门处的胎发要保存。理发时，千万不要弄伤"小宝宝"的头皮，以免损伤头皮及毛囊组织，令各种细菌乘虚而入，发生痱子、疖子等，严重者甚至会引起败血症。

三是经常清洗。如果夏天热，出汗多，"小宝宝"的头发容易有异味，头皮及毛囊组织容易滋生细菌，应在保温的前提下，经常给"小宝宝"洗胎发，保持头部卫生最重要。

护士长温馨提示

"小宝宝"的胎发很重要，要设法保护好，不宜过早理掉，以免伤到囟门。

让"小宝宝"尽快入睡

睡眠是人们生活中不可缺少的部分，对"小宝宝"来说更重要。孩子睡得好，才能健康成长，也可以节省大人很多精力。年龄越小，孩子的大脑皮质、神经细胞的耐劳力就越差，因此就需要长时间的睡眠。

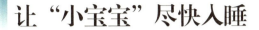
事例辨析

"小宝宝"石头睡眠不好，每次入睡十分困难，经常被惊醒，而后哭闹不停，吃奶也不安静，比同龄孩子发育明显迟缓。父母带他去医院检查，医生认为石头发育不良与睡眠不好有一定关系，因为家紧挨着一条热闹的马路，有时汽车喇叭突然响了起来，就会使"小宝宝"受到惊吓，醒后哭闹，严重干扰睡眠。

医生建议父母给石头换间远离马路的屋子，没有了喇叭的刺激声，孩子入睡快了，睡眠很快也好了。

可见，让"小宝宝"尽快入睡，学问还很大呢。那么，如何让"小宝宝"尽快入睡呢？

正确做法

一是尽快建立黑、白天概念。孩子出生后最初的日子里，没有时间概念，会出现生物钟混乱、黑夜白天颠倒的现象，父母照顾起来会很疲惫。因此，要帮孩子尽快形成黑、白天的概念，这样不仅有利于孩子尽快入睡，也有助于妈妈产后休息，恢复体能。晚上睡前，可以将灯光调得尽量柔和，建议开一盏光线很柔的夜灯，以方便妈妈夜里哺乳，以及观察孩子的精神状态。白天应把遮光帘打开，保持自然光线。

二是保持安静，避免意外刺激声。卧室里尽可能保持安静，当然播放一些摇篮曲类的音乐会帮助"小宝宝"放松入睡。有些孩子容易被突然出现的哪怕很小的声音惊吓，如有这种惊吓发生，最好马上轻轻拍打孩子的屁股、胳膊、手等，予以安慰。

三是确定难入睡的进行安抚。无论是喂养还是给孩子更换尿布不要动静过大，最好等孩子醒来再做，尽量不要在孩子睡眠时进行。

四是保持空气新鲜。孩子对空气的敏感度很高，如果室内空气污浊，或温度、湿度不合适，孩子就会烦躁不安，睡眠也会受到影响。

五是逐渐掌握孩子的睡眠规律。新生"小宝宝"一般每天能睡18个小时以上，每一觉间隔短（短的半小时左右就醒一回，长的4小时左右）。要了解"小宝宝"的睡眠特点，白天最好把"小宝宝"放在婴儿车上，这样有利于大人照顾。晚上让"小宝宝"睡在大床或自己的婴儿床上。

护士长温馨提示

充足的睡眠是"小宝宝"正常生长发育的保证，父母要逐渐总结和掌握孩子的睡眠规律，帮助孩子尽快安静入睡。如果"小宝宝"睡觉困难，或睡眠不好，可以去看医生，检查一下是不是疾病引发的。

给"小宝宝"母乳喂奶要规定时间

"小宝宝"出生后的8～12小时，如果顺利、正常，就可以开始喂奶了。

"小宝宝"又弱又小，小嘴张合困难，什么都不懂，所以给"小宝宝"喂奶很有讲究，不是想什么时间喂就什么时间喂，应养成良好的时间规律，这样不但不影响母亲，让母亲有充足的时间休息，而且会使"小宝宝"吃得香，健康成长。

如果给"小宝宝"喂奶没有时间规律，由着孩子来，反而不利于"小宝宝"健康成长。

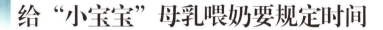

事例辨析

一个年轻的妈妈最近出现了产后抑郁心理，整天没有精神，疲惫不堪，话也不多了，不愿意母乳喂养"小宝宝"

可怜的"小宝宝"没有奶吃，哭得更厉害了。为什么呢？因为夜间只要"小宝宝"一哭，她就把乳头放进"小宝宝"嘴里，闹得她休息不好，昼夜颠倒，开始几天还能坚持，后来体力消耗太大了，撑不住了，自己先累垮了

医生建议她按照一定的时间规律喂"小宝宝"奶，情况就会好转

按照医生的建议，她划分时间段喂"小宝宝"奶吃，1个月后"小宝宝"就适应了，她也不那么累了

给"小宝宝"喂奶的时间规律很重要，要留心总结，不能随心所欲，一定要心中有数。那么，如何按照规律给"小宝宝"喂奶呢？

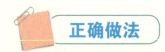

一是逐渐定时间喂奶，形成生物钟。开始阶段，由于母乳尚不足，孩子往往吃了才1个多小时就又要吃，这对于妈妈来说很辛苦，尽管如此，只要孩子哭闹要吃就应该喂。这样孩子会对妈妈产生一种信任感。过了1个月以后，如果中间间隔未满2个小时，孩子就哭闹要吃奶的话，可不必喂奶，只喂些温开水即可。等中间间隔2个多小时，孩子又吵得很凶时才喂。这样孩子肚子饿了想吃就能吃到奶，因而会感到满足，并且慢慢地中间间隔时间自行会延长到每隔三四个小时喂"小宝宝"一次奶，在两次喂奶之间喂点白开水。养成习惯以后，"小宝宝"就会形成自然的条件反射。定时喂奶，可以使"小宝宝"具有正常的消化能力，每到吃奶时就会有饥饿感，吮吸有力，吃得也多。

二是针对月龄，逐渐延长喂奶间隔时间。"小宝宝"的生长速度快，胃容积逐渐增大，对奶的需求量也逐渐改变，通常情况下，满月以前，常常一昼夜应喂8~10次，快满2个月时，间隔3~4小时喂一次，一昼夜应吃5~6次，三四个月以前，每天喂五六次；4个月以后，每天喂4次；6个月以后，要视情况而定。

三是注意不要让"小宝宝"养成吃吃停停的坏毛病。"小宝宝"喜欢妈妈抱。为此，往往吃奶是一直躺在妈妈怀里咬着奶头，不肯吃。而妈妈也往往觉得"小宝宝"挺可爱的，就任"小宝宝"慢慢舔奶、边吃边玩。这些往往容易造成"小宝宝"吃奶无规律、撒娇等坏习惯。

2个月以前的"小宝宝"晚上哭着要吃就得喂。过了2个月以后，就得设法养成"小宝宝"深夜不吃奶的习惯。为此，2个月后深夜可不喂奶，要是"小宝宝"哭得严重，可喂些温开水。反复多次后，"小宝宝"就会养成较好的吃奶规律，深夜也就不会哭着添乳了。

无论是夜间还是白天，"小宝宝"哭时，母亲都不宜马上给"小宝宝"吃奶，这样既不利于"小宝宝"健康，也不利于母亲休息，而且还会惯出坏毛病来。

护士长温馨提示

喂奶有时间规律，才能使母亲休息好，奶水才充足，"小宝宝"吃得才香甜。

给"小宝宝"喂奶的环境要求

　　"小宝宝"吃奶是最重要的事，因为这是小生命生长的关键，做妈妈的一点儿也马虎不得，应精心细致、无微不至。

　　有些年轻的妈妈不知道给"小宝宝"喂奶的环境的重要性，随意转移"小宝宝"的注意视线，随意干扰"小宝宝"的精力，导致"小宝宝"吃奶不顺，引发各种各样的问题。

事例辨析

　　一个刚从医院回到家的"小宝宝"，半个月后，母亲抱着"小宝宝"又住进了医院。为什么呢？因为"小宝宝"不肯吃奶了。妈妈每次给"小宝宝"喂奶，没等一侧吃完，又急着换另外一侧给"小宝宝"吃，突然的交替，使"小宝宝"很不舒服，最后妈妈因为总是留一半奶水，没有完全出来，憋得很难受，还患了乳头炎。奶水出不来了，"小宝宝"也被妈妈的乳头感染了，患了嘴角炎，进食困难，营养严重不良。

　　经过治疗，妈妈和"小宝宝"的问题解决了。

　　给"小宝宝"喂奶的环境要求很高，不能马虎。那么，父母如何设法创造好环境，给"小宝宝"一个安全的喂奶环境呢？

正确做法

一是保持安静。给"小宝宝"喂奶时，周围要安静，没有噪声，说话应小声，远离汽车喇叭、建筑机械声。家里的电视最好不开，或声音小一些，饲养的宠物应管理好，最好不要发出异常叫声，或袭扰"小宝宝"。

二是集中精力，专心喂奶。喂"小宝宝"奶时，妈妈要集中精力，专心喂奶，不要与人说笑，也不要看电视，更不要干活。喂奶时，应注意左右乳房交替着喂。比如一开始用左侧，一会儿接着用右侧乳房喂。通常10分钟即可喂完整个需求奶量的80%左右，每次喂奶的时间最理想为15～20分钟，只要孩子好好吃奶，大约只需20分钟孩子就会很满足地自行吐出奶头。如果孩子吸吸停停30分钟以上，有可能是母奶不足，要想办法解决。如果奶水多，要先喂完一侧，下一次换另外一侧。如果奶少，可以吃完一侧再吃另外一侧。

三是心情舒畅，幸福快乐。喂奶过程中，要保持心情愉快，妈妈要充满着幸福感，不能与人生气，否则会影响乳汁分泌，甚至回奶，这对"小宝宝"的伤害最大。

四是应注意的几个问题。喂完后，如果乳房内尚有残余乳汁，妈妈应赶紧将剩余的乳汁挤（吸）光，若任其留在乳房中，时间长了，奶量会减少的。只有及时挤光，才能促进乳腺分泌，保证奶水充足。

护士长温馨提示

喂奶的环境要求很高，保证相对安静是关键，集中精力喂奶是重点。

给"小宝宝"喂奶姿势要讲究

有的年轻母亲不重视喂奶姿势，躺着喂、趴着喂、边走边喂、抱着喂……什么姿势都有，隐患很大。

"小宝宝"吃奶吃得好，吃得舒服，身体就强壮，生长发育得就快，这是很简单的常识。但是，要想让"小宝宝"吃得好，喂奶姿势很讲究，姿势不正确，不是妈妈喂着难受，就是呛了"小宝宝"，甚至会发生意外事故。

事例辨析

一天夜里，睡在妈妈身边的"小宝宝"醒了，他哭闹不止，妈妈很疲惫，困得睁不开眼睛，迷糊中把乳头塞进"小宝宝"的嘴里，一扭头，妈妈继续睡了。

"小宝宝"吸吮着乳头，被乳房堵住了口鼻，使其呼吸困难，乱蹬了一会儿，妈妈依然没有发觉，"小宝宝"的生命危在旦夕，幸亏"小宝宝"的姥姥进来发现了，立刻把"小宝宝"抱起来，"小宝宝"嘴唇发紫，处于迷糊状态，姥姥轻轻拍打"小宝宝"的后背，"小宝宝"才恢复了呼吸。"小宝宝"的妈妈后悔不已，以后再也不敢躺着（睡着了）喂孩子奶了。

由于喂奶姿势不正确，"小宝宝"发生意外事故的很多，应引起足够的重视。那么，如何保证正确的喂奶姿势呢？

正确做法

一是躺着喂，注意观察，不能睡觉。刚出生8～12小时的"小宝宝"，由于此时许多妈妈尚躺在床上，因此较多的还是躺着喂。这时，可以用食指和中指夹住乳头塞进孩子口中，尽量让孩子容易吸吮，妈妈千万不能睡觉，注意观察乳房状态，不要堵住孩子的鼻孔。吃奶时，孩子往往会吃一会儿就放掉乳头，此时可将乳头贴近孩子的腮部，孩子自己会转动脑袋寻找乳头，找到后即会含住再吸的。在开始阶段，由于母子双方都不习惯，难免性急。喂奶时使劲喂、使劲吃，弄得双方都很疲劳。母亲不要焦躁，要慢慢喂，使孩子慢慢习惯。

二是坐姿喂奶，讲究方法。正确的喂奶姿势是妈妈坐着，一条腿伸在小板凳上，稍微高一点，主要是让"小宝宝"的头靠住妈妈的胳膊，而后让"小宝宝"身子舒服地斜卧在怀里，妈妈抱稳"小宝宝"，使"小宝宝"的头胸部稍高，这样有利于"小宝宝"吸吮乳头，使奶顺畅地进入胃里。

三是避免随意性。给"小宝宝"喂奶是长期的任务，任何时候都不能有随意性，很多严重问题的发生就是因为一次小小的随意造成的。哪怕是困意难耐的夜间喂奶也应采取正确的坐姿，夜间喂奶妈妈很疲惫，千万不要犯困，应使头脑清醒，最好托住乳房，防止压堵"小宝宝"的鼻与口。

四是应注意的问题。母乳一进入胃，即由消化液分解，变成豆腐渣似的固体酪状物。"小宝宝"吃完奶后，常常从嘴角流出几口奶，吐出的奶中，往往混有此物。在孩子吐完后，擦干净就行了。不必惊慌，可能是吃多了造成的，轻轻放下"小宝宝"，过一会儿就好了。如果吐奶，可能是进了空气，应采取竖立抱"小宝宝"的姿势，使"小宝宝"头靠在妈妈肩上，轻轻地用手拍打"小宝宝"的后背，引导空气吐出来，吐奶问题自然会解决。

有的妈妈晚上喜欢躺着给孩子喂奶，还喜欢陪着孩子睡，一直到孩子睡着。这些习惯不好，尽量不要这样做。因为躺着喂奶会不知不觉睡着，会无意地使乳房堵住孩子的鼻孔造成窒息的危险。晚上喂奶确实比较麻烦，但不能因此就躺着，还是要坐起来喂。

护士长温馨提示

喂奶姿势很重要，要坚持采取正确姿势，不能偷懒，不能随意，不能麻痹大意。

提倡母乳喂养

　　母乳喂养孩子是母亲的义务，也是母亲的骄傲。用母乳喂养孩子不但是极其自然的事，而且也因此使母子关系变得更加亲密。有了"小宝宝"以后，如何喂养是个最大的问题，有些妈妈计划用牛乳喂养，有些妈妈则同意用母乳喂养，究竟什么方式好呢？

　　母乳中含有"小宝宝"成长所需要的所有营养成分，还含有大量的免疫物质——IgA和具有杀菌作用的物质——溶菌酶。这些物质可以保护婴儿不易患病，还可以预防过敏。而且母乳的成分最适宜婴儿消化吸收。特别是初乳，所含的免疫物质最多。因此，最好将开始有奶起一直到1周后的奶尽量全部喂给孩子吃。这将对"小宝宝"一生的健康起到至关重要的作用，因为世界上没有任何一种代乳品能够和母乳媲美。

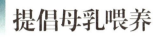

事例辨析

　　医院里有两个同时生产的年轻妈妈（一个姓赵，一个姓王），出院后，小赵妈妈在单位办公室工作，担心喂奶造成体形变化，影响形象，便不喜欢母乳喂养，而采取牛乳喂养，结果孩子三天两头闹病，1年的时间内，住院2次，"小宝宝"发育也不好。

　　小王妈妈坚持母乳喂养，"小宝宝"身体发育良好，几乎很少得病，可见孩子的身体发育和健康情况与喂养方式有直接关系。

　　妈妈要认识到母乳喂养的重要意义，在条件允许的情况下，一定要坚持母乳喂养。

正确做法

一是天然的食品。母乳提供了丰富的营养成分，婴儿成长所需要的能量，即必需的蛋白质，特殊的乳糖和维生素、铁等其他成分合理。母乳可以满足"小宝宝"的生长需要，尤其对6个月以内的"小宝宝"更为适合。母乳中含的多半是容易消化的乳白蛋白，母乳还含有促进脑、眼、血管等组织正常发育的必需的脂肪酸和消化脂肪的霉，亦有利于营养物质的消化吸收。

二是根据需求发生变化。母乳的成分不是一成不变的，在每次喂奶过程中，在一天的时间变化中，以及随着"小宝宝"发育的需要会相应地发生变化。产后7天内的乳汁叫初乳，含有较多的蛋白质和有形物质，色黄质很稠，还有轻微的通便作用，有利于新生儿排出胎粪，从而排出了胆红素，防止黄疸的产生。随着"小宝宝"的生长和发育，母乳量也逐渐增多，每天大约能分泌850毫升，到6个月左右达到最高峰，能够满足"小宝宝"的生长需要。

三是母乳清洁、无菌、抗体多。"小宝宝"能从母乳中获得免疫抗体、抗感染的蛋白和白细胞及维生素，可保护婴儿免受感染，母乳还能防过敏，根据统计，吃母乳的婴儿患腹泻、呼吸道及皮肤感染的概率很低。在6个月内很少得麻疹、小儿麻痹、腮腺炎等传染病。婴儿吸吮乳汁，面部肌肉运动可以有助于面部正常发育，并且可防止由奶瓶喂养引起的龋齿。婴儿在出生后最初的几次哺乳中吃到初乳非常重要。在此之前，一定不能给新生儿任何饮料和食物。母乳温度宜于"小宝宝"食用，而且清洁、新鲜，随时可食用，被污染的机会较少。

四是亲密关系。母乳喂养，有利于母婴间感情的交流，促进母婴间亲密的关系，使母亲得到感情上的满足。母亲触摸久已盼望的婴儿，会感到欣慰，婴儿表现得很安静，哭闹少，这样发育也快。婴儿早吸吃母乳还可以刺激母亲早泌乳，增加泌乳量。婴儿的吸吮还可刺激母亲的子宫收缩，减少产后出血。

五是可密切母子感情，使"小宝宝"获得更多的母爱，也有利于"小宝宝"生长发育和早期智力的开发。

 护士长温馨提示

　　有些年轻妈妈缺乏对母乳喂养的认识，觉得自己喂"小宝宝"太辛苦，而且担心自己体形发生变化，便以工作忙为借口，不愿意给"小宝宝"喂奶，实际上这对自己、对"小宝宝"都是一个很大的损失。如果分娩后有奶的健康母亲，应尽量自己哺育"小宝宝"最少6个月左右，然后再用其他方法喂养。

"小宝宝"断奶的时间

　　孩子一过半岁，光吃母乳就会营养不足，看上去体重照样增加，但维生素和铁质等将会越来越不够，容易缺血，抵抗力下降。不喂些辅助食物，则孩子就长得不结实，而且双目无神，情绪不稳定。一到这个时期，婴儿本身也想吃大人的食物，不靠奶瓶也能喝些东西了，也不拒用勺子了。也就是说，可以开始慢慢断奶，喂一些辅助食物了。要是开始得太晚了，孩子反而不喜欢各种食物，发育也会随之变缓。

事例辨析

　　"小宝宝"明明最近总是懒洋洋的，情绪也不好，身体很瘦小，面色很苍白，眼睛总不愿意睁开。医生认真给"小宝宝"检查、化验，发现"小宝宝"贫血，便询问了断奶时间。妈妈说母乳喂养了2个月，感到很疲惫，强行给孩子断奶了，采取牛奶代替，然后明明就开始拉肚子，睡觉不踏实，晚上老是哭醒、烦躁，白天就萎靡不振。

　　医生给"小宝宝"开了一些营养药，告知"小宝宝"的妈妈根本原因是断奶早，"小宝宝"喝牛奶，导致消化吸收不好，从而引起贫血。

　　妈妈给孩子断奶的时间是有讲究的，不能随意断奶，应根据"小宝宝"的生长时间、气候与季节情况、身体健康状态而定。那么，究竟什么时间断奶合适呢？

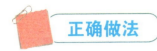
正确做法

一是断奶时间。没有特殊情况，母亲与"小宝宝"身体都没有什么病，母乳喂养至少应坚持6个月，4～5个月开始逐渐喂一些辅助食物，喂辅助食物的目的是由流体食物过渡到半流体食物、固体食物，因此，在开始阶段不要吃很多，慢慢让孩子习惯，逐渐加量即可。1岁左右断奶就比较合适。另外，"小宝宝"生病期间，也不要断奶，可以暂缓。对于那些容易患营养不良的孩子，如早产儿、低体重儿等，母乳喂养可以延长到2年以上。

二是断奶季节。决定给"小宝宝"断奶时，选择合适的季节很重要，要是遇到炎夏或严冬，可稍延长1～2个月，最好是春秋凉爽季节和孩子身体健康时，不宜在夏天断奶。因为夏天炎热，食物不容易保存，也容易被污染，孩子的消化力弱，喂养不科学的话，容易使"小宝宝"发生消化不良、腹泻。冬季是呼吸道传染病发生和流行的时候，此时断奶，改变了孩子的饮食习惯，容易生病。

三是断奶的方法。开始时，逐渐减少日喂奶次数，"小宝宝"饥饿时，适当给"小宝宝"吃牛奶、羊奶、豆浆、婴儿米粉、米粥、面糊糊、水果泥等，"小宝宝"适应了，就可以完全不吃母乳了。而后，逐渐变为以一日三餐为主，应中间加点餐，养成良好的饮食习惯。

四是果断停乳，随时观察。要断奶，主要靠妈妈的决心和周围人的协助。断奶时，孩子会吵闹几天，但不管怎样吵闹也不要喂奶。在断奶过程中，每增添新食物给"小宝宝"吃，都要密切观察24小时的反应，若发现异常情况，及时停止食用此类食物。情况严重时，立刻去看医生。

五是食物的品种多样，营养均衡。"小宝宝"的消化功能弱，即使断了奶，也不能完全吃大人的饭。应吃以粮食、奶、蔬菜、鱼、肉、蛋为主，水果、饼干等为辅食的混合食品，适时给"小宝宝"吃些动物血、肝类，以保证铁的供应，加工好的食物一定要细、软、碎，以利消化。1岁后，不要喂孩子刺激性太强、太咸、太筋道的食物，咖啡、红茶、可乐、含糖多的清凉饮食不能喝，太甜的乳酸饮料亦要控制，以免引起孩子肚胀、食欲不振、或长虫牙。

 护士长温馨提示

　　自然断奶是帮助孩子成长的正常步骤，要综合考虑，逐步进行，选择合适的时间，并要注意孩子断奶后的身体状况，总的原则是以保证"小宝宝"营养丰富、健康生长为前提。

母亲患哪些疾病不宜给"小宝宝"喂奶

　　母乳是最适合"小宝宝"生长发育的宝贵食品，含有丰富、比例适当、易被婴儿消化吸收的营养和免疫物质，而且含有充足的水分，是任何乳品所不能媲美的。但在母亲患病的情况下，还能不能给"小宝宝"哺乳呢？这是个很严肃的问题，准备哺乳的妈妈们一定要弄清楚，以免发生严重后果。

事例辨析

　　张女士患有先天性心脏病，分娩时体质非常虚弱，医生建议她不宜哺乳，最好用牛奶替代。她感觉自己心脏没有什么事，出院后迫不及待地给"小宝宝"哺乳，结果因劳累过度，心脏病发作，昏厥过去，家人立刻叫了"120"救护车，幸亏抢救及时，才没有发生严重后果。

　　医生再次嘱咐她不要哺乳了，否则可能有生命危险。她无奈地点头同意。

　　可见，母亲患病时哺乳确实有一定的危险。要引起高度警觉。那么，母亲患什么病不能哺乳呢？

正确做法

　　一是患有严重的传染病不宜哺乳。如母亲患肺结核病、传染性肝炎，或严重的血液性疾病，如果坚持哺乳"小宝宝"，容易伤害自己的身体，还可能把疾病传染给"小宝宝"。

二是患重度心理疾病及精神疾病不宜哺乳。如母亲出现了产后心理障碍、精神异常，应特别留意其情绪及精神状态，如果极度抑郁、紊乱、狂躁，无法自理，甚至需用药物控制时，应及时停止哺乳，以免发生意外。

三是患严重疾病不宜哺乳。如母亲患有严重的肾病、心脏病、糖尿病、内分泌严重失调（甲亢）；母亲体质过于虚弱，如产后大出血以及感染发烧、乳腺发炎；母亲因病大量用药，很多药物可以通过乳汁影响孩子，因此不宜哺乳。

四是直接接触有毒物质不宜哺乳。如果母亲接触了有机磷、铅、苯、塑料、合成纤维、橡胶等有害物质，其乳汁也可能带有有毒物质，所以不宜哺乳。

五是根据病情而定。并不是母亲生了病就不能哺乳了，如果患了较轻的疾病，只要采取喂前湿热敷，而后按摩、拍打抖动乳房等治疗措施，也不影响哺乳。例如乳头凹陷、皲裂、生疮，或患急性乳腺炎，不能直接喂乳时，也不要紧张，在没有化脓前，可以用吸奶器将奶吸出，煮沸消毒后再给"小宝宝"吃。如果母亲发烧、腹泻，则要按时把乳汁挤掉，待痊愈后再哺乳。

护士长温馨提示

如果母亲患病不知能否给孩子哺乳，则要仔细询问医生，严格遵照执行医嘱，不能擅自做主，以免发生严重后果。

如何人工喂养"小宝宝"

"小宝宝"出生后，母亲能亲自哺乳是最幸福的事了，但是如果母亲乳汁不足，或因为其他原因不能哺乳"小宝宝"，只有采取人工喂养"小宝宝"的方式了。

人工喂养"小宝宝"是件很细心、麻烦的事，来不得半点马虎，要科学确定给"小宝宝"喂什么、喂多少，什么时间喂，食物的温度、浓度、甜度怎么把握等。卫生、质量都要提前考虑好。然后再具体地进行喂养。

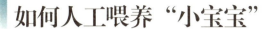

事例辨析

一个妈妈生产"小宝宝"后，因为疾病无法哺乳，只能人工喂养。

一天下午，正在睡觉的"小宝宝"饿哭了，她立刻拿起中午喂"小宝宝"剩下的奶瓶子（看着颜色还可以，手感温度也可以）就给"小宝宝"吃，由于是夏天，气候炎热，室内温度也比较高，吃剩的牛奶没有放冰箱保存，就随手放在厨房里，牛奶放了一段时间，估计可能有点变质了，"小宝宝"吃后，拉肚子、发烧，不得不送医院治疗，7天后才出院。

人工喂养孩子很不容易，不能随心所欲，疏忽大意，想怎么喂就怎么喂一定出问题，应严格精心喂养，确保"小宝宝"的饮食安全。那么，如何人工喂养"小宝宝"呢？

正确做法

一是牛奶。新鲜牛奶是较好的营养品，但是并不完全适合"小宝宝"吃，牛奶的一些成分"小宝宝"吸收不了，也不容易消化，所以喂牛奶前需要稀释，最好使用小米、大米汤稀释。稀释量根据"小宝宝"年龄而随时改变，原则是年龄越小，稀释的比例越大。另外，稀释的牛奶应加适量白糖，150克纯牛奶加1小勺白糖即可。因为太甜的奶不容易消化。

二是羊奶。羊奶的成分比较接近人奶，但是也不能长期单独吃羊奶，可以逐渐添加一些辅助食品给"小宝宝"吃，否则容易引起小宝宝贫血或消化不良。喂羊奶前也需要稀释。

三是奶粉。市场上国产奶粉、进口奶粉品种多，质量都很好，选定一种适合"小宝宝"吃的安全奶粉后，将自来水煮沸并冷却至40℃～60℃，器具严格消毒，向奶瓶内注入按照产品说明所需的水量（一般是50克奶粉加200克水），使用消毒过的勺子，往奶瓶里添加适量奶粉，将消过毒的奶嘴和盖子放到奶瓶上，并将奶液摇晃均匀，喂"小宝宝"喝奶前，滴几滴牛奶到手腕内侧，试试温度，保证不烫了再喂"小宝宝"。

四是代乳粉。目前市场上专门为婴儿销售的代乳粉种类多，质量也不错，应选择正规厂家生产的信誉度高的产品，按照使用说明用水调均匀后煮开，等温度适合后即可喂食。

五是添加辅食。无论是母乳还是牛奶喂养，都要按时添加辅食，补充断奶后维生素类的不足，如母乳中缺少铁，维生素B$_1$、维生素C、维生素D也相对不足；牛奶加热后维生素C被破坏，随着孩子的生长发育，消化能力逐渐增强，奶类的流质饮食不能满足孩子的需要。半岁后，孩子牙齿逐渐长出，食物也应从流质过渡到半流食、软食和部分固体食物，添加辅食可逐渐增强孩子的咀嚼和消化能力，在断奶时不致因食物的变化而引起消化不良。

六是添加辅食的注意事项。①根据孩子的需要和消化能力逐步、逐类添加。例如，3～6个月孩子的唾液增加并富含淀粉酶，可选用淀粉类食物；4个月后婴儿肝脏储存的铁基本用完，要添加含铁的食物，如鸡蛋黄，由1/4个逐渐增加到1个；5～6个月长牙齿时，可添加馒头片、面包片、饼干等。②根据孩子的消化能力及营养需要逐类增加，先试一种，等吃上三五天或1周后，孩子有没有消化不良现象，然后再加1种。③添加的食物量应由少到多，由流质到半流质，再到固体。比如，先给喝米汤，然后是稀粥、稠粥、软饭，最后也可吃馒头。④对不喜欢吃辅食的孩子，要在喂奶前进食，因为在饥饿时容易接受其他食物。⑤当孩子生病时，比如，发热、腹泻或炎热的夏季，应延缓添加新食品。以免孩子不适应，引起消化不良。⑥在每次添加新的辅助食品后，应密切观察孩子的消化情况，如发现大便次数增加，或排出不消化的食物渣子等，应暂停喂此种食物，待大便恢复正常后，再慢慢从小量逐渐试着添加。

 护士长温馨提示

　　无论采取什么方式喂养，都应适时给"小宝宝"加添辅助食品，以保证"小宝宝"的营养全面。餐具应严格消毒，不能大意。应本着"小宝宝"吃多少就配制多少的原则，防止浪费。"小宝宝"一次吃不完，最好处理掉，不宜保存。每次增加新辅助食品，应观察一段时间，发现异常，立刻解决，或去看医生。最好不要随意稀释或者增加配方奶液的浓度，因为这样容易造成"小宝宝"营养不良或者消化不良。

适时给"小宝宝"喝水

究竟该不该给"小宝宝"喝水，现在有三种观点：第一种观点是不用给，因为"小宝宝"吃的奶里含有很多水，够用了；第二种观点是用给，因为"小宝宝"出汗、消化、代谢需要水；第三种观点是可给可不给，是中间路线。

那么，究竟给不给"小宝宝"水喝呢？主流观点是因情况而定，适时喂水，因为"小宝宝"的个人情况不一样。父母应心中有数。

事例辨析

满月以后，年轻的妈妈欣欣发现"小宝宝"饿得快、吃得多了，很高兴。可是没有几天，欣欣发现"小宝宝"大便干燥，而且特别爱出汗。

一天晚上，"小宝宝"大便，欣欣抱了"小宝宝"半个小时也没有拉下来，"小宝宝"痛苦地哭了起来。第二天、第三天依然没有拉出来，"小宝宝"憋得难受，没有办法，只好去医院看医生。医生检查后认为，没有什么问题，是缺水导致的大便干燥，人工帮助"小宝宝"排出大便后，医生建议欣欣要每天给"小宝宝"补充适量的白开水。

以后，欣欣每天给"小宝宝"喝适量的白开水，大便干燥的问题基本解决了。

可见，适时、适量给"小宝宝"喝水还是很必要的。那么，适时是什么概念呢？

正确做法

一是满月前。在月子里的"小宝宝"一般不需要特别喂水，因为母乳里含有很高的水分，牛奶、羊奶、奶粉制成的奶水里也含有水分，基本能满足"小宝宝"的需要。但是，应该在每次喂完"小宝宝"之后，给"小宝宝"喂一点温白开水，主要作用是清理口腔与消化道，防止口腔滋生细菌，或有异味。

二是满月以后。"小宝宝"过了满月以后，妈妈最好带"小宝宝"去出生的医院做个全面检查，以保证"小宝宝"健康成长。这时"小宝宝"的消耗增大，新陈代谢加快，身体内需要的水分增加，"小宝宝"容易口渴，尤其是在炎热的夏季，应适当给"小宝宝"喝温白开水。两次喂奶之间，如果"小宝宝"还想吃，就可以给"小宝宝"喂点水了，也可以给"小宝宝"喂果汁，无论是水还是果汁，每天的总量最好控制在150毫升以内。

三是注意事项。喂水的时机有讲究，不宜在喂奶前喂水，最好在洗澡、散步、晒太阳后喂水。

 护士长温馨提示

每次喂水结束后，器具要彻底消毒，保管好，防止污染；喂果汁时，因水果有药性作用，应密切观察"小宝宝"的反应。

训练"小宝宝"定时排尿

让很多年轻的父母感到最头疼的就是"小宝宝"随意排尿，由于没有护理"小宝宝"的经验，掌握不了"小宝宝"排尿的规律，有时刚换完新尿布，转眼又尿了；有时刚抱起来，瞬间就尿在妈妈的衣服上了，总之很麻烦。现在家庭条件普遍提高，很多年轻的父母摆脱了洗尿布的麻烦，都给自己的孩子使用一次性的纸尿片，方便、卫生。因使用量大，家庭支出成本增多。因此有不少家庭，尤其是经济条件不是很宽裕的家庭，还是给孩子使用传统的棉质尿布。

有的"小宝宝"尿了以后，情绪不安，哭闹不止，意思是告诉妈妈尿了，这其实是好事，家长应立刻给"小宝宝"换新尿布，防止皮肤被尿液浸坏。

有的"小宝宝"尿了以后，安静如常，如果检查不及时，"小宝宝"的皮肤被尿液浸久了，容易感染。

事例辨析

"小宝宝"青青的屁股皮肤发红、发硬，长了数个大小不一的疹子，有的疹子变成小水泡感染了，渗出黄色的液体。

原来，"小宝宝"屁股出水泡的主要原因是妈妈自己工作忙，晚上睡觉沉，孩子尿后没有及时更换尿布，导致孩子的皮肤长时间被尿液浸的。

可见，掌握"小宝宝"排小便的规律，有意识训练让"小宝宝"养成排小便的好习惯，对孩子健康是多么重要。那么，用什么方法训练"小宝宝"定时排小便呢？

正确做法

一是掌握规律，心中有数，预先采取措施。"小宝宝"排小便不是没有规律的，其实是有规律可循的。一般情况下，"小宝宝"的年龄越小，排尿次数越多，越频繁，越不好寻找规律。没有满周岁的"小宝宝"，通常在喝水、吃奶后的10分钟左右就应有小便了；1岁以上的"小宝宝"大约在喝水、吃奶15分钟后有小便；2岁以上的孩子喝水后大约25分钟左右开始有小便；按照这个规律，父母就可以准确地推算出"小宝宝"小便的时间，及早采取措施，估计孩子该尿尿时，家长可以提醒一下，要孩子到固定的地方尿尿。另外，每个"小宝宝"的情况不一样，喂养的方式也不一样，要针对自己的"小宝宝"摸索规律。

二是掌握"把尿"的要领，形成条件反射，形成基本的排尿规律。"小宝宝"身体柔软，"把尿"是个技术活，要领不对，很费力气，还不容易把下来，"小宝宝"也受罪；要领正确，把得很轻松，"小宝宝"也不受罪。为了让"小宝宝"形成一定的条件反射，把尿的时机很重要。一般情况下，白天应在睡觉前、睡醒后、喂奶前、喂奶10分钟后开始，最重要的是"把尿"的姿势、位置应相对固定，以便让"小宝宝"形成环境反射。为了多增加"小宝宝"对"把尿"的反射刺激，妈妈"把尿"时应用嘴发出"哧……哧……"的声音，使"小宝宝"对此声音产生生理反射，达到形成排小便规律的效果。

孩子年龄小，其意识不能自主，脱离尿布的时间有早有迟，训练自主排小便要经过一段时间，父母在调教时不能着急，要耐住性子，循序渐进。通常情况下，孩子到了5个月以后，才能基本形成固定的排尿规律。

三是父母不要嫌麻烦，勤换尿布，预防孩子生尿布疹。父母给孩子使用棉质柔软、吸水性能好的尿布，发现尿了，应及时更换尿布，否则尿布上的尿液会分解成氨，刺激孩子皮肤发炎形成尿布疹。因此，每次给孩子更换尿布时，用温水蘸毛巾擦拭臀部，保持清洁，晾二三分钟，涂上硫酸锌油，或稍微扑一点爽身粉。

四是训练孩子不尿裤。第一，要使孩子的膀胱装更多的尿，白天让孩子尽量延长尿尿时间，尽量减少尿尿，让他多憋一会儿尿，这样膀胱会逐渐增大，增加其排尿功能，排尿次数会逐渐减少。第二，孩子想排尿时，让他一次排空，中间不停。因为尿频的孩子膀胱松弛，肌肉薄弱不容易排空。在他排尿时，可以让他使一下劲，帮助膀胱排空。第三，在孩子排尿过程中，可以训练他的自我控制能力，即从排尿开始到排空尿液，分三次完成，锻炼孩子随意排尿的功能。第四，对易尿裤的孩子，在睡前1小时应禁止喝水、饮料等。睡前让孩子排一次尿，要把尿排完，入夜及时喊醒孩子小便，切勿顾虑干扰孩子的睡眠而不喊醒他小便。

 护士长温馨提示

要帮助孩子消除紧张焦虑的情绪，不训斥、不责备，因为心情不愉快也会扰乱正常的排尿反射功能。

训练"小宝宝"定时排大便

　　当上父母的人可能都会有这样的体会：在给"小宝宝"换洗被大便污染的尿布时，感到很辛苦、很无奈，甚至很烦恼，为了减少这样的麻烦，就要及早训练"小宝宝"定时大便，这不仅对"小宝宝"的健康好，减少疾病发生，而且还为"小宝宝"将来的成长打下良好基础，还能减轻父母的负担。

　　其实，只要用心观察、总结，一般能发现"小宝宝"的大便规律，而后加以训练，"小宝宝"就会养成自然的排便规律了。

 事例辨析

　　夜间，一个年轻的妈妈抱着哭闹的"小宝宝"急匆匆地进了医院。医生在认真检查后发现"小宝宝"的生殖器出现了红斑，阴囊部位有溃烂。

　　经过询问，医生了解到主要原因是"小宝宝"吃得多、拉得多，每天十多次大小便，家长在换尿布后没有及时清洗干净臀部皮肤，受到了大小便的污染与侵害。

　　为了防止孩子各类疾病的发生，能及早自主生活，健康成长，父母应该及早训练"小宝宝"定时排便。那么，如何训练"小宝宝"定时排大便呢？

 正确做法

　　一是要清楚什么时间开始训练。"小宝宝"排大便训练可以从1岁左右开始，只要掌握"小宝宝"每天排大便的时间，观察"小宝宝"排大便前的异常表现（情绪、精神、神态、肢体动作等），就可加以训练了。如早晨起床后，晚上入睡前，或吃饭前等，有意识地加以训练，使"小宝宝"形成生物反射，养成每天1次而且是定时排便。最好养成早晨起床后坐盆大便的习惯。应避免饭后大便。

二是训练方法有讲究。刚开始父母可能不好掌握，但如果发现孩子使劲、发呆时，就要注意他是否想大便。预感到"小宝宝"即将大便时，要提示"小宝宝"到固定的地方坐盆排便，父母要认真看护，并做个样子叫"小宝宝"用劲拉，注意坐盆不能过勤，时间也不宜过长，5分钟不能排便时，就让小宝宝起来，过一会儿再坐，因为孩子年龄小，发育尚不完善，坐时间久了，容易造成直肠黏膜从肛门脱出。初练时，孩子肯定会出现脱不好裤子或没坐稳盆就排便的情况，父母不要斥责，应耐心地教会他。发现"小宝宝"大便成功排出后，要加以赞赏。

三是"小宝宝"有了便意，应立即让"小宝宝"排便。有的父母认为，"小宝宝"排便的时间不合适，如在午睡或吃饭时，经常禁止"小宝宝"大便，容易造成"小宝宝"便秘。因为大脑皮层可使排便中枢产生抑制作用。如果产生便意，又经常被抑制，就会逐渐使直肠对粪便的压力刺激失去正常的敏感性，而使大便在结肠内停留的时间过长，水分吸收过量，造成粪便干燥，使排便产生困难。如果"小宝宝"要大便的时间确实不合适，应逐渐纠正，提前提醒"小宝宝"大便，但最重要的是掌握"小宝宝"大便的规律，养成定时大便的习惯，禁止"小宝宝"大便是不好的，是有碍"小宝宝"健康的。

四是注意事项。一不要让"小宝宝"在便盆上玩，不讲故事、看图书，以免分散"小宝宝"的注意力。也不能让"小宝宝"吃东西。二不要对"小宝宝"的大便表示厌恶，以免"小宝宝"产生心理困惑。三要注意室内温度，温度太低了，"小宝宝"会很厌烦；温度太高了，"小宝宝"会很烦躁。便盆的舒适度也要引起重视，不能使"小宝宝"对坐便盆产生厌烦或不适感。保持安静，不宜有刺激声出现，以免惊吓了"小宝宝"。

护士长温馨提示

在训练"小宝宝"大小便的过程中，往往会有反复。当"小宝宝"聚精会神地玩时，有可能忘记了大小便，偶尔也会因来不及而弄脏衣裤。这些都是正常现象，父母不要责骂"小宝宝"，避免"小宝宝"精神过于紧张而影响大小便习惯的培养，而应和蔼地提醒他，这样对"小宝宝"加快自己大小便习惯的形成是有利的。

对"小宝宝"眼睛的护理

　　眼睛是"小宝宝"最重要的器官之一，如果不注重护理，让"小宝宝"的眼睛受到了损害，如结膜炎、泪腺堵塞、倒睫毛、斜视等，不仅会影响视力，甚至还会影响"小宝宝"将来的学习、工作与生活。

　　所以，年轻的父母应提高对"小宝宝"眼睛的护理的认识，切实保证"小宝宝"眼睛的健康发育。

事例辨析

　　一位年轻的妈妈抱着眼睛红肿的"小宝宝"果果来到了医院。医生仔细问诊，经过检查，医生判断"小宝宝"患结膜炎与妈妈护理不正确有关系。原来，最近果果的眼屎多，眼睛睁不开，妈妈就随手用没有消毒的手帕给果果擦眼睛周围的眼屎，没几天，果果眼睛开始发红，孩子不停地揉搓，从而导致感染而红肿。

　　医生嘱咐要用彻底消毒的医用棉签给"小宝宝"擦眼睛，用一根，换一根，不能重复使用。

　　作为父母，平时应如何正确护理"小宝宝"的眼睛呢？

 ### 正确做法

　　一是细心观察健康发育情况。婴儿在1个月以后，随着月龄的增加，孩子慢慢地转向亮光，看得见活动着的物体和大人的笑脸。将手掌慢慢地逼近他眼前，就会眨眼。满月后，婴儿对颜色的分辨力开始发达，对眼前晃动的红色和白色玩具看得多些。三四个月的婴儿渐渐地会双眼长时间盯着黄色、红色、白色、黑色等颜色的东西看了。由于生理原因，有些婴儿往往出现斜视现象。有的婴儿因鼻梁骨低，两内眼角间隔宽而出现两个黑眼球往中间并拢的假性内斜视（斗鸡眼）现象。假如程度较轻，则属生理性斜视，等到四五岁鼻梁骨长高后自会消失。若病状严重，一眼就可看出是明显内斜视的，应尽早请眼科医生诊治给予矫正。

二是保护好"小宝宝"的视力。除注意观察视力外，还要注意异物进入"小宝宝"眼内。怎样才能防止异物进入"小宝宝"的眼内呢？这就要求家长在护理时小心仔细，注意一些小的细节。如"小宝宝"所处的环境应清洁、湿润，在打扫卫生有尘土时应及时使"小宝宝"避开；不要在"小宝宝"躺在床上时清理床铺，因扫帚上的小谷壳或席子上的小刺、床上的灰尘都易进入"小宝宝"眼内；"小宝宝"的玩具应较圆钝，不要带尖刺；外出如果遇到风，应用纱布罩住"小宝宝"面部，以免沙尘进入眼睛。另外，给"小宝宝"洗澡时，也应注意正确的方法，避免清洗刺激眼睛。如"小宝宝"哭闹，应及时到医院请医生诊治。

三是小心谨慎，预防最关键。平时要保持眼睛清洁，不要用不干净的手（手帕）擦揉"小宝宝"的眼睛，以防将病菌带入引发感染。平时，把坚硬的利器拿远一点，防止误伤"小宝宝"的眼睛。发现"小宝宝"的眼睛有问题时，应马上看医生，不能随意用药，以免使眼睛进一步受损害。

四是遵照医嘱处置，不随意处置。"小宝宝"刚出生后，眼睑会轻微水肿、眼睛也会有发红的现象，不要特别担心，因为医生会认真处理此种情况，回家以后，要按照医嘱，认真保持"小宝宝"的眼部清洁，每天可用消毒后的棉签蘸清水，由内侧向眼外角两侧轻轻擦拭。如果发现"小宝宝"的结膜充血，要去看医生，不能擅自使用眼药水。

五是防护周到，不能麻痹大意。平时不要让强光刺激"小宝宝"的眼睛。因为"小宝宝"的视觉系统还不健全，对强光的刺激尚不能进行有效的保护。电视机不宜放在"小宝宝"的屋子里，更不宜让"小宝宝"看电视。

因为电视机荧光屏会产生射线，可能对"小宝宝"的眼睛有伤害。

婴儿时期，人的眼角膜较薄嫩，眼内肌肉的力量较弱，晶状体没有发育成熟。如果长时间看电视，角膜受到刺激，眼球前后被拉长，眼肌过度疲劳，改变晶状体凸度的睫状肌弹性减弱，其调节能力降低，眼睛视力将变差，甚至导致各种眼病。此外，常看电视的孩子，势必影响睡眠，身体活动减少，影响下肢血液循环，从而造成骨骼生长变慢，而致身材矮小，所以父母应该在孩子两岁以后，允许其看电视，但是时间也不能过长。

六是正确对待倒睫毛问题。大人的睫毛倒长就会影响视力，而婴儿睫毛倒长却没有关系。孩子出现倒睫毛的现象比较普遍，不必为此而担心。如果不是很严重，即使看上去睫毛倒长得几乎碰到眼球也没有关系，可以轻轻将眼皮拨开，让眼睫毛离开眼球就解决了。如果"小宝宝"倒睫毛很严重的话，需要看医生，不能擅自处置。如果"小宝宝"的眼睛持续流泪，眼屎突然增多，可能是泪腺被堵住了，最好去看医生。

七是注意营养，食物摄取均衡。维生素 A 、维生素 D 、维生素 E 等都是眼睛必需的营养物质，给"小宝宝"准备食物时，要有所关注。妈妈在哺乳过程中，也要加强自身的营养补给，保证奶水营养全面。只有营养更加丰富了，才能保证孩子眼睛的生长与发育的需要。

护士长温馨提示

保护"小宝宝"的眼睛要从细微处入手，绝对不能马虎大意，要像爱护生命一样爱护"小宝宝"的眼睛。

对"小宝宝"鼻子的护理

鼻子是呼吸系统的前沿，是保护喉咙、支气管、气管、肺部的第一道防线，对"小宝宝"的生长与发育起着至关重要的作用。因此，父母要精心保护好"小宝宝"的鼻子，切实保证呼吸道畅通。

事例辨析

"120"救护车把嘴唇青紫的"小宝宝"历历送进了医院。医生检查后认为小孩属于对动物毛絮过敏导致的呼吸道痉挛，出现呼吸困难。

原来，历历出生前，父母养着小猫、小狗，有了孩子后，平时父母不让猫狗进孩子的屋子。夜间，妈妈去卫生间忘记关门了，小猫乘机钻进了孩子的屋子，在"小宝宝"的床边嬉戏了一阵子，毛刺激了孩子的鼻腔，诱发了过敏，出现了严重的呼吸道痉挛，幸亏送医院抢救及时，避免了严重后果的发生。

作为父母，平时应该怎么护理"小宝宝"的鼻子呢？

正确做法

一是危害鼻子的因素。①不良习惯。"小宝宝"的小手在能随意抓挠以后，往往爱挖鼻孔。挖鼻孔会把细菌带进鼻孔里，粘到鼻腔的黏膜上，引起鼻黏膜感染发炎。孩子有时由于用力不均匀，还可能把鼻黏膜划破，造成鼻子流血。②干燥的空气，会使鼻黏膜损伤。③过热的水蒸气也会造成鼻黏膜损伤。父母在给"小宝宝"擦鼻子的过程中操作不当，造成鼻腔组织损害，甚至出血等。④意外碰伤。"小宝宝"的肢体行为能力强大以后，由于乱动，易发生摔、碰等，也容易引起鼻子伤害。

二是积极预防鼻炎。鼻炎是"小宝宝"最容易发生的疾病，高发于春夏之交或气候相对干燥时，因为"小宝宝"的免疫机制不完善，抵抗力较差，容易着凉，引发鼻炎。鼻炎的种类大体分五种：急性、慢性、过敏性、干燥性和药物性，无论哪种，预防、治疗与护理最重要。一旦发现"小宝宝"有患鼻炎的倾向，要立刻看医生，严格按照医嘱治疗，不能擅自给"小宝宝"使用成人药。另外，过敏性鼻炎的病因至今没有查明，诸如尘埃、鱼虾、牛奶、药物、羽毛、花粉、动物毛絮等，都要警惕。平时，应保持房间的相对湿度，适时给"小宝宝"增加饮白开水的量，使鼻子分泌物软化，缓解呼吸道分泌物的拥塞。

三是教育孩子养成良好的卫生习惯，纠正不健康的行为。坚决杜绝"小宝宝"挖鼻孔、捏鼻子的坏习惯，如果"小宝宝"鼻子痒痒，不舒服，可以用干净的手绢轻轻帮助擦揉，能缓解症状。流鼻涕时，家长教会"小宝宝"擤鼻涕的正确方法（先堵住一侧鼻孔，而后堵另外一个，一个鼻孔一个鼻孔地把鼻涕擤干净）。一定要用干净、柔软的卫生纸轻擦，不要用力捏挤"小宝宝"的鼻子，以防损伤鼻黏膜及毛细血管。

四是增强体质，预防感冒。"小宝宝"感冒后，对鼻子的刺激很大，往往容易引发鼻腔发炎，鼻黏膜充血，鼻孔堵塞，导致呼吸困难。所以，要重视感冒的预防与治疗。平时注意室内空气新鲜，根据"小宝宝"的身体情况，辅助"小宝宝"锻炼身体。

五是处处提防，事事小心。鼻子外伤是最常见的意外伤，"小宝宝"玩耍时，稍微不注意就可能伤到鼻子，所以平常的护理工作要认真，一定要细心照看好"小宝宝"。

护士长温馨提示

"小宝宝"的鼻子是生命之门的前哨，一定要认真保护。一旦发现孩子鼻子有毛病，要及时治疗。要对孩子耐心教育，纠正其不健康的卫生习惯。

对"小宝宝"耳朵的护理

耳朵是"小宝宝"的重要器官之一，它很像敏感的、高精细的传感仪，耳朵任何一部分出了问题，对"小宝宝"将来的听力都会有影响，严重时还会造成耳聋。

想想无声的世界是多么寂寞啊！所以，父母应十分精细地护理好"小宝宝"的耳朵。有些父母认识不到这一点，没有认真护理"小宝宝"的耳朵，导致小问题变成大问题，甚至失去听力，教训深刻。

 事例辨析

前不久，一位妈妈发现"小宝宝"左耳朵被耳屎堵住了，很着急，也没有询问医生，就拿出挖耳勺给"小宝宝"挖耳屎

几天后，"小宝宝"特别爱出汗，还总是用手抓左耳朵，情绪也不好，特别烦躁 妈妈看到"小宝宝"的左耳朵发红，以为是睡觉压红的，便没有认真检查 不久，"小宝宝"的左耳朵开始流脓了，还发高烧

妈妈赶紧把"小宝宝"送进医院，医生说左耳发炎了，需要住院治疗初步判断是妈妈给小宝宝挖耳屎时，不小心划伤了外耳道引发的感染。

听完医生的诊断，这位妈妈很后悔。那么，究竟应该怎么对"小宝宝"的耳朵进行护理呢？

 正确做法

一是及早检查。按照医生的建议，在规定的时间内，最好去做一次听力

检查，对"小宝宝"的听力做到心中有数，发现问题，容易解决。

二是危害耳朵健康的因素。①随意给"小宝宝"掏耳屎，不小心把娇嫩的耳道划伤，引发外耳道感染，出现流血、流脓，后果严重。②残存的奶液意外流入"小宝宝"的耳朵里，引发外耳发炎。异物进了"小宝宝"的耳朵里，堵塞了耳道。③服用了不良反应强的药品，损害了"小宝宝"的听力神经系统。④强烈的声音，如爆竹声、雷电声、意外爆炸声，也可能会造成听力神经受到损害。⑤洗头、洗澡时不小心把被污染的水灌进耳朵里，引发了耳道内部感染。⑥小虫子爬进"小宝宝"的耳朵里，引发耳道感染。⑦上呼吸道感染以后，没有及时治疗，发展为中耳炎等。

三是切记不宜随意挖耳屎。其实，耳屎对"小宝宝"的耳朵有保护作用，可以防止小虫子钻入，阻挡灰尘进入等。

四是正确处理异物侵入。当不小心有异物进入"小宝宝"的耳朵后，不要慌张，更不能硬性掏拿。如果确认能轻轻地给"小宝宝"取出，将进异物的耳朵向下侧倾斜，并小心翼翼地用手拉着耳廓摇晃几次，就可以使异物出来，千万不要急，以防损伤耳道。在没有把握的情况下，要及时上医院。如果小宝宝的耳朵里进了小虫子，不要强行取，可试着用手电光引诱虫子爬出，若无效最好请医生处置。

五是重视上呼吸道感染，慎用药物。当"小宝宝"感冒、发烧、咽喉发炎、腮腺发炎时，要积极彻底治疗，不留任何隐患。不能随意给"小宝宝"吃成人用药、非处方药，不能超剂量服用药物。

六是保持耳朵的卫生。平时给"小宝宝"洗澡时，要防止水灌进耳朵里。给"小宝宝"喂奶、喂水后，注意观察，防止残留食物从嘴里流入耳朵里。夏天，小宝宝出汗多，一定要注意及时擦干，保证耳朵周围干燥、清洁。

护士长温馨提示

"小宝宝"的耳朵与眼睛同等重要，护理要从一点一滴入手，不可粗心大意。

对"小宝宝"肛门的护理

　　肛门是"小宝宝"排泄粪便的出口，是人体重要的器官。虽然人们都不愿意提起肛门，但大便排泄不顺畅，就会影响"小宝宝"的健康成长。肛门的作用很重要，需要精心护理。

　　有的年轻父母认为"小宝宝"小，肛门不会有什么问题，所以忽视了对肛门的护理，结果导致严重问题发生，不仅让"小宝宝"受了很多罪，父母也吃了不少苦。

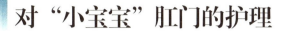

事例辨析

　　一天晚上，医院来了一个因大便干燥发生脱肛的"小宝宝"。"小宝宝"的肛门脱在外面，表情很痛苦，情绪十分不稳定。医生认真细致地为"小宝宝"进行了治疗，很顺利地把"小宝宝"的肛门送了回去。

　　医生询问情况，得知"小宝宝"现在只吃奶粉（而且换了几次新品种的奶粉），平时不怎么喝水，大便没有规律，有时两三天不排一次，拉大便很费力气，拉出来的大便很硬，且成球状。

　　医生认为"小宝宝"脱肛与大便干燥有直接关系，以后应注意科学饮食，适量饮水，提高护理水平，经常保持"小宝宝"肛门的卫生。

　　"小宝宝"离开医院后，妈妈精心安排饮食，适量多给"小宝宝"饮水、吃水果、蔬菜泥，很快"小宝宝"大便干燥的问题解决了，脱肛现象再也没有发生。

　　可见，提高对"小宝宝"肛门护理的认识很重要，不能有半点放松。那么，如何对"小宝宝"的肛门进行护理呢？

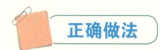

正确做法

一是认清危害肛门的因素。①护理不认真，为"小宝宝"换尿布不及时，导致肛门周围皮肤经常被尿液所浸泡，很容易发生肛周湿疹或尿布疹。②对"小宝宝"的肛门清洗不及时、不正确，引发肛周脓肿。③"小宝宝"用手抓挠，导致肛门出问题。④大便干燥或用力过猛，造成脱肛、肛裂等。

二是经常保持肛门周围的清洁与干燥。肛门每天排出粪便，周围组织容易被污染，是细菌的繁殖地。在有条件的前提下，应该坚持每次便后清洗、消毒。每次"小宝宝"大便后要用温水轻轻洗屁股，洗完后一定要用干毛巾吸干，千万不能在湿时擦粉。而后，使用一些护肤用品，比如爽身粉、油膏，但是它们只能起到预防作用。目前，市场上有很多"小宝宝"专用的柔湿巾，柔湿巾可以在清洁的同时滋润肌肤，在"小宝宝"的肛门周围留下滋润的保护膜，即使多次擦拭也不用担心破坏肛门周围皮肤上的天然皮脂，这样就减少了外界刺激对"小宝宝"肛门周围皮肤的伤害，降低了尿布疹发生的可能性。

三是合理饮食。粗细搭配，适时吃蔬菜、水果，保证充足的饮水。平时给"小宝宝"喂奶、喂食物要讲究科学，严格根据年龄情况调整食物结构，到了一定年龄，要适当吃些粗粮、蔬菜、水果、蜂蜜，对消化系统及预防大便干燥有好处。根据季节、年龄，适时给"小宝宝"补充水分。缺水或水分不足，很容易引发大便干燥。

四是根据年龄适当运动，经常改变体位。"小宝宝"长时间躺着、坐着，会使肛门的血液循环速度减慢，容易使血液淤滞在肛门组织周围，造成排便困难。所以，"小宝宝"躺（坐）了一段时间后，就要抱起来一会儿，或辅助"小宝宝"做一做操，保持肛门的血液循环畅通。同时，由于简易运动或体位的改变，会促进肠蠕动，容易使大便正常排出。

五是认真治疗。发现"小宝宝"的肛门有了毛病以后，不要忌讳看医生，不宜自己给"小宝宝"治疗，应及时到医院检查，肛门脓肿、湿疹都要认真对待，千万不能大意。治疗要持之以恒，不能想起来就涂抹药，想不起来就不涂抹药。

护士长温馨提示

　　父母护理孩子的肛门应认真、及时、经常，保持其清洁、干燥、卫生习惯很关键，饮食要科学，水果、蔬菜、饮水不能少，有规律排便也很重要。

对"小宝宝"小脚丫的护理

虽然"小宝宝"的小脚丫很小，但也是身体的一部分，千万不能忽视对"小宝宝"小脚丫的护理，以免因小失大，造成不必要的麻烦。

因为未来"小宝宝"的行走离不开脚，脚对于"小宝宝"的未来贡献太大了，它可以带"小宝宝"去想去的地方，让"小宝宝"踏遍山山水水，开阔视野。因为未来脚的任务繁重，所以更不能忽视，要特别护理好"小宝宝"的小脚丫。

事例辨析

一天上午，医院接收了一个发高烧39℃的"小宝宝"，他哭得很痛苦，小脚丫乱蹬……

医生仔细询问情况后得知，"小宝宝"平时爱出汗，妈妈只是给"小宝宝"洗脸，几乎不给"小宝宝"洗小脚丫。前几天，妈妈发现"小宝宝"的脚指甲缝隙起了小水疱，便用手绢擦了擦，不小心擦破了，以为没有什么大事，没有及时处理伤口。几天后，"小宝宝"的小脚丫情况异常，才来医院看医生。

医生认真检查后，发现"小宝宝"的小脚丫缝隙里、表面都溃烂了，有败血症的迹象，立刻进行了消炎处理，几天后，"小宝宝"基本恢复了健康。出院时，护士长嘱咐"小宝宝"妈妈一定要注意对"小宝宝"脚丫的护理，不能大意。

那么，如何对"小宝宝"的小脚丫进行护理呢？

正确做法

一是查找脚丫致病原因。"小宝宝"运动不当，乱蹬乱踢造成小脚丫损伤；鞋、袜子不合适，把小脚丫磨破、顶破；天气寒冷，把小脚丫冻伤；天气炎热，大量出汗，使小脚丫皮肤破损，红肿、溃烂；护理不精心，意外砸伤、扎伤、剪伤；不注意卫生与清洁，引起真菌感染。

二是保持良好的卫生环境。平时给"小宝宝"的小脚丫创造一个好环境很重要，经常用温水洗小脚丫，促进血液循环。清洗后，立刻用纯棉的、干净的、柔软的毛巾擦干小脚丫，并用消毒棉棒蘸干脚趾缝的水，保证脚趾缝干燥、清洁。清洗时，不宜用香皂清洁，因为香皂会使皮肤水分流失，也有一定的刺激性。如果父母有脚气，要注意隔离卫生，大人、孩子的浴具分开、专用，防止传染给"小宝宝"。

三是注意保温，避免着凉。平时一定要用温水清洗"小宝宝"的小脚丫，即便是炎夏酷暑，也不能用冷水直接洗，这样很容易使"小宝宝"着凉感冒。冬季气温寒冷，血液循环相对缓慢，应根据情况，采取多种保暖措施，防止冻伤"小宝宝"的小脚丫。

四是小心谨慎，不能大意。父母平时要随时检查"小宝宝"的脚趾甲，因为脚指甲里是最适宜细菌潜伏的地方。"小宝宝"的脚趾甲生长速度很快，每隔4～5天就要修剪一次。不能使用成人剪指甲刀，一定要选用"小宝宝"专用的指甲钳，剪时应集中精力，不能大意，应沿着脚趾甲盖的线剪，不要留下毛刺。剪完后磨圆，以免小棱角对"小宝宝"造成伤害。给"小宝宝"准备的鞋、袜应大小合适，安全性好。

五是随时保健，适度进行穴位按摩。根据情况，经常帮助"小宝宝"活动脚趾与脚关节。"小宝宝"小脚丫的底部穴位很多，适度按摩"小宝宝"的脚底可以疏通经络，预防疾病。按摩时，应注意力度的把控，均匀、柔和、适宜最佳。

六是主动治疗，不耽搁。发现"小宝宝"脚上有了癣、溃烂、红肿和水泡后，应该认真对待，不要擅自处理，应及时看医生，坚持按时用药，不可三天打鱼，两天晒网。

 护士长温馨提示

一旦"小宝宝"的小脚丫有了问题，千万不能轻视，应认真对待，及时看医生。

对"小宝宝"外阴部的护理

　　新生"小宝宝"有时总是哭闹不停，怎么也安静不下来。父母简单检查后发现，"小宝宝"一不饿，二不渴，三不冷，四不热，五没有其他异常，怎么回事呢？

　　再仔细检查，发现"小宝宝"的外阴部情况不妙，皮肤发红，妈妈不知道怎么处理，立刻带"小宝宝"去医院看医生，问题才得到了有效解决。有少数粗心大意的父母遇到此情况或嫌麻烦，不去看医生，而是自己买来药物给小宝宝涂抹，结果情况很不好，严重时还会引发其他疾病。

事例辨析

　　最近，年轻的妈妈发现"小宝宝"兰兰总是哭闹，吃奶也不安静，尿尿时也很费力，小腿乱蹬。观察了几天后，"小宝宝"的情况不但没有好转，反而闻着"小宝宝"的小便有异味，妈妈检查了"小宝宝"的外阴，发现有红肿，还有些溃烂，吓得不知所措，立刻去医院看医生。

　　经过医生检查，确认是"小宝宝"的尿道感染了，住院治疗了一段时间，才康复出院。

　　可见，平时认真护理"小宝宝"外阴部的重要性。年轻父母缺少这方面的经验，究竟应该怎么护理"小宝宝"的外阴部呢？

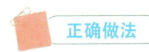

正确做法

　　一是了解致病的因素。①女孩的尿道口与阴道口、肛门距离近，很容易受到尿液及粪便等污物的污染，细菌侵入尿道、阴道，造成感染。②平时清洁不及时，个人卫生保持得不好，引发生殖系统感染等。③护理擦洗时，父母手比较重，意外擦伤了孩子的外生殖器，引发感染。④男孩先天发育异常，包茎与包皮过长，清洁不及时，病菌引发尿道感染。

二是保持尿布的清洁。"小宝宝"离不开尿布，父母应随时保持孩子阴部干净，清爽、透气的环境是最理想的场所。无论是使用尿布还是纸尿裤，都应当选择透气性好、安全卫生的。大小便后，应及时更换尿布，清洗外阴，卫生纸要从前往后擦，以防止粪便污染到阴部。

三是选择内裤有学问。"小宝宝"的内裤应精心选择，这对预防外阴部感染有积极的预防作用，最好是吸收力强、透气的、纯棉质的、宽松舒适的、抗菌的。如果条件允许，应早点给"小宝宝"穿满裆裤，尽量避免细菌轻易和外生殖器直接接触。

四是认真清洗，男女有别。清洗女孩的外阴时，要注意顺序，要从上到下、从前到后清洁。要用消毒后的软毛巾（消毒后的棉球）轻轻清洗外部阴道口就好了，千万不要洗里面，弄不好还要让阴部娇嫩的皮肤受伤。清洗过以后，应及时擦干水，让阴部保持干净清爽。不宜给阴部扑爽身粉，因为爽身粉可能与未擦干的水气、汗液结合，积累在外阴部的皱褶处，结成小颗粒，摩擦外阴部后，可能使孩子娇嫩的皮肤溃烂。

清洗男婴的外阴部时，力度要轻、要稳，绝对不能用力挤压阴囊，经常洗浴阴茎，保持局部清洁。若包皮口小，每次洗浴时，可用手轻轻地上翻包皮，逐渐扩大狭窄的包皮口，应注意避免发生包茎嵌顿。从生理角度来说，男婴外生殖器的温度较低，比较怕热，所以清洗时的水温应控制在38℃以内，以免烫伤孩子娇嫩的外阴茎。另外，男婴外阴茎受热后会膨胀，尿道口也会随之张开，过度刺激可能会增加孩子尿道感染的可能。

护士长温馨提示

父母在清洗"小宝宝"外阴部前，应注意先洗净自己的手，指甲要提前修剪好，避免污染（划伤）孩子的外阴皮肤。

注意观察小男婴的睾丸

健全、健康的睾丸是男性的明显标志，如果睾丸缺失，或不正常，问题就严重了，所以在护理小男婴时应特别关注其睾丸发育情况。

大部分刚出生不久的男"小宝宝"，两个睾丸都能顺利地触摸到，可是有的男"小宝宝"只能摸到一侧有睾丸，另一侧怎么也摸不到；有的男"小宝宝"睾丸疝气，经常出现一鼓一鼓的现象；有的男"小宝宝"睾丸边缘有硬结，这些都是要注意的问题。

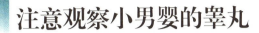

事例辨析

"小宝宝"石头刚刚满月。爷爷高兴地抱着孙子亲，无意中摸了一下石头的睾丸，没有摸到，再仔细摸，只摸到了一个睾丸，立刻紧张起来，急忙带着儿子、儿媳妇，抱着"小宝宝"来到了医院，焦急地请医生诊治。

有经验的外科医生检查"小宝宝"的睾丸后，初步判断是隐睾症。而后，拿出人体解剖挂图，认真讲解了睾丸的发育问题，安慰他们耐心等待一段时间，不要过于焦虑，随时观察，随时就诊。听完医生的讲解，一家人才舒口气，放心地回家了。

护理小男婴时，密切注意睾丸是很重要的事，及早发现问题，及早看医生，及早解决问题。那么，究竟应该怎么注意观察男"小宝宝"的睾丸呢？

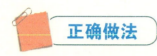

正确做法

一是随时观察，不能遗漏。小男婴出生后，妈妈可以轻轻地用干净的手触摸一下孩子的睾丸，感觉一下两个是不是对称的，是不是均匀的，是不是光滑的，有无异常。如果感到有异常，立刻请医生诊治。

二是了解生理知识，心中有数。睾丸生长的地方是在胎儿腹腔内壁上，后来随着胎儿的发育，逐渐下降到了骨盆，最后在出生前不久，又由骨盆顺着腹股沟降入阴囊。绝大多数男婴出生时的睾丸都是正常降入的，临床上大约有1‰的男婴出生后一侧或两侧睾丸未降至阴囊，停留在其正常下降通路的任何一处，所以会出现一侧或两侧睾丸摸不到的现象。医学上把这种现象称为隐睾症。不是所有的隐睾男婴不能自行下落，多数是睾丸的下降时间推迟了，有的可能推迟到出生后的3个月，甚至1年，最迟还有10多岁下降的呢。因此，初生的男婴摸不到睾丸，不必着急，但是如果到了1岁后，睾丸仍未降到阴囊，应尽快看医生，必要时进行手术治疗。如果不及时治疗，可能将来长大后会丧失生育能力。

三是及时诊治，不能耽搁。观察小男婴的睾丸时，要轻轻触摸，不要用力捏睾丸、阴囊和阴茎，如果发现睾丸疝气，或感到睾丸鞘膜有积液，便要引起重视。特别是"小宝宝"伴有发热、呕吐、食欲不振、大小便异常时，应立刻请医生诊治，不能拖延。

护士长温馨提示

要经常有意识地观察男孩子的睾丸发育情况，不能嫌麻烦，更不能有不好意思的心理，发现问题，及时询问医生。

新生"小宝宝"黄疸如何护理

正常人的红细胞寿命为100～120天，每天约有1%的红细胞衰老死亡。衰亡的红细胞经过一系列分解过程，转化为间接胆红素，在经过肝脏转化为直接胆红素，最后经过消化道排出体外。当胆红素产生过多（由于红血球破坏过多）或肝脏功能不全，或排出的道路不通畅时，胆红素便会堆积在血液中，就使皮肤、巩膜、黏膜染黄，形成黄疸。

父母一旦发现"小宝宝"身体巩膜、皮肤发黄，或黏膜局部发黄，不要着急，一般2周后就能自行消失，如果情况严重，就需要看医生了。

事例辨析

一对夫妻抱着出生刚3天的"小宝宝"出院了，回到家的第二天夜间2点，妈妈给"小宝宝"换尿布时，发现孩子的脖子、脸、前胸、胳膊的皮肤发黄，立刻慌了神，以为得了大病，抱着"小宝宝"连夜赶到了医院。

有经验的医生认真诊断，结论是母乳性黄疸，是正常的生理现象。

新生"小宝宝"出现黄疸并不可怕，那么该怎么护理呢？

正确做法

一是了解常识，不要着急，顺其自然。临床证实，"小宝宝"出生后不久，开始进行母乳喂养之后出现的黄疸，是与母乳喂养有关。新生"小宝宝"生理性黄疸一般无须处理；有50%～75%的正常足月儿在出生2～3天后可出现生理性黄疸，即皮肤和巩膜黄染，4～6天最明显，7天后逐渐消退，在2周内基本上消退，早产儿在第3周内也会基本消除，孩子的精神、食欲均正常，是正常的生理现象。如果没发现"小宝宝"有精神不振、严重嗜睡、萎靡不振等状态，便没有必要恐慌，大多数小宝宝发生的黄疸是母乳性黄疸，而并非病理性黄疸所引发的，随着宝宝的成长，黄疸会逐渐地自行消退。

二是认真观察，及时看医生。如果"小宝宝"黄疸程度严重、持久，出生后2～3周仍不消退，甚至加深，并伴有体温不正常、食欲不佳、呕吐等现象，则可能是病理性黄疸，应立即去医院诊治，以免影响"小宝宝"的健康。对于母乳性黄疸的"小宝宝"可以进行检查化验，如果指标不正常，应遵医生要求停止进行母乳喂养，改喂配方奶粉；或改变喂奶方式与间隔，即让"小宝宝"少食多餐，增加喂奶的次数。

三是不要擅自给小宝宝用外用药，或小偏方。发现"小宝宝"黄疸后，无论是非病理的还是病理的，都不能擅自给"小宝宝"用药，因为黄疸情况复杂，不是简单的事，一定要到正规医院诊治。

四是了解新生儿有哪些疾病可能引起黄疸。引起黄疸的疾病有新生儿溶血、败血病、肝炎、肠道畸形、严重感染、某些代谢性疾病或不适当地使用一些药物。只要在各个不同的环节上阻碍了胆红素的代谢过程，都可能造成新生儿黄疸程度加重或持续不退。新生儿溶血是最常见的一种疾病，是由于新生儿血液中的红细胞大量破坏而出现的以黄疸和贫血为主要症状的疾病。在我国最常见的有两种：母婴血型不合溶血症和红细胞葡萄糖-6-磷酸脱氢酶缺陷症。

🎧 护士长温馨提示

父母要正确认识黄疸，一旦孩子出现黄疸，不要焦虑，认真观察孩子的皮肤黏膜的黄疸发展与变化情况，观察孩子的吃奶、情绪变化，如2周后还未消退，应及时到医院就诊。

预防"小宝宝"肚子受冷受热

新生"小宝宝"体质很弱，抵抗疾病的能力差，脏腹功能尚不健全，神经系统发育也不完善，特别是胃、脾、肠道的功能更弱，对外界的温度刺激十分敏感，稍微不慎，就可能让"小宝宝"的肠胃"罢工"，所以一定要加倍小心，既不能让"小宝宝"冷了，也不能让"小宝宝"热了，保持一定的温度最佳。

一些年轻的父母缺乏这方面的护理经验，对待"小宝宝"的冷暖问题大大咧咧的，特别粗心，不是热了就是冷了，闹得"小宝宝"吃了不少苦，影响了"小宝宝"的健康发育。

事例辨析

夜里，"小宝宝"贝贝拉了大便，妈妈还没完全清醒，迷糊中换了尿布，匆忙中忘记给"小宝宝"盖被子了，"小宝宝"光着身子睡了半夜，肚子因此着凉。

第二天，贝贝的大便次数增多，颜色为绿色，味道难闻。父母立刻带他去医院看医生，医生为贝贝化验了大便，诊断为单纯性腹泻，是肚子受冷所至。医生嘱咐"小宝宝"的妈妈要精心护理，千万不要让"小宝宝"的肚子着凉。

"小宝宝"肚子着凉后，确实容易发生腹泻。那么，怎么防止"小宝宝"受冷受热呢？

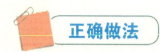

正确做法

一是及时增添衣服、被子。"小宝宝"保温能力差，对冷比较敏感，特别是肚子部位对冷更是敏感，一旦肚子受了凉，肠胃的功能就会混乱，无意中刺激肠胃蠕动加快，食物在肠胃里停留的时间缩短，无法控制住大便，大便次数迅速增多，而且没有规律了。也就是说，大便来得快、来得急，根本留不住。这种大便的颜色一般是绿色，但是"小宝宝"的精神一般不受影响。所以，无论是"小宝宝"睡觉，还是醒着，或是外出，一定要盖好被子，穿好衣服，避免着凉。

二是适时增减衣服，补充水分。如果"小宝宝"穿得太多、盖得太厚，身体太热，出汗就多，喝水又少的话，会干扰代谢系统，使消化液减少，导致消化不良、腹泻。这种因受热引起的腹泻，大便的颜色为白色，呈奶瓣状，味道发酸。所以，平时护理"小宝宝"应把握住冷热适宜，注意饮食卫生。

护士长温馨提示

父母护理"小宝宝"需要耐心和细心，温度控制最重要，避免肚子受冷，确保孩子身体健康。

如何预防"小宝宝"感冒

　　"小宝宝"体质弱，体内免疫系统尚不健全，抵抗疾病的能力差，一旦冻着了，或伤风了，或中湿毒了，或饮食不当，或被传染，感冒病毒乘机进入体内，就可能引发感冒。

　　感冒是"小宝宝"最常见的疾病，一旦患上感冒，"小宝宝"的免疫力就会下降，要及时带孩子就诊，以便早期诊断、早期治疗。如果治疗不及时，容易诱发其他疾病。

　　父母不要以为"小宝宝"感冒是小病，不及时为"小宝宝"治疗，轻率对待，最终酿成大问题（肾炎、病毒性心肌炎、支气管炎、肺炎、鼻炎等）。

　　事实上，"小宝宝"在成长过程中，很多疾病的发生可能是由最初的感冒引发的。因此，预防"小宝宝"感冒最重要，早期对症治疗最关键。

事例辨析

　　半夜，"120"救护车把一个生命垂危的"小宝宝"送进了医院儿科急救室。"小宝宝"一家人焦急地等待着，医生诊断为急性肺炎，紧急抢救了3天，"小宝宝"才度过危险期。

　　"小宝宝"是怎么患上肺炎的呢？由于白天妈妈开窗通风时，家中来客人忙着接待，忘记关窗户了，"小宝宝"睡觉被风吹着了，引发了感冒发烧，最后转变为肺炎。

　　平时护理中的一点疏忽，都可能会招来"大祸"。所以预防"小宝宝"

感冒最重要。那么，该如何预防"小宝宝"感冒呢？

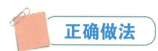

一是及时发现感冒的初期症状。"小宝宝"突然精神萎靡，不爱吃奶，烦躁不安，流鼻涕、鼻子不通气，眼睛充血，咳嗽，呕吐，手脚、面部及额头摸着发热，大便异常等。赶紧先测量体温，确定是否发烧。

二是加强营养是关键。应加强营养，科学饮食，保证睡眠，每天饮足够量的水，想方设法地增强"小宝宝"的机体免疫力。

三是避免交叉感染。采取适当隔离的措施，避免与感冒"小宝宝"直接接触，不共用毛巾、用具等。在空气中、门把手、纸巾、电话或其他物体表面，感冒病毒可能生存数小时，应勤洗手。"小宝宝"的屋子应按时通风，保持空气新鲜。

四是预防最重要。平时注意锻炼"小宝宝"的体质，经常带"小宝宝"到户外活动，加强耐寒锻炼，提高其对外界环境变化的适应能力。适当增减衣物，平时不宜穿衣过多，根据气温变化和"小宝宝"活动情况，适时给"小宝宝"穿脱衣服，出汗时应及时擦干，防止过热或受凉诱发疾病，经常开窗通风，保持室内的适宜的温度与湿度；电风扇不宜直接吹"小宝宝"，空调温度不宜过低，更不能直接吹"小宝宝"；夏天晚上最好也关窗睡觉，盖好被子；注意孩子的活动量不宜过大，当发现"小宝宝"头上有汗时，不能直接用凉毛巾擦，可以用干毛巾轻轻地擦去汗液。

> **护士长温馨提示**
>
> 感冒是"小宝宝"最常见的疾病，一旦患上感冒，身体的免疫力就会下降。要积极预防，及早正确施治，不要将小病拖成大病。

"小宝宝"夜间咬（磨）牙怎么办

"小宝宝"长到六七个月后，一般开始长乳牙了，这是"小宝宝"身体发育的一个重要标志，多数父母看见"小宝宝"的小乳牙后会兴奋异常，可是少数父母不久会发现"小宝宝"夜间咬（磨）牙，很焦急，也很担忧。

有的父母发现"小宝宝"咬（磨）牙后，觉得是小事，顺其自然；有的父母担心得要命，忧心忡忡。

事例辨析

最近，医院里来了一位瘦小的"小宝宝"，一问3岁了，看上去营养不好。妈妈十分焦急，告诉医生"小宝宝"夜间咬牙持续半个月了，咬牙的声音很吓人，"咯吱、咯吱"的，有时情绪也不好。

医生很有经验，立刻为"小宝宝"化验大便，诊断为肠道寄生蛔虫症。告之妈妈给孩子按时服用驱虫药，能比较有效地驱除孩子肠道内的寄生虫，"小宝宝"夜间咬牙的问题就可以解决了。"小宝宝"的妈妈明白了问题的原委，不再焦急了。

其实，引起"小宝宝"夜间咬（磨）牙的原因还有很多，父母平时要多学习，心中有数。那么，发现"小宝宝"夜间咬（磨）牙后该怎么办呢？

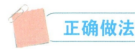

正确做法

一是认清原因。咬（磨）牙动作是在"三叉神经"的支配下，使咀嚼肌持续收缩来完成的。那么，为什么有些孩子在睡觉时会发生咬（磨）牙呢？

一般情况下，"小宝宝"夜间咬（磨）牙的原因首先可能是肠道里长了寄生虫，尤其是肠蛔虫症在儿童中相当多见。肠寄生虫在体内能分泌多种毒素，例如神经毒素、过敏毒素。这些毒素和体内寄生虫排出的代谢物，在"小宝宝"睡觉后都可以刺激脑的相应部位，通过三叉神经而引起咬（磨）牙的动作。可能是白天尤其是睡前情绪激动，太兴奋了，入睡后大脑皮层处于兴奋状态；可能是白天玩得太累了或情绪紧张等；可能是胃肠道、口腔疾病，或者是临睡前给孩子吃了不好消化的食物，吃得不合适了，消化系统出了问题；可能是夜间做梦吃东西；可能是睡觉姿势不正确等；都可以使大脑皮层功能失调而在睡觉后出现咬（磨）牙动作。

二是认清危害。如果"小宝宝"夜间咬（磨）牙严重，会导致牙齿磨损，或松动，使牙齿损坏，甚至引发牙周感染。不仅影响牙齿发育，也影响对食物的消化与吸收。

三是及时治疗。夜间咬（磨）牙对孩子的发育很不利，当发现"小宝宝"出现夜间咬（磨）牙后，要查找原因，可以采取相应的措施解决，认真检查"小宝宝"白天的休息、饮食、体力消耗与情绪情况，检查夜间睡觉姿势，如果有问题，应及时调整饮食规律，合理休息，劳逸结合，保证睡觉前情绪稳定、睡觉姿势正确（有人认为睡觉时取仰卧位，可减少咬（磨）牙的发生）。如果没有问题，就要怀疑是不是肠道寄生虫作怪了。在医生的指导下用药，及时驱除寄生虫，保证"小宝宝"健康成长。有些孩子因咬（磨）牙时间较长，大脑皮层已经形成牢固的条件反射，虽然疾病已治愈，但夜间咬（磨）牙的动作不会立即消失，特别是肠胃虽有好转，但胃肠功能紊乱依然存在，所以咬（磨）牙动作不能在短时间内纠正过来，必须坚持较长时间的治疗干预才能好转。如果原因查找不到，牙齿磨损很厉害，可以征求医生的意见，或按照医生的建议，为"小宝宝"戴一个安全性与环保性好的牙套或使用特制的颌垫，保护其牙齿不再继续磨损。

🎧 **护士长温馨提示**

夜间咬（磨）牙的问题不可小视，应认真、仔细地查找原因，找出隐含的根本病因，进行相应的治疗和干预，症状会好转的。

"小宝宝"爱含手指头怎么办

　　一些父母发现"小宝宝"爱含手指头，纠正多次无效，很是无奈，心神不安，不知道该怎么办？其实，这是"小宝宝"常见的一种不良行为。

　　据统计，有一半左右的"小宝宝"有过这种含手指行为，只要及时纠正，科学护理、引导，找出问题的根源，就能解决这个问题。但是，如果不加以重视，不及早解决，可能会由此引发很多问题。所以，年轻的父母应高度重视，不能视而不见。

事例辨析

　　夏天的一个夜晚，一对年轻的父母抱着2岁的"小宝宝"明明急匆匆地进了医院。经过检查，"小宝宝"患的是肠胃炎，需要住院治疗。其实，在10天前，"小宝宝"刚因肠胃炎住院治疗过，怎么又患了肠胃炎呢？经过医生询问、化验、观察，断定与"小宝宝"平时爱含手指头有关。建议父母要科学护理，改掉"小宝宝"含手指头的坏毛病。

　　"小宝宝"含手指头的行为很不好，既影响身体健康，也不雅观。那么，发现"小宝宝"含手指头后该怎么办呢？

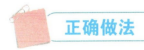

正确做法

　　一是寻找原因。第一，"小宝宝"含手指其实是一种生理需要，是自慰的一种方式。开始是偶然的、随意的，偶尔把手指放到嘴里，含吸一下很快乐，这样做得到了满足，久之形成了习惯。随着年龄的增长，孩子的活动范围扩大，独立性增强，1～2岁以后孩子含手指的行为会逐渐消失，但3岁以后的孩子有些仍然出现这种行为。第二，"小宝宝"含手指可能是出生后吮吃瓶奶，形成了条件反射，所以出现含手指现象。第三，可能是由心理原因引发的，为缓解情绪紧张，弥补感情空白，摆脱恐惧，而含手指，以求得安全感。

二是认识危害性。"小宝宝"经常含手指（手指容易被汗液、剩饭、奶汁、大小便污染），容易导致病从口入，患上感染肠道疾病，或引起肠道寄生虫，对健康危害很大。如果含的时间久、用力大，不仅容易引起手指肿胀、发炎，还容易引起口腔、舌头感染。

三是解决的办法。如果孩子已有这种习惯，应注意引导孩子逐步克服它。在不能完全克服习惯之前，要保证孩子的手指卫生，经常清洗手指和指甲，以减少手指上的细菌被孩子吸进口腔，要经常保持指甲整洁，不留长指甲。检查喂养情况，采取正确的喂养方式，充分满足"小宝宝"的含吸欲望。一旦发现孩子3岁了还在含手指，家长首先应改善不良环境，消除引起孩子精神紧张的因素，从鼓励着手，调动孩子的积极性，带孩子参加丰富多彩的游戏活动或通过其他方式转移孩子的注意力，淡化孩子含手指的欲望。不能使孩子受到惊吓，平时多安抚"小宝宝"，多与"小宝宝"游戏，让"小宝宝"感到温暖、安全。如果"小宝宝"含手指的习惯难改，可以在手指上抹一些苦味食物，使"小宝宝"厌恶含手指，自然就能改掉这个坏习惯了。

护士长温馨提示

含手指是一种不良习惯，应及早发现，千万不要过分训斥和打骂，应及早查清原因，采取有效方法加以纠正解决。

"小宝宝"的睡觉有讲究

　　良好的睡眠是"小宝宝"健康成长、发育的关键因素，因为人体的生长激素大部分是在睡眠中分泌出来的，充足的睡眠时间必须保证。如果睡眠时间不足，"小宝宝"的免疫力就会下降，不仅影响"小宝宝"的正常发育，甚至还会诱发其他疾病。

　　有的父母对"小宝宝"的睡眠时间没有概念，该睡不睡，该醒不醒，没有养成良好的睡眠规律，最终吃了苦头，后悔不已。

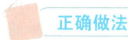

事例辨析

　　刚刚周岁的"小宝宝"乐乐，看上去发育不好，面黄肌瘦，妈妈很着急，要求医生诊治。医生在全面询问、检查后，认为"小宝宝"没有其他问题，就是睡眠时间不够，建议每天保证"小宝宝"的睡觉时间不少于14小时，最好睡午觉。

　　"小宝宝"的睡眠时间究竟有什么讲究呢？

正确做法

　　一是按照年龄，计算睡眠时间。小儿的神经发育不健全，易于兴奋，也易于疲劳，必须保证小儿按时睡觉及睡眠时间的充足，才能使小儿精力充沛，健康活泼。根据生理需求，不同年龄的"小宝宝"需要不同的睡眠时间：初生"小宝宝"，往往睡得不很熟，总是睡睡醒醒，一天要睡好多次。

每天除了吃奶、换尿布以外，都是睡眠时间。在出生后第2周，一天如此反复12次之多。4个月以内的"小宝宝"，每天应睡18～20小时。1岁以内的"小宝宝"，每天应睡14小时。2岁以内的"小宝宝"，每天应睡13小时。4岁以内的"小宝宝"，每天应睡12小时。7岁以内的"小宝宝"，每天应睡11小时。7岁以后的"小宝宝"，每天应睡10小时左右。

二是定时睡午觉好处多。要使孩子养成定时睡觉的良好习惯，应从"小宝宝"出生后进行训练。一般来说，1岁以内的"小宝宝"，每天上午、中午、下午都要睡一觉；1岁以上的"小宝宝"，每天中午及下午都要睡觉，晚上睡眠应从19：00左右开始；2岁以上的"小宝宝"，必须做到每天睡午觉，晚上从20：00左右开始睡眠，这样安排是符合小儿生长规律的。"小宝宝"发育、生长速度快，大脑需要充足的休息与营养，身体各器官功能不完全，由于爱玩、爱看、没有时间约束，精力容易透支，特别容易疲劳。睡午觉可以使"小宝宝"迅速恢复体力，大脑得到休息，利于成长。

三是该睡则睡，保证睡眠质量。要养成该睡则睡的好习惯，临睡前，不宜给"小宝宝"讲过于让人兴奋的故事，或者因为由着"小宝宝"的性子玩（看），就故意延迟了睡觉时间，这样很不好。家长要给孩子排净小便，洗净手脚，脱去外衣，然后盖上轻软的被子，记住不要蒙头。到了睡觉时间，就引导他自然入睡，尽量养成单独睡眠的习惯。为了使"小宝宝"睡好，应创造良好的睡眠环境，不能有异常响声，温度、湿度、空气流通适当，才能保证"小宝宝"睡得香甜。从某种意义上说，睡眠质量比睡眠时间更重要。

护士长温馨提示

睡眠时间与睡眠质量是"小宝宝"健康成长的重要保证，睡眠能使大脑和身体各部分得到充分休息。有了足够时间的睡眠，"小宝宝"才会精神饱满、食欲旺盛。这就需要从"小宝宝"出生起就开始培养一个良好的睡眠习惯。

"小宝宝"预防接种有讲究

"小宝宝"出生后，父母就要经常带"小宝宝"去保健站接种各种疫苗了，如能有效预防结核病、白喉、百日咳、破伤风、小儿麻痹症、麻疹、流行性乙脑炎、脑脊髓膜炎、乙型肝炎等疫苗。

有些父母不明白为什么接种疫苗。其实，就是通过各种途径将一些安全、有益的生物制品接种到"小宝宝"体内，刺激"小宝宝"产生相应的免疫力，或由这些制品直接来防御及治疗疾病，以达到不生病或起治疗作用的目的，这种防患于未然的方法，就叫作预防接种。

由于"小宝宝"年龄小，身体器官发育不完善，抵抗各种传染性疾病的能力弱，很容易感染疾病，因此应按期给"小宝宝"进行各种接种，提高身体的抗病能力，降低染上疾病的概率，从而能健康成长。接种疫苗好处多，但也不是适合所有"小宝宝"，应根据情况进行接种，否则会发生意外。

事例辨析

一个"小宝宝"刚接种完疫苗不久，就开始发高烧、说胡话，还抽搐了几次，情绪也不好。妈妈立刻带"小宝宝"回到保健站看医生。

医生询问后，发现了"小宝宝"发烧的原因。原来，"小宝宝"感冒几天了，夜间曾发低烧，妈妈在给"小宝宝"接种前忘记告诉医生实情，而感冒、发烧期间不适宜接种此类疫苗。医生批评了妈妈的错误做法，采取了急救措施，避免了严重问题的发生。

给"小宝宝"接种疫苗不是件小事，需要特别谨慎。那么，给"小宝宝"接种疫苗有什么讲究呢？

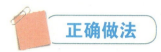

一是遵照医生的要求按时接种。由于某一种预防接种只能使身体不得某一种病，并不能预防其他病。所以，预防接种的种类多，时间也不一样，药物的特性更不一样。这就需要父母认真听取医生的建议，根据"小宝宝"的年龄与身体情况，及时去保育站接种。

二是严肃、认真，不能马虎。接种疫苗有前提，因为有些疫苗对身体条件要求高，如"小宝宝"正在发烧，患有急性传染病、心脏病、肾病、肝病等疾患时，就暂时不要打预防针；若有腹泻，就不要吃小儿麻痹糖丸。一般等病愈后两周，才能补种疫苗。凡有脑病、过敏体质、免疫力低下的"小宝宝"是不宜接种的。如果必须接种，应遵照医生的医嘱接种。接种完疫苗后，应注意针眼卫生，防止感染。

三是严格保存疫苗，正确使用。有些疫苗需要回家保存，一定要严格按照规定，确定好保存的温度与使用时间，安全使用，以免疫苗失效。

护士长温馨提示

"小宝宝"出生以后，父母要到卫生防疫部门或保健站了解预防接种常识，在医生的指导下，为"小宝宝"制订一个详细的接种疫苗的计划表，根据孩子的生长发育时间，严格遵照医生的要求带孩子前往预防接种，不能马虎。

充分利用网络了解和提高护理技术

有了"小宝宝"以后，父母会千方百计地照顾，生怕孩子出现一点问题。有的父母四处向老人请教，寻找护理与养育"小宝宝"的经验与方法；有的父母买来很多书籍，学习护理"小宝宝"的知识；有的父母则运用网络优势，提高护理技术，这都是好办法。

随着计算机网络技术的飞速发展，人们在网上为"小宝宝"看病、咨询、问药、护理将成为现实。

目前，我国的网络用户已经成为世界第一大用户，由于计算机网络技术的广泛应用，医疗与护理服务已经在网上开展得"红红火火"，技术也日趋成熟。父母可以利用计算机网络，与医生、护士、药品经销商直接沟通，通过网络还可以预约自己所信任的儿科专家、病房和专业护理人员，还可以直接在电脑上请医生给自己的"小宝宝"看病，请护士为"小宝宝"指导护理工作，咨询预防接种的时间等。

另外，通过网络实现与世界其他国家的医学专家、护理专家、心理咨询专家进行交流，了解世界上最先进的医疗、护理信息和技术，实现越洋就诊与越洋护理；还可以与世界上的任何家长交谈，互相鼓励和交流护理与养育"小宝宝"的方法。

事例辨析

一天早上，妈妈发现2个月的"小宝宝"张着嘴，吃东西不耐烦，认真观察后发现在"小宝宝"牙槽突出的地方，有白色如米粒大小的牙状物，形状很吓人，因为不知道是什么，以为长了什么异物，准备去医院看医生。

爸爸沉得住气，打开电脑，在网络里寻找答案，几分钟的时间就与一个护理专家联系上了，得知是马牙。马牙不是病，是构成牙齿上皮组织所形成的角化物，没有根，自己会掉，但是不能挑破，也不能擦掉它，以免感染。虚惊一场，妈妈长出了一口气。

可见，网络是多么便利啊。那么，利用网络了解和提高护理技术应注意什么呢？

 正确做法

一是广泛、真实、求证。网络里的知识很多，但是也很乱，要到正规的大网站去寻找，不能随意轻信，要多家求证，确实保证科学、正确、严谨、安全，不能偏听偏信。

二是总结、积累、负责。无论是吸取别人关于"小宝宝"的护理与养育经验，还是发布自己护理与养育"小宝宝"的经验，都要善于总结，把各种问题集中起来，找出规律性的东西，以便自己使用和供他人参考。

三是网络不是权威，代替不了医院与医生、护士。网络必然是虚拟的，"小宝宝"的情况也不会与网络里的情况完全一样，所以只能参考，不能过于依赖，重大问题及重要的护理过程，必须去医院看医生、问护士，以免耽误病情。

 护士长温馨提示

计算机网络为护理与养育"小宝宝"提供了便捷，使父母视野大开，不仅要会用，而且要用好网络资源。

第三章　小儿的健康与常见病的护理

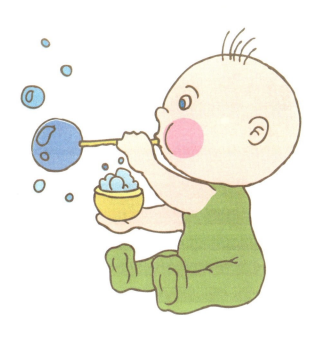

小儿的心率、呼吸要了解

在家庭护理中，需要掌握孩子的心率。什么是心率呢？每分钟心脏跳动的次数称为心率。正常的健康人在相对安静的状态下，心率为75次/分左右。

呼吸的计算法是把呼气和吸气算作一次呼吸。

测量小儿呼吸的常用方法是手指感触法。

具体要领：用手指（手指的温度要合适，不能太凉，以免使孩子受到接触性刺激）轻轻按住小儿胸部或上腹部，认真感觉腹部的变化情况，很快就能测定出呼吸频率。

临床实践证明，心率和呼吸频率的个体差异很大，因年龄、性别、体质及其他生理情况不同而不同。另外，运动前后、饭前饭后、大便前后、哭闹与安静、生气与高兴、唱歌前与唱歌后，呼吸、心率也有较大的变化。

婴幼儿护理实践经验证明，小儿年龄越小，心率越快；呼吸频率快，而且短、浅，肺活量小。随着年龄增长，呼吸频率变慢，逐渐加深，肺活量加大。家庭护理中父母应掌握这一规律，对孩子的呼吸、心率了如指掌，因为这是判断孩子身体健康情况的重要指标。

心率：

新生儿的心率一般是140～160次/分钟；

1～2岁孩子的心率一般是120次/分钟；

3～4岁孩子的心率一般是100次/分钟；

5～9岁孩子的心率一般是90次/分钟；

10～18岁的心率一般是80次/分钟；

成年人的心率一般是75次/分钟。

呼吸：

新生儿的呼吸频率一般是40～45次/分钟；

1个月～1岁时的呼吸频率一般是30～40次/分钟；

2～3岁时的呼吸频率一般是25～30次/分钟；

4～7岁时的呼吸频率一般是20～25次/分钟；

8～14岁时的呼吸频率一般是18～20次/分钟；

成年人的呼吸频率一般是15～16次/分钟。

 父母切记

　　其一，新生儿呼吸运动表浅，常常不易观察。介绍两种简单方法：

　　1.可用少许棉絮、几根细棉毛放在新生儿鼻孔前，呼吸时棉毛随之摆动，从棉毛摆动的快慢和次数即可知道新生儿的呼吸频率。

　　2.打开孩子的包裹观察其胸腹部的起伏，也可了解其呼吸变化。

　　其二，如果孩子生病了，在某些疾病的影响下，呼吸频率与深浅、心率会有明显的变化。心率过快，或过缓都意味着孩子可能身体有了某种疾病（心脏病、发烧、心肌炎、心力衰竭、肺炎等），如果新生儿安静入睡时，每分钟呼吸超过60次，家长要提高警惕，进一步观察有无其他症状，如青紫、吮吸力弱、哭声小等，若同时有上述表现，可能婴儿得了肺炎，要及时去医院诊治。呼吸停顿15秒以上，并伴有面色青灰、心跳减慢，以早产儿发生率较高。家长要细心观察，不能掉以轻心。

　　其三，随着心脏的搏动，把心室的血液输送到动脉，动脉血管和较大静脉血管内的压力和容积也发生有规律的变化，这就是脉搏。因此脉搏的搏动和心室的搏动是一致的，小儿和成人一样，正常情况下脉搏和心率应该是一致的，如果孩子的脉搏与心率不一致，说明心脏的传导系统发生了病变；很多疾病都容易在夜间突然发作，父母要在孩子身体不舒服，尤其是晚上，多注意观察孩子的体征，呼吸、脉搏等生命体征发生变化，发现问题应及早带孩子去医院检查治疗。

护士长温馨提示

　　测量孩子的心率、呼吸时，最好在孩子睡眠或安静时进行。如果孩子不配合，要设法安抚孩子的情绪，等孩子安静10分钟后再进行测量。

小儿患病后如何护理与照顾

在医院的病房中，经常能够听到一些年轻的妈妈爸爸说，最害怕孩子患病，孩子一旦患病，自己就"六神无主"，不知道如何照顾与护理。

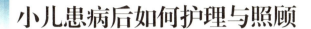

事例辨析

　　5岁的小虎患上了病毒性心肌炎，医生嘱咐千万不能让孩子累着，以免导致严重后果。可是，小虎却缠着父母去玩球，父母看着小虎很"可怜"，心软了，同意放小虎出去玩一会儿，结果玩的时间久了，透支体力，使病情加重了，严重影响了身体健康。

　　医生严肃批评了小虎及小虎的父母，使他们知道了心肌炎除积极治疗外，最为关键的就是休息好。如果休息不好，就会使病情加剧。

日常生活中，有的父母对患病孩子很细心，坚持科学护理，孩子康复得很顺利。有的父母缺乏护理常识，粗心大意，或太迁就孩子，经常无原则地妥协，导致孩子的疾病久治不愈，或又患上新疾病。那么，小儿患病后如何护理与照顾呢？

 正确做法

根据年龄大小，区别对待。周岁以内的婴儿患病时，家庭护理应突出细致与耐心，随时观察是家庭护理过程中的重中之重，父母应重点观察孩子的呼吸、心跳、体温、脐部、大小便、黄疸，有无精神萎靡、嗜睡、吮乳困难、惊恐不安、两目斜视、四肢强直、抽搐、鼻塞、咳嗽、发热、拒乳、呛奶、不哭、口吐细白泡沫、呼吸增快等表现，以便及早发现，及时处理。积极主动地与医生、护士保持联系，随时请教问题，不能凭经验，想当然地治疗与护理，以免延误病情。情况严重时，或病情发展变化加快时，及时送医院。护理全过程应侧重稳定小儿情绪，采取最简单、直接的方法，适时抚摸婴儿的肌肤，轻哼民谣与轻松的小曲，让婴儿有安全感。

2～3岁小儿患病时，父母应保持清醒，稳定自己与孩子的心态最重要，不能乱了章法，护理上突出观察、询问、科学饮食（饮水）、睡眠、个人卫生、情绪调节、严格治疗与给药、良好的环境等。

4～6岁孩子患病时的护理重点应突出遵医嘱、按照规矩办、不妥协、不溺爱的总方针，具体是：

调整好孩子的饮食。一般情况下，孩子患病后，由于体内某些平衡机制被打乱，食欲都会有些下降，有时什么也不想吃。这时家长不要着急，情急下会做出对孩子心理健康不利的事情。如硬逼着孩子吃；打、骂孩子吃；给孩子许愿，哄骗孩子吃；讲一些鬼怪的凶险故事，吓唬孩子吃；等等。其实孩子在患病期间，少吃一些食物并不是坏事，因为吃多了不仅会引起消化不良，同时还会增加体内的负担，不利于疾病的早期恢复。孩子患病期间，进食应该以清淡的流体或是半流体为主，如牛奶、豆浆、鸡蛋汤、面条、藕粉、米粥、多种蔬菜汁，等等。进入恢复期后，再增加食物品种，调整食物的营养结构，如精瘦肉、新鲜的水产品、豆制品、排骨、水果，等等。

合理安排好孩子的休息时间。临床实践证明，患病孩子的恢复与治疗效果均与休息得好坏有直接的关系。充足的休息，对于孩子的生长和发育有着极其重要的作用。现在有的家长在孩子患病期间，迁就孩子长时间看电视、玩游戏机、到外面随心所欲地玩等，这就在无形中增加了孩子体内的某些器官的"工作量"，影响疾病的恢复，甚至还会加重。如患有急性肝炎和肾炎的孩子，更需要充足的休息。因伤风感冒而引起发烧的孩子，吃下中药后，最应避免的就是外出受风。患有眼病和脑部神经疾病的孩子，最怕长时间看电视、打游戏机，因为这样会加重大脑与视神经的"劳动强度"，使病情进一步恶化。因此，孩子患病期间，家长应该让孩子休息好，保持良好的睡眠，这对于恢复和保持体内的某些"平衡机制"有着极其重要的意义。

给孩子喝足够的水。孩子患病后消耗体内的水分比较多，比如发烧时出汗、呕吐、腹泻等。人体科学早已认识到，水在体内的作用相当大，它能够保持体内的运行机制的平衡、加速体内毒素的排出和促进新陈代谢，因此要尽可能地给孩子以充足的水分。每次给孩子饮水时要少饮勤饮，水的温度要适中，不宜太凉。根据孩子患病的不同和体质情况，可以给孩子饮用一些果汁、淡盐水、糖水或是菜汁水，这样就可以补充孩子体内所需要的维生素、盐分和糖分。有些患病的孩子，不宜饮用更多的水，因此家长还要适量地控制孩子的饮水量。在孩子患病期间，最好不要饮用饮料，因为有些饮料中含有一些化学物质，进入体内后会加重内脏器官的负担。

创造一个良好的休养环境。通常孩子患病时，情绪比较"躁烈"，对周围的事物比较敏感，有时还会产生厌倦感，对身边的亲人有时也会出现莫明其妙的"敌对"状态。为此，年轻的家长应该努力为孩子创造一个相对好的休养环境。居住的房间要远离噪声，因为噪声会引起孩子的不安和烦恼，还会影响孩子的睡眠。孩子房间的色调应该以白色、淡绿色和淡黄色为主，因为这三种颜色让人感到安静、和平、温柔和温暖，不会引发刺激和愤怒。房间要保持空气流通，家长不要在房间内吸烟，门窗不要关闭太严，也不能使用电风扇直接对着孩子吹。孩子的呕吐物要及时处理掉，大小便要立即倒掉，并做消毒处理。房间里摆放的东西要整齐，最好摆放一盆鲜花，或是一个鱼缸，让孩子感到室内充满着"活力"，他（她）并不是孤独的。

按时给孩子用药和进行相关的辅助治疗。临床各种药在使用时都标注有成人剂量和孩子的剂量。孩子患病后，一些没有经验的年轻父母往往会恨不得病马上就好，吃药总是想量大一些，或是间隔时间短一些；还有些家长更是自作主张，总是感到医院拿出来的药吃后不能够马上见效，不是好药，而不负责任地到药店去买一些高级进口药，根本不按照医生的医嘱用药，结果是白白地花了许多冤枉钱，病却没有从根本上去掉。其实，只要家长按照医嘱，按时、按量给孩子吃，既安全又可靠，效果还明显。在给孩子吃药治疗的同时，有条件的话，还应该给孩子做些适当的辅助按摩和推拿。如捏脊椎、按摩一些穴位、局部热敷，等等。

保持孩子身体的清洁。小儿的新陈代谢比成人快，出汗多、污垢多，容易脏，本身皮肤娇嫩，当孩子发烧时，新陈代谢的速度会更快，皮肤本身对外界的抵抗力就会更弱，轻微的刺激就有可能造成孩子皮肤的糜烂，因此，在孩子患病时，要更加注意保持身体的清洁，擦拭全身是一种简单易行的办法。当孩子因病不能洗澡时，可用擦洗孩子全身代替洗澡，也可以达到同样的效果。擦拭全身时应保持室温在26℃，将毛巾用热水（60℃~70℃）浸湿再拧干，按照从脸—脖子—上肢—胸—腹+下肢—脚+阴部的顺序擦洗，尤其是对那些特别容易脏的地方如脖子、背后、屁股等要用香皂擦洗，再将香皂沫彻底清洗掉。擦拭后，可用爽身粉涂擦身体以保持清洁。

当孩子不停地出汗时，反复擦拭会引起孩子的疲劳，此时最好将干毛巾垫在孩子的身下吸汗，通过更换毛巾保持孩子的清洁。

及时更换被褥，患儿出汗多，不易保持皮肤清洁时，可通过勤换孩子的被褥，保持孩子身体的清洁。如果让孩子一直睡在湿漉漉的被褥上，会产生不舒服的感觉，也会引起感冒。

加强心理沟通，不能纵容孩子。有些孩子得病痊愈后，性格会发生变化。有些家长感到很惊讶，不知这是为什么。其实这都是没有经验的年轻父母"宠"的结果。因为孩子在患病时，提出一些"无理"的要求后，家长往往会因为孩子的患病而迁就，这就在心理上放纵了孩子，为日后埋下祸根。如何避免孩子变"坏"呢？护理临床实践中最好的办法就是——加强心理沟通，掌握孩子的心理变化，积极地做疏通工作。家长在孩子患病期间，最好应该陪同孩子、关心孩子，给孩子讲一些开心的故事、做小游戏、聊天，使孩子始终感到温暖和安全。

加强防范，避免交叉感染。当孩子患病后，通常抵抗能力和肌体免疫能力大大下降。而这时一些亲戚、朋友、同事会前来探望，在这些善意的探访者中，可能会有新的传染源。因此，家长应该主动说服带有传染源的探访者回避，或是采取一些必要的措施，以防造成孩子交叉感染，带来更大的麻烦。

 父母切记

其一，注重科学护理。小儿患病期间，父母的精心护理很重要，害怕、恐慌、担忧、焦虑、埋怨是没有用的。

其二，要有耐心，不能厌烦。

其三，要遵照医嘱按时治疗与给药。

其四，认真细致，体贴周到。

其五，想方设法调节小儿的情绪，给小儿最大的爱抚，小儿与大人都心情舒畅最重要。

 护士长温馨提示

有病三分在治，七分在护理，所以护理无小事，家长要多学习、了解和掌握更多的儿童护理知识，提高护理水平，不迁就宠着孩子，精心护理，使孩子尽快康复。

小儿感冒发烧的护理

小儿感冒引起高烧并不可怕，怕的是"处理"不及时、不科学。由于病毒和细菌的双重感染，许多孩子感冒后会引起发烧，而且烧的时间较长（6～7天）、体温在39℃～40℃，尤其夜间较重。

一些年轻的家长见到孩子高烧不退，急得六神无主，盲目地花钱买高级药给孩子吃，结果钱花了不少，小孩的病反而加重，引发了气管炎和肺炎，大人也跟着受了不少罪。

事例辨析

5岁的小明，春节前不小心患上了感冒，而后发烧（后来经过化验得知是病毒引起的）。夫妇俩为了让孩子的病赶快好起来不影响过年，就按照传统的办法，到一家药店花了200多元买来了进口感冒药和抗生素。由于抗生素是粉剂制品，给孩子吃时往勺子里倒的剂量未能掌握好，量总偏大。加上两次吃药的间隔时间过短，因此孩子的肠胃反应非常大，体内的白细胞迅速下降。由于肠道菌群失调，还引起了"二重"感染，出现了毒性反应，身体极度虚弱，病情逐渐加重，到了第五天，高烧持续不退，呼吸困难，已经转为肺炎了。

夫妇俩赶紧连夜将孩子送进医院，经过医务人员的两天抢救，孩子才转危为安。夫妇俩不仅白白地花去了不少冤枉钱，而且孩子还多受了不少罪。全家人年都没有过好，闹了一场虚惊。

孩子出院时，医生说如果当时孩子一感冒就来医院检查，对症下药，早就好了。

现实生活中，孩子感冒、发烧后有几种不太妥当的处理方法，值得年轻父母们深思与借鉴。

其一，凭经验给孩子治疗。不去医院检查，自己随意购买退烧药或是抗菌消炎药且用药量不科学。少数家长自称是半个医生，当孩子发高烧时，怕去医院麻烦，总用传统的办法——退烧药＋抗菌消炎药来处理。这种想当然的治疗办法，有时行得通（发烧是由于细菌引起的情况下）；可是有时却行不通（病毒型或是细菌和病毒双重感染引起的），相反还会导致病情越来越重。有的家长为了让孩子的病迅速好转，盲目购买高级国产或进口消炎药，在服用时由于量掌握不准，造成孩子血液内白细胞数量迅速下降，内脏器官严重受损。

其二，期盼心理突出。一些家长心中没有底，连续几天带孩子去医院，结果是延长了孩子的病情。从发烧到完全退烧，有一个渐进过程，通常需要4～6天时间，才能真正恢复。有的家长一见孩子发高烧不退或是反复发烧，就没了底，抱着孩子一天去几次医院，频繁照X光，结果孩子的感冒发烧没有好，由于在路上受到风寒侵袭，感冒发烧又加重了，或又因其他原因交叉感染上了其他疾病。例如：4岁的梅梅感冒发烧，家长为了不影响孩子上幼儿园表演，妈妈一天竟然带孩子去了4家医院（从医院回来后，见孩子还是发烧，就觉得这家医院水平不高，就又带孩子去了其他医院），孩子得不到休息；又由于交叉感染，造成了孩子的病情进一步加剧，最后引发了肺炎，不得不住院治疗。

其三，护理方法不科学，致使孩子病情加剧。俗话说"有病三分治，七分靠护理"，一些家庭对孩子的感冒发烧只是强调用药，却不注重护理。冬天把房间封闭得紧紧的，空气根本不流通；夏天天气炎热，不注意降温防暑，孩子体内的热量散发不出来。还有一些家长认为：孩子发烧后，多出些汗就会好。于是，给孩子服用大剂量的退烧药，盖上好几床被子，蒙上头，让孩子出大汗。其实，这样让孩子出大汗的做法十分有害。不仅会引起孩子体内水分、养分大大减少，非常容易虚脱；而且会造成孩子体内电解质平衡失调，抵抗力降低，容易诱发其他疾病。例如：3岁的萌萌感冒发烧，恰巧奶奶在她家过年。奶奶就让她吃了好几片发汗药，盖上了2床鸭绒被，躺在电褥子上睡觉、捂汗。结果萌萌汗出过了头，内衣湿透，在起床上厕所时虚脱了，头一昏，一下子就摔倒了，导致腿部骨折。真是应了那句老话"祸不单行"。

其四，随意加大药量。用药过滥过量，使孩子的内脏器官负担加重，从而出现并发症。有些家长恨不能孩子的病马上就好，从医院回家后，不按照医生给的药量和种类吃，而是自己盲目地加大药量，或是随意增加药的种类，致使孩子因为药物的相互作用，在体内产生极大的不良反应，出现全身药物过敏、血尿、胃部不适、肝脾肿大等。例如：今年4岁的小强，不慎得了黄疸性肝炎，在治疗期间又感冒发烧，他爸爸懒得老去医院，就找出家中存放很久的四环素药片给孩子吃（量过大），结果使孩子的肝炎病情加重，变成了迁延性肝炎，给孩子日后的生活与健康带来了极大的麻烦。

其五，膳食结构不科学。饮食不科学，使孩子得不到充分的营养补充，不利于孩子的生长发育。孩子发烧时，孩子体内会消耗掉许多的养分和水分，这时应该及时加以补充。一些家长不知道这个道理，在孩子的胃口不好的情况下，仍然给孩子吃些大鱼大肉，喝些人工合成的饮料，致使孩子的食欲进一步降低，营养得不到迅速的补充。不仅延长了孩子的病情，还延缓了孩子的生长和发育。

可见，感冒发烧要及时看医生，不能擅自使用抗生素，更不能随意使用偏方，一定要在护理上下功夫。

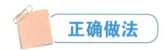

一是及时带孩子去医院。医生为孩子做详细检查，通过化验弄清楚发烧是细菌引起还是病毒引起的；检查一下气管和肺部是否也有炎症。而后按照医生开的药方，按时按量吃药。切记：首选抗生药，一般要以广谱抗生素为主，否则将会给日后再次用药带来严重的影响。

1岁以内的孩子用退烧药的时间、剂量、间隔、方法与类别必须严格按照医嘱操作，千万不能粗心大意，以免发生不良的药物反应。

2～6岁的孩子发烧比较常见，所以家里要提前遵照医嘱准备一些适合孩子吃的退烧药，或准备一些从肛门里放进去的退烧栓，以免夜间孩子突然发烧时措手不及。记住只要孩子体温升高到38℃以上时，就可以按照说明或医嘱用药。孩子吃了退烧药不到2小时，又发高烧的，不宜再连续给药，以防体温突然下降而引起虚脱。应间隔4小时以后才能再给药。此时，可以采取物理法降温。情况严重时，立刻去医院检查。

二是提倡物理降温，尽量不要使用药物。发烧并不是坏事，它是人体防御疾病的反应之一，可以加强身体对抗致病因子的能力，因此尽量不采用药物降温，退烧药一般只是起到缓解症状的作用，一时的退烧不能治疗引起发烧的病根。此外，服用退烧药降温后，就会打乱发烧规律，不仅会降低身体的抵抗能力，而且还会妨碍医生对孩子病情的诊断。所以，提倡物理降温。

现代医学证实：最好不要用75%（皮肤消毒用）的酒精擦拭身体，以防止酒精通过毛细血管渗透到血液内，引发酒精中毒。可以用温水擦拭。

三是做好生活护理，提供良好的休养环境。其一，空气应该保持相对新鲜。房间里应该注意通风换气；在冬天不要让冷风直接吹到孩子的身上，在夏天不要用电风扇对着孩子吹，要保证孩子能呼吸到新鲜的空气。其二，注意保温。孩子的内衣、内裤容易被汗水浸湿，应该及时更换，以防止着凉或是引起皮肤湿疹。其三，防止新的感染。有些亲人来看望孩子时，如果患有感冒或其他的传染性疾病，应该主动地采取相应的消毒措施或是采用不接触看望的办法，以防止交叉感染。其四，不要让孩子看电视。有些孩子在患感冒发烧后，情绪十分不好，有时会提出看电视的要求，这时家长应该积极地做好引导工作，因为看电视时会使大脑的神经系统处于高度的兴奋状态，会造成脑细胞的疲劳，对于恢复病情不利。此时，为了稳定孩子的情绪，应该多给孩子讲故事，让孩子的神经放松，这样才有利于孩子的病情恢复。其五，经常为孩子按摩穴位。如：曲池、合谷、十宣等穴位；如果有"月球车"的话，应该经常为孩子按摩脊椎骨和头部，这对于止痛、降温和平衡体内的某些机能会起到辅助的疗效。其六，合理的饮食和饮水。使患儿体内的营养、水分能够迅速地得到补充。给孩子吃的应该是清淡、容易消化和富有营养的食物，例如豆浆、牛奶、大米、小米粥、西瓜、葡萄、梨、苹果、西红柿、芹菜、黄瓜、菜汁等。要经常（20分钟左右一次）给孩子喝温白开水，以利于孩子排尿解毒和出汗，协助带走体内的热量。

 父母切记

临床护理常用的物理降温方法有四个，父母了解掌握之后，可以选择使用，以免措手不及。

其一，温毛巾擦浴。用温水将毛巾浸湿，拧干水分，保持毛巾的温度在30℃～40℃，轻轻擦拭孩子的全身，尤其是血管丰富的地方要多擦几次，直到降温为止。

其二，冷湿敷。将浸湿的冷毛巾放在孩子的前额上，每5～10分钟换一次。如果家里有热水袋，可以灌进凉水让小儿枕着。

其三，冰敷。如果家里有冰，可以把冰放在热水袋里，用毛巾包好，放在小儿前额、颈部，经常检查局部皮肤，及时更换部位，防止冻着。此方法很见效，降温、退烧快，同时还可以防止因为高热引发的抽风。

其四，酒精擦浴。用棉花蘸少许25%～50%的酒精溶液或白酒，轻擦拭孩子血管丰富的地方（腋下、大腿根等部位），擦拭时注意避风寒。

实施物理降温时，要密切注意孩子的体温变化情况，如果物理降温无效，或短时间降温后又立刻升上去时，不能掉以轻心，要去医院看医生，否则有时会因病情突然变化而延误病情。

🩺 **护士长温馨提示**

患病孩子的护理工作十分重要，它是保证孩子恢复健康的关键，要认真学习护理的基本方法，掌握技巧，细致入微地观察病情。

小儿误食异物怎么办

7～9个月大的婴儿由于乳牙刚刚萌出，咀嚼功能差，喉头保护性反射功能也欠佳，容易吸入异物，而导致婴儿窒息。稍大点的1岁以上的小儿由于好奇心强，会在不知不觉中将小玩具、纽扣、硬币放入口内，又在不知不觉中将小物品咽下。咽下的过程中会产生难以忍受的疼痛，严重的还可能刺破食道管壁，引起纵隔脓肿；或者是将血管扎伤，引起出血；如果吞咽的东西比较大，还会压迫气管，造成呼吸不畅通，危及生命。所以，在孩子误食异物后，家长要争分夺秒，保持镇定，正确处置，不能慌乱。

事例辨析

　　4岁的小明从幼儿园里出来，发现自己衣服上的金属扣子快要掉了，便拿下来放在嘴边。一个小朋友从后面走过来，突然吓唬他，他一下子把扣子吞进了喉咙。由于当时没有什么反应，他也没有在意，以为会随大便排出去呢。

　　第二天明明大便时，大便发黑，家长也没有在意。一直持续了十多天，他的大便还是黑的，有时肚子痛，还感到浑身无力。妈妈觉得不对劲，带他去医院检查，发现是胃出血。如果发现得再晚些，可能会导致严重问题发生。

　　小儿误食异物后危险性很大，需要特别警惕。那么，小儿误食异物后该怎么办呢？

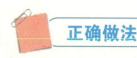

一是按年龄特点选食物。家长要注意选择富有营养又适合孩子年龄特点的食物，不应给整粒的瓜子、花生、豆子及带粒的食物。还要注意掌握好正确的喂药方法。

二是孩子要镇静，诚实说明情况。平时耐心反复嘱咐孩子一旦误吞异物后，不要过于紧张，更不能害怕、慌张，马上告诉家长或老师自己什么时间吞下什么东西，现在感觉如何，喉咙疼不疼，胃疼不疼，肚子疼不疼，千万不要隐瞒，更不要担心父母或大人批评就忍着不说。绝对不能用吞吃大口饭的方式，强行将异物顶进去。也不能盲目用手指去掏，以防止将异物推进去，损伤食道。如果确实认为异物进入比较浅，可以鼓励孩子呕吐，自行将异物吐出来。

三是认真观察。认真仔细观察孩子的大便，看是否把东西排出来了，观察大便颜色是否正常。如果发黑，或带血，说明有问题，应马上去医院治疗。

四是预防最重要。平时嘱咐孩子不要在嘴里含坚硬东西（硬币、别针、大头针、玻璃球、徽章、扣子、体温计等），纠正孩子喜欢含异物的不良习惯，不要玩危险游戏。经常教育孩子吃饭时专心，不要随意讲话、大笑。在玩具的选择上除依据年龄的特点外，还应符合安全卫生的要求，不给孩子买体积特别小、坚硬的玩具。

 父母切记

护理实践证明，当发现孩子误食异物入气管后，父母与孩子首先要保持镇定，争分夺秒，采取正确的方法处置极其重要。

其一，倒提、拍背法。孩子吞入异物时，家长马上把孩子抱起。低头拍背，帮助咳出异物。如果吞入了圆滑的东西，可多吃米饭、馒头、粗纤维的蔬菜或用生蛋白把异物包住，使其不伤害消化器官，异物会随大便排出。如果异物吞得深，感觉是入了气管，父母要稳定住孩子的情绪，立刻倒提幼儿，使幼儿头向下，适当用力拍两肩胛骨之间的背部，使异物排出来。千万不要用手去掏，以免异物滑入气管深部。

其二，海利希急救法。如果拍背无效，救护者取坐位，让孩子背贴于救护者并坐在救护者的腿上，然后救护者用两手食指和中指用力向后上方挤压患儿的上腹部，挤压动作要快速，压后随即放松。根据情况，可连续操作实施，直到异物排出气管。此法的原理是：当外力作用于上腹部时，把横膈突然向上推，胸腔容积骤然变小，使肺内气体经气管冲向喉部，这时，猛烈的气流可将堵塞气管的异物驱赶出来。如果此方法也无效，时刻观察孩子的呼吸情况，立刻带孩子去医院治疗。

护士长温馨提示

孩子吞下了异物会危及生命，父母的脑子里时刻要有危险意识，反复嘱咐孩子在家、在幼儿园自己玩耍或和其他小朋友做游戏时，任何时候都要管住自己的小嘴，不能把小东西往嘴里放；家长更要注意收拾好家中的物品，尤其是扣子、别针、大头针、弹球等，根据孩子年龄选购适宜的玩具，不疏忽大意，以免造成严重后果。

小儿误食药物怎么办

现在很多家庭预备了家庭药箱，药箱里的常用药物很多，这本来是件好事，但是少数家庭里的药品随意乱放，到处都是，没有考虑到小儿误食的问题，隐患较大。

事例辨析

　　周六上午，5岁的丽丽独自在家看电视。看累了，她想吃口香糖了，找来找去发现了妈妈的化妆台上有一盒口香糖，打开后吃了一粒，继续看电视。妈妈回家后发现了，严肃地训斥丽丽说那是药，吃了会影响发育的。丽丽吓得哭起来，劝了好久才止哭，做妈妈的心里也懊恼自己没有把药放好。

孩子误食药物后，家长需要冷静与理智，而不是单纯地训斥、瞎着急，吓着孩子，又错上加错，得不偿失。那么，小儿误食药物后怎么办呢？

正确做法

一是保持镇定，立刻告知，不能隐瞒。平时家长要经常引导孩子学习一些常用的卫生保健与急救知识，使孩子知道意外吃错药以后不慌张，立刻告诉大人，不能隐瞒事实，而后家长先不急于批评、训斥孩子，而是要立刻弄清楚孩子吃错了什么药，什么时间吃下去的，有无危险与不良反应等。如果吃错的是维生素、帮助消化的药、保健补养药、少量抗生素的话，就不是很严重，留心观察孩子即可。

二是认真对待，及时处理，不能麻痹大意。一些药的不良反应很大，如安眠药、镇定药、避孕药、抗肿瘤药物、降压药等，就要立刻催吐（用压舌板、筷子、匙柄轻轻按压舌根，促使孩子呕吐。饮清水或淡盐水并再次催吐），时间越早越好，吐得越干净越好。同时，立刻去医院进行处理，去医院时应将吃错的药（吐、泻、尿液等残留物）带上，方便医生检验。

　　三是注意观察，留心有无异常。对于2岁以内的孩子，家长要密切观察，看孩子的精神状态与神志是否清醒，有无呼吸、心跳异常，有无呕吐、腹泻、全身或局部异常，小便是否异常等；对于3岁以上的孩子，要耐心、认真地告诉孩子无论误吃药后身体有无异常，应注意观察自己的身体情况（大小便有无异常，视力有无模糊，思维有无异常，呼吸与心跳有无异常，皮肤有无异常等），如果感觉有问题，马上告诉家长，并去医院治疗。

　　四是注意保管，预防为主，教育应经常化。药箱要注意保管，最好存放在孩子不宜直接找到的地方。零散的药可以贴上标签，标记上日期，放在孩子拿不到的地方；药水、外用药与中药、糖衣药最好分开保管，不能让孩子发现，这一点千万不能大意。

父母切记

　　其一，对于1岁以内的孩子，父母的责任是不把药给小儿吃错。

　　其二，对于2~3岁的孩子，父母应把药物管理好，不能让孩子拿到不该拿到的药。

　　其三，对于4~6岁的孩子，父母的责任是使孩子养成好习惯，随时教育、提醒孩子远离药物，不能随意使用，更不能好奇逞能。

 护士长温馨提示

　　家长任何时候在家中存放药物时都不能疏忽大意，随意放置。如果孩子出于好奇吃错了药，不要隐瞒实际情况，如实告诉家长，及时采取催吐等措施，情况严重时，直接打120电话去医院。

小儿中暑怎么办

中暑是人体对高热环境失去适应能力所引起的一种疾病。

小儿中暑的发生一般是在炎热的夏天。通常孩子在室外长时间活动时，由于气温高，身体虚弱，体内缺水，没有采取有效预防措施，破坏了人体内的热交换系统，而发生中暑。

临床护理中发现，小儿如果长时间在密闭、高温、不通风的室内，体内热平衡系统紊乱了，就会发生中暑。

小儿轻微中暑会头昏脑涨、眼花、心跳加快、口渴、闭尿、恶心、呕吐；严重中暑的小儿会出现呼吸急促、全身抽搐、烦躁不安、突然昏迷、脸色发紫、全身出冷汗，甚至有生命危险。

事例辨析

暑假的一天中午，4岁的军军和父母到郊外玩，军军玩"疯"了，在山上拼命抓蛐蛐、抓蝴蝶、抓蚂蚱……

烈日炎炎，没有一片云彩，也没有一丝风，气温在40℃左右，宛如蒸笼一样。由于没有戴遮阳帽，也顾不上喝水，1个多小时的活动，使军军全身汗水淋淋，衣服全都湿透了。军军感到口干舌燥，嗓子冒烟，头昏，全身没有力气。可是，军军看到蛐蛐、蚂蚱、蝴蝶太兴奋了，不顾头昏脑涨与胸闷，继续在山坡上寻找。

突然，军军感觉眼前一黑，就失去了知觉，身体顺着山坡滚了下去，昏迷了……

妈妈和爸爸赶紧把孩子送到医院抢救，经过了十多个小时，孩子才转危为安。

小儿中暑很危险，若处理不及时、不正确的话，可能有生命危险。那么，小儿中暑该怎么办呢？

正确做法

一是预防最重要，马虎不得。对于2岁以内的孩子来说，预防中暑的关键是屋子里的温度、湿度与通风、换气的问题，或是包裹得很严实、很厚重的问题，不要担心孩子着风或冷了，就不舍得开门窗，给孩子严实包裹，甚至把温度、湿度调得很高，只要控制好开门窗的时间，保持室内温度在20℃～22℃，相对湿度在50%～60%，宽松铺盖就安全了。外出晒太阳时，应严格控制时间与照射角度，不能过长、过于暴露。

3岁以上的孩子外出前，家长要适时教育孩子防暑知识，合理计划出行时间，告诉孩子夏天最好避免在烈日炎炎的中午外出活动，或选择早晚时间活动，中午多休息；在室外高温环境下避免长时间暴晒；注意多饮水，尤其可以多饮用一些淡盐水，补充体内出汗造成的盐分丢失；选择阴凉的地域活动，最好戴一顶遮阳帽；要注意休息，在房间里要注意通风，保持空气新鲜；要每天保证充足的睡眠，增强耐热能力。

二是争分夺秒，措施有效。家长要及早判断发生中暑的可能性，主动离开高温环境。在室外孩子出现轻微的中暑症状后，要迅速转移到阴凉、通风地方休息，解开衣服扣子，把腰带解开，保持呼吸顺畅。对于中暑比较严重的孩子，可以用扇子扇风法对头部进行降温；也可以把毛巾用冷水浸湿包在头上，以达到迅速降温的目的。如果附近有流动的水源，可以进行局部冷水浴，给身体降温。如果有药，可以立刻按照说明书的要求服用藿香正气水、人丹，或十滴水。情况允许时，可以给孩子按摩人中、合谷、曲池等穴位；可以给孩子饮一些含有盐分的凉开水，对于缓解中暑症状十分有效。

父母切记

其一，父母不要成为小儿中暑的"始作俑者"，因为小儿中暑多数与父母护理不当有关。

其二，发现小儿中暑，立刻为小儿降温，是治疗中暑最重要的方法。可因地制宜地用冷水、冰块或酒精擦体，或用低于体温3℃～5℃的温水洗澡。或在小儿腋下、腹股沟放冰袋（注意观察小儿皮肤温度，适时撤换，防止冻伤），适当给小儿进冷饮，争取使体温降至38℃以下。与此同时，应尽力设法降低室温，如使用电扇，向地面泼水，在室内放置大冰块等。情况允许时，为补充小儿体内流失的水、盐，应该让孩子适当喝淡盐水、茶水。

 护士长温馨提示

孩子发生中暑大多是因为家长大意，不注意给孩子遮阳，没让孩子适当休息与孩子饮水少等。只要家长做到科学预防，按照客观规律办事，就会避免孩子发生中暑。

小儿煤气中毒怎么办

冬天，我国大部分地区天气比较寒冷，不具备现代化取暖条件的家庭仍然采用传统的取暖方式——生火炉子。

煤炭一旦燃烧不完全或是通风不好的话，就会产生大量有害气体（一氧化碳气体、二氧化碳气体等），因此敬告父母，如果家里采用煤或木炭取暖，应该注意通风，千万不可大意。

事例辨析

5岁的明明一家人住平房，冬季使用蜂窝煤炉子取暖，春节期间父母忙着串门，每天把他自己关在屋子里看电视，觉得很放心。

初三下午，外面刮大风，感觉很冷，明明把窗户、门关得严严的，继续看电视。忽然，他感觉头发晕，浑身无力，迷迷糊糊地靠在沙发上了……

妈妈串门回来了发现明明昏迷了，吓坏了，立刻把明明送医院，经过全力抢救，才挽回了生命。医生说如果晚送来10分钟，可能就没有救了。教训深刻。

煤气中毒的危险性很大，麻痹大意不得。那么，小儿煤气中毒该怎么办呢？

正确做法

一是提高警惕，预防第一。家长要教育引导孩子树立安全防护意识，冬天使用煤炉子时经常检查是否通风良好，窗户应安装有通风斗，不要用没有烟筒的蜂窝煤炉子取暖，经常检查烟筒的通风情况，看有无漏气、堵塞。孩子使用燃气热水器洗澡时，家长要在附近观察，通风是否良好，以防止发生意外。父母应经常检查煤气管道、开关处是否有漏气问题。

二是争取时间，科学救护。家长如果发现小儿煤气中毒，要保持理智，不能惊慌失措，头脑要清楚，分秒不能耽误，应立刻打开门窗通风，将煤炉（碳盆）拿到外面，解开小儿的上衣与裤带，并移至通风良好而又保暖的环境中，有条件的话可以直接吸氧。如果小儿轻微中毒，休息两个小时左右即可恢复。如果小儿中毒严重，出现了恶心、呕吐不止，神志不清以及昏迷，应及时向"120"呼救，第一时间送医院抢救，待小儿生命特征稳定后，建议医生给小儿使用高压氧舱进行恢复性康复治疗。因为如果拖延时间较长，中毒昏迷的小儿可受到不可逆的大脑损伤。

 父母切记

其一，家长在护送孩子到医院的途中要尽量清除小儿口中的呕吐物或痰液，将其头偏向一侧，以免呕吐物阻塞呼吸道引起窒息和吸入性肺炎。同时注意观察小儿的生命体征，如果小儿没有了呼吸与心跳，应该立刻做人工呼吸，及胸外心脏按压术。

其二，在煤气泄漏现场不可按动任何电器与电灯开关，接听手机、电话，以免引起爆炸，导致二次灾害发生。

 护士长温馨提示

煤气中毒很严重，要在预防上多下功夫。日常生活中，一定不能麻痹大意，要切实掌握预防煤气中毒的方法和中毒后救护的知识。

小儿食物中毒怎么办

　　孩子吃了有毒食物身体发生了中毒反应称为食物中毒。如果孩子没有好的卫生习惯，平时吃东西不注意卫生，就有可能引起食物中毒。

　　食物中毒可以分为四类：细菌性食物中毒、有毒动植物食物中毒、化学性食物中毒、真菌毒素和霉变食物中毒。细菌性食物中毒是孩子食物中毒中最常见的一类，全年均可能发生。

　　引起孩子食物中毒的原因有以下几个：第一，食入未经处理的各种含毒物、植物（河豚、毒蕈、木薯、发芽的马铃薯、生扁豆等）。第二，吃变质的食物而引起的中毒（剩饭菜、蔬菜腐烂后产生的大量亚硝酸盐都含有很厉害的毒素）。第三，食物被污染。一些食物被病原微生物污染，腐败变质，而食物本身又是病原微生物、细菌最好的生长"家园"。根据医学试验，在炎热的夏天，一个细菌一天就可以裂变成亿万个。如果食物消毒不彻底，本身就成了细菌的滋生地，产生大量毒素，孩子误食后就会中毒。第四，加工、屠宰、储存不当，引起食物本身变质，产生了毒素，孩子误食后也会造成中毒。第五，将毒物误作普通食物（如把毒蕈误作蘑菇，把桐泗误作食油，含氢氰酸多的果实与核等）。

事例辨析

　　傍晚，5岁的小海在门口买了一块烤红薯吃。不久，他感到胃里难受、恶心、肚子疼，也不想吃晚饭。半夜，小海开始发病，持续发烧、大汗淋漓、抽搐、烦躁、呼吸困难。

　　妈妈发现后很焦急，连夜把他送进医院抢救，经过化验，医生说是细菌性食物中毒，是烤红薯变质了。在医院抢救了2天，小海才转危为安。

如果不注意把住"病从口入"这关，食物中毒就会随时发生。那么，小儿发生了食物中毒该怎么办呢？

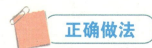

一是家长要学习了解常见的卫生防病知识，知道食物中毒的发病特征。孩子食物中毒后，一般有以下特点：潜伏期短，进食数十分钟后即可发病，来势凶猛，病情急重，轻者腹部不适，绞痛、恶心、呕吐、全身无力、头昏、头痛、腹泻等；严重者畏寒、高热、大汗淋漓、抽搐、烦躁不安、昏迷、呼吸困难、意识逐渐丧失，如果抢救不及时甚至会死亡。

二是父母了解催吐操作方法很重要，平时应注意学习掌握。如果孩子吃下不洁食物不久，要及时把胃里的毒物清除出来，当孩子神志清醒时，可以用筷子、小汤匙柄或手指轻轻探孩子喉咙，刺激喉咙，使食物吐出，喝下温开水或生理盐水，再催吐，反复几次，以达到洗胃的目的。实在吐不出，要尽快泻出来。同时，迅速去医院抢救，不能耽搁。

三是小儿食物中毒后，无论症状轻重，应暂时禁食，更不能乱服磺胺类药，也不能服黄连素。

四是严格预防，正确处置。经常教育引导孩子认真对待食物中毒的问题，不能马虎。其一，切实把住"病从口入"这一关，嘱咐孩子不要随意吃无照经营摊点的东西。其二，让孩子知道防止"二次污染"的重要性，对食物的保存要讲究科学，注意低温与密闭。让孩子知道家里的冰箱并不是保险箱，不能麻痹大意。其三，父母加工食物时要注意卫生，嘱咐孩子不要吃生食，或吃没有熟透的食物。其四，嘱咐孩子说实话，当感到身体有异常反应时，马上向家长、老师说明情况，千万不要隐瞒实情，大人要以最快的速度让孩子呕吐，把食物吐得越干净越好。

父母切记

其一，食物中毒的症状有发热、恶心、呕吐、腹痛、腹泻等。严重者可能惊厥或昏迷。其诊断关键在于病史，能够知道中毒的经过就容易诊断，要了解病前1~2日内的饮食情况，生活环境中有无毒物，是否被孩子拿到，近期是否用过。要寻找孩子衣物口袋中有无毒物，吐、泻物中有无毒物残渣。若能找到孩子中毒的原因，对抢救有利，因为许多毒物需要特定的解毒剂方能奏效。

其二，家长购买食品时，注意肉、鱼、蛋、蔬菜、豆制品应选购新鲜的，尤其土豆要选择皮不呈绿色，未发芽的；水果表面常粘有农药，吃前要冲洗干净，并尽可能削皮后食用；色素、糖精等不宜给幼儿食用。味精可适当食用，但每日食量不宜过多，凡可直接入口的熟食，一律要经过再加热后再给幼儿食用。

其三，在野外旅行散步时，家长要教育孩子不得随便采摘花果、野蘑菇、野菜，抓捕昆虫，更不应放入口内，预防中毒等意外事故发生。

护士长温馨提示

孩子发生食物中毒后应立刻去医院，去医院前最好带一些呕吐物或大便清样，以做化验之用。

小儿药物（毒药）中毒怎么办

孩子在家里发生药物中毒最常见的就是安眠药中毒，医学上认为，安眠药的中毒剂量是其催眠剂量的10倍，达到或超过10倍，均可视为致死量。由于孩子误食或其他原因（模仿）吞服过量，就可以引起急性中毒。

生活中容易误食的毒药比较常见，如碘酒、农药、樟脑、砒霜、高锰酸钾、亚硝酸盐、灭鼠药、杀虫剂、煤油、汽油、强酸、强碱、水银、化工染剂、火柴及铅等物，家长与孩子应高度警惕，不能疏忽，以免发生意外。

事例辨析

　　5岁的毛毛打完羽毛球回家后，感到特别渴。他发现厨房的角落里有一瓶可乐（妈妈准备杀臭虫用的高效杀虫剂），以为是妈妈担心他喝可乐秘密藏起来的呢。没有多想，他拿起可乐瓶，打开盖就喝。

　　突然，他感到喉咙像着火一样，一股刺鼻的味把他呛得难受。他开始紧张起来，吓得瘫倒在厨房大哭。妈妈爸爸都没有下班，等他们回家后，发现毛毛满嘴全是白沫，已昏迷多时了，赶紧送到医院抢救。2天后毛毛才脱离危险。

如果家长忽视了对家中存放的毒药的管理，危险会随时发生在家人身上。那么，小儿药物（毒药）中毒该怎么办呢？

正确做法

一是保持镇静，头脑清醒，争分夺秒。若孩子误食药物（毒药）后，立刻如实告诉家长，家长与孩子都不要慌乱，更不能惊恐不安，若孩子神志尚清楚，一定要想办法尽快让他把毒物吐出去。

二是立刻催吐，正确洗胃。立刻给孩子喝大量肥皂水或小苏打水，然后用手指、饭勺或筷子刺激喉咙，引起反射性呕吐，吐得越干净越好。反复数次后，将药物（毒药）逐步排出。

三是不能耽搁，迅速去医院治疗。第一时间采取自救措施的同时，要立刻去医院治疗，或拨打120急救电话。

四是严格管理，不能随意放置。药物（毒药）很危险，对生命健康的威胁很大，要有清醒的认识，平时要认真管理，不能有一点、一时的疏忽。

父母切记

其一，催吐前，如果发现孩子口服的是腐蚀性毒物，先明确毒物性质，再进一步选择相应的洗胃液，采用化学中和办法阻滞毒物的吸收。若孩子患有心血管疾病、神志不清，或呼吸已经抑制时，不宜引呕催吐，应迅速送往医院，途中密切观察呼吸、心跳情况，发现呼吸与心跳停止，应迅速进行心肺复苏。

其二，父母要能狠下心催吐，这是保命的最佳办法。催吐时孩子很难受，可能会哭闹，表现得很痛苦，此时父母要装看不见，暂时的催吐痛苦能换来平安，要明白这个道理。

其三，不能将孩子单独留在家里。不要用食品、饮料瓶子装化学药水，以免孩子误饮中毒。

其四，存放的药物应贴上标签，放在孩子够不到的地方，定期清理家庭药箱，处理过期药品。给孩子吃药时，要仔细阅读说明书，按规定剂量和时间服用。家长手提包里的食品、药品及其他不宜孩子接触的物品，一到家就应当分门别类地放在柜里，以免孩子翻看手提包后误食中毒。

护士长温馨提示

一旦发现孩子发生误服药物（毒药）后，父母要头脑清醒，冷静不慌乱，弄清是误食什么东西进而马上催吐，拨打120电话，急送医院，刻不容缓，争分夺秒，千万不能消极等待。

观察小儿大便判断疾病

　　有经验的医生、护士、父母通过认真、仔细观察小儿的大便情况，大体就能判断出孩子的健康与疾病情况，这是最简单、最直接的好办法，初为父母的应逐渐学着掌握这种观"便"知病的能力，及时了解孩子的健康情况，心中有数，保证孩子健康成长。

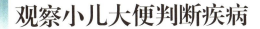

事例辨析

　　最近，4岁的兰兰大便呈灰白色，形状如豆腐渣样，妈妈没有太在意，简单地认为是最近孩子吃饭吃得不舒服，消化不好，也没有往别处多想，更没有带兰兰去医院。过了几天，幼儿园老师发现兰兰全身无力，脸色蜡黄，不想吃饭，老喊右上腹疼痛，老师告之兰兰妈妈。妈妈赶紧带兰兰去医院，医生经过化验，诊断为黄疸性肝炎。

　　孩子年幼，对自己哪里不舒服表述不清，就全靠父母细心观察，如果耽误了病情，最后就容易转为慢性病。医生说如果早来治疗情况就会好些。听了医生的话，妈妈十分后悔。

　　由此看出，大便能直接或间接反映出孩子的身体情况，千万不可小视，这对于早发现、早诊断、早治疗十分有益。那么，如何通过观察孩子的大便情况来判断疾病呢？

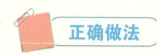 **正确做法**

一是经常观察，找出规律。父母平时应注意观察孩子的大便，对正常的大便颜色、气味、形状、软硬情况有个基本掌握，准确记录，以便以后对比参照。可以拍照留样。

二是正常的大便。脐便是出生三四天内新生儿排出的大便，颜色一般为黑绿色，形状为黏稠状，量不大，臭味浓重。母乳喂养的孩子，大便颜色为淡黄色，均匀硬膏样，没有酸气味，每天2～4次。6个月以上的孩子，大便颜色一般为黄色，气味臭，形状为香蕉样，软硬合适。1岁以后，基本接近健康成人的大便。

三是不正常的大便。如果孩子吃不饱，总是处于饥饿状态，大便颜色为黄绿色水样，带有白色小块和黏液，不成形，如捣碎的熟鸡蛋，而且有泡沫。若大便次数多，稀薄状并带有泡沫，酸臭味重，大便黄色或带绿色，应首先考虑是否受凉、进食过多或食物不消化所致。若大便次数较多达10次以上，甚至20次，粪便较少或为水样，并伴有发热者，常为病毒或细菌感染所致。颜色为血液及黄脓色，不成形，黏液多，肚子痛，而且总有拉不出来的感觉，应考虑孩子肠道感染，患了痢疾。如果孩子患了肝炎，大便颜色是灰白色，如豆腐渣样。如果大便像果酱，同时孩子哭吵，面色苍白，呕吐，可能患有肠套叠。如果大便呈黑色并发亮，多见于上消化道出血。大便暗红色，多见于下消化道出血。如果大便里经常有几滴鲜血，可能是肛门的问题，也可能是直肠的问题，考虑有无肛裂或直肠息肉。大便干燥、坚硬、量少，或排便困难时，是便秘。如果大便为膏药油样，发黑发亮，可能是胃或十二指肠的问题（如果吃了铁剂药品，或因流鼻血时咽下去的血液除外）。

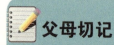 **父母切记**

其一，摆正心态，主动观察。在护理实践中发现，很多父母不愿意观察小儿的大便，认为大便脏、臭，很难为情，这是不正确的想法。从

小儿发育与健康角度来说，认真观察小儿的大便极其重要。主要是因为小儿年龄小，生病以后，往往表现出很痛苦，自己又不能完全说清楚情况，而大便确是最直接的"物证"，通过颜色、形状、气味、软硬度的对比，了解消化情况、感染情况、胃肠道情况，对疾病类型的诊断很有帮助。

其二、做好记录，心中有数。观察小儿大便应做好记录，专门建立一个小儿大便观察记录本，每天把小儿大便情况登记清楚，心中有数，随时发现问题，随时解决问题。一般情况下，小儿到了3岁以后，往往不愿意让父母观察大便情况，父母应尊重孩子的意见，多嘱咐孩子自己也观察，发现异常赶紧告诉父母。

护士长温馨提示

观察孩子的大便情况是很重要的一件事，不要难为情，更不能把观察大便当成不雅之事，因为孩子的健康最重要。

观察小儿小便判断疾病

经验证明，在护理小儿时，只要留心观察小儿的小便情况，就能及早预见到小儿可能发生的疾病，为早治疗、早康复争取时间。

事例辨析

　　3岁的云云去卫生间小便，发现自己的尿有点发红，由于着急出去和小朋友玩，便没有告诉妈妈。妈妈去卫生间发现云云的尿液发红，也没有在意。连续四五天，云云的尿液都是如此，接着孩子老喊累，家长看着她精神不好，摸着小腿有些浮肿，特别爱睡觉，总想在床上躺着。

　　一天夜里，云云发烧了，小腿肿了起来，妈妈感觉情况不好，带云云看医生，被诊断为肾炎。

　　小儿的小便情况不仅能够很好地反映出身体健康状况，而且还能预示着某些隐含的疾病即将发生，这是很关键的一点。那么，如何观察小儿的小便情况呢？

 ## 正确做法

　　一是判断正常尿液。正常健康小儿的尿液颜色是无色、清亮或淡黄色的，没有异味，排尿顺畅，没有痛感，次数与尿量处于正常水平。

　　刚出生的"小宝宝"在头几天时，由于进食量少，尿量可能很少，每天约80毫升；

3～4天时每天尿量为80～300毫升；

10天到2个月每天尿量400～500毫升；

1～3岁时每天尿量500～600毫升；

刚出生的"小宝宝"几天内每日尿4～5次；

6个月内每日尿20～25次；

6个月～1岁，随着半流质辅食的增加及肾功能的逐渐完善，每日排尿次数减少为15～16次；

2～3岁每日平均排尿次数为10次。

由于受到个体差异、每天饮水量、气温高低等因素的影响，尿量、次数会有差异。

二是异常的小便。新生儿最初的几天，因水摄入量不足，尿液浓缩，尿沉渣呈红褐色，甚至将尿布染红，这是正常生理现象。如果小儿尿道有炎症，通常小便次数较多，一点也憋不住尿，尿量少，小便时哭闹、喊痛，尿液有臭味。

如果小儿尿液呈棕黄色或浓茶色，摇晃时黄色沾在便盆上，泡沫也发黄，可能预示着黄疸型肝炎等肝胆疾病。但服用四环素、痢特灵、维生素B₂等药物后，尿液也会变色。

如果小儿的年龄在3岁以上，小便突然变为啤酒色或红色（洗肉水色），或是血尿，预示着可能是各种肾炎、尿路感染、尿路结石、尿路损伤、尿道畸形、肾血管病及肾肿瘤等，也可由全身疾病引起，如休克、心力衰竭、出血性疾病及维生素C、维生素K缺乏，也可由于服药或邻近器官疾病导致血尿。

如果小儿的尿液减少，预示着喝水少、发烧或腹泻，或是肾脏疾病的前兆。

如果小儿的尿液乳白混浊、有结晶，而且异味加重，预示着由某些药物引起，或其他器官可能患有疾病。

泌尿道发炎，脓尿使尿液呈乳白色。但在冬季尿液放置片刻由清变浑，似半汤物。这是因为气温低，溶解在尿内的尿酸盐呈结晶析出。这时应给孩子多喝水。

三是及时看医生。如果小儿尿液情况异常，应主动、及早去医院就诊，可以在家中提前留取小儿的小便样，以便到医院能够及时进行化验，尽早得到诊治。

 父母切记

其一，细心照顾，养成观察习惯。临床上，医生为了准确诊断孩子得了什么病，会认真仔细询问小儿小便情况，经过对比健康与不健康小便的颜色、气味、次数、数量、是否通畅、有无痛感等情况，判断问题出在什么地方。所以，父母要在每次小儿小便后认真观察，不能马虎不在意或粗心大意。

其二，次次记录，发现规律。观察小儿小便应做好记录，每次把小儿小便的情况记准确。为了便于观察，最好给小儿准备一个标示毫升刻度的搪瓷尿盆，尿盆开口要大，颜色为白色，这样对比效果好。如果小儿到了3岁以上，往往不愿意让父母观察小便情况，可以嘱咐孩子自己观察，发现异常赶紧告诉父母。

 护士长温馨提示

注意观察孩子小便的情况，可以及早发现隐含的疾病，对孩子的健康很重要。

根据小儿"放屁"判断疾病

小儿在吃过食物之后消化道菌群会使肠道内产生一些气体，这就是屁。放屁是人体正常的生理现象，只要是人吃进食物，经过消化进入肠道，就会出现肠蠕动，就一定会放屁。如果很长时间没有屁排出，可能预示着某种疾病的出现。

事例辨析

2岁的簸簸每天都要放几个响屁，妈妈还总开玩笑说簸簸爱放屁，是个"机关枪"。可是，最近簸簸突然好几天没有放屁了，妈妈没有往别出想，以为是消化不好。

又过了两天，簸簸大便也不排了，肚子鼓胀，也不爱吃东西了，总喊肚子疼。半夜，簸簸肚子疼得实在无法忍受了，妈妈这下着急了，送簸簸去医院。医生诊断为肠梗阻，情况很危险，立刻进行了手术，才保住了孩子的生命。

护理实践证明，放屁情况能够反映出孩子的健康情况，不可小看和回避放屁这个问题。那么，如何通过放屁情况判断小儿的身体出了什么毛病呢？

正确做法

一是屁多。多屁指的是肛门排气量大大地超过平时，原因很多，如消化不良，胃炎、消化性溃疡等胃部疾病，肝、胆、胰疾病等。新生"小宝宝"

屁多是正常的。新生儿的消化系统尚未完善，胃肠发育不成熟，造成婴儿各阶段肠道蠕动不协调，引起肠道胀气——肚子咕噜、咕噜响，产生气体多也是正常的现象。另外，"小宝宝"吸吮乳汁的姿势不正确也容易让"小宝宝"在吃奶的时候吸进空气，空气会随着消化系统继续下行至肛门，最终产生"屁"。有时"小宝宝"放屁时会带出一点大便，肚子里还经常咕噜响，这都是正常的现象。

如果孩子多屁，可能是摄入的淀粉类的食物多，或不良的进食习惯，如狼吞虎咽、吞咽动作过多、迎风吃饭等造成的。

二是屁味很臭。一般情况下，小儿放出的屁不是很臭，如果小儿放出很臭的屁，就应认真观察小儿饮食、消化、运动与睡眠情况，如果屁味里含有酸臭味，说明是消化不良，或进食不均衡，肉类、鱼虾类、奶类、蛋类多，要调整饮食结构，增加蔬菜。

三是空响屁多。大多与空气进入胃肠多，或与运动量不足有关，应逐渐改善生活习惯。如果响屁多，还带出大便来，应密切关注小儿的肛门、直肠等情况。

四是无屁。小儿突然没有屁放了，应密切注意小儿的饮食情况、肚子情况、大便情况、打饱嗝情况，如果情况异常，预示着是肠梗阻，或其他肠道疾病，要及早去看医生，不能耽搁。

 父母切记

其一，正确认知屁。小儿正常放几个屁，不但不奇怪，反而有益身体健康。但是，如果小儿放屁次数多，屁味很臭，时轻时响，有时连续放空心屁，有时放屁还带出一些大便，情况就复杂了，要认真对待，不能麻痹大意。

其二，父母要学点心理学。小儿放屁时，父母不要讽刺挖苦，更不能表现出厌烦、害羞的样子，应保持自然，给小儿留足面子，维护孩子的自尊心，让小儿没有压力。因为小儿憋屁不放，屁逆行肠道里，对身体健康也没有好处。

 护士长温馨提示

孩子放屁的事不是小事，有时能从放屁中发现隐含的疾病，对早期治疗很有帮助。

养成观察小儿身体状态的好习惯

很多疾病发生之前，往往从孩子的行为及情绪中表现出来。只要留心观察，找到规律，就能掌握主动。

许多有经验的父母能及早、准确地观察到孩子的身体健康情况，而后采取有效措施，在孩子尚未发病之前，就把隐患消除掉了。有的父母粗心大意，不能准确观察孩子的身体状态，导致孩子小病变大，甚至发生严重后果。

事例辨析

一连数天，2岁的山山夜间出汗不止，枕头都湿透了，妈妈没有注意，以为孩子"火气壮"。半个月后，孩子开始咳嗽，脸蛋发红，持续发低烧，食欲不好，精神萎靡，妈妈这才意识到问题严重了，立刻带孩子去看医生，被诊断为肺结核。

父母养成观察孩子身体状态的好习惯，对于早发现问题，随时掌握孩子健康情况意义十分重大。那么，如何观察孩子的状态呢？

正确做法

一是提高认识，不可视为可有可无之事。只要父母的认识提高上去了，明白观察孩子状态的重要性，并坚持每天有记录、有总结、有统计，不要嫌麻烦，就能对孩子的身体健康情况心中有数，防患于未然。

二是全面观察与重点观察相结合。一般情况下，父母每天应观察孩子的精神状况、情绪情况、有无意识障碍，特别应该注意观察孩子的瞳孔有无异常。同时，还应重点观察孩子的全身情况，主要是皮肤黏膜有无血瘀或瘀斑，有无出血点，观察大小便有无失禁、异常或困难，生殖器官有无红肿、异味，牙齿有无紧闭，舌头有无吐出或被牙齿咬破流血，头发有无脱落，听力有无下降，喝水与进食有无异常，对外界的刺激与反应情况，肢体活动是否灵活，视力是否下降，有无盗汗，面部表情有无痛苦，心跳与呼吸有无变化等。

　　三是学会对比，及时处置。发现孩子有异常情况，要根据以前的情况进行对比，初步判断大概是什么病，心中有数，能自己解决就自己解决，不能自己解决的，应及早请医生诊治。

 父母切记

　　其一，对于1岁以内的孩子，观察要细致入微，哪怕是一点点的异常也要引起重视。对于2岁以上的孩子，要摸索规律，既要有重点观察，也要有普遍观察。对于4岁以上的孩子，不一定要天天观察，但要坚持天天询问，把询问与观察结合起来，有明确的观察目标，综合判断。不是说孩子不吃饭了就病了，是不是吃零食多了呢？是不是运动少了呢？是不是没有睡好呢？

　　其二，要做好夜间观察的准备，很多疾病往往是夜间发作得厉害，父母应把夜间观察视为大事，提前准备好手电、夜灯，有条件的家长还应做好观察记录。

　　其三，如果是女孩，应由妈妈观察，比较方便。

护士长温馨提示

　　为了孩子的身体健康，防患于未然，父母应认真、仔细、持之以恒地观察孩子的身体状态。

小儿吃西药有讲究

谁都不希望孩子生病，哪怕是一点小病，但是生病是所有孩子必须要经历的事，谁也不能逃避，只是大小、轻重不同而已。

孩子一旦生病以后，吃药治疗是最普遍、最方便、最有效、最简单的事，虽然简单，但是如果不遵守吃药的规矩，没有时间观念，想什么时候吃就什么时候吃，不但起不到预期的治疗效果，而且还可能导致药物危险发生。

事例辨析

4岁的咪咪感冒了，嗓子也发炎了，医生开了药物，嘱咐咪咪妈妈一定要按时给孩子吃药。

第二天，妈妈突然出差办事，粗心的爸爸非常马虎，经常忘记给咪咪吃药，应该分三次给药，有时只能两次一起吃完，无形中加大了短时间的药量。

没过几天，咪咪病情加剧，咳嗽更重了，还出现了全身无力现象，没有食欲，情绪也不好，身上出了小疙瘩，小便颜色深黄，只好再次去医院。经过检查、询问、化验，被确诊为吃药不当引发的肝病，需要住院治疗，真是雪上加霜。爸爸吓坏了，知道自己犯了严重错误，可是后悔也来不及了。

按时、按量、按顺序给孩子吃药非常重要，千万不能马虎。那么，如何给孩子吃西药呢？

正确做法

一是遵照医嘱，按时给药。根据孩子的病情，医生给孩子开出的药基本上是根据孩子的年龄、吸收、代谢、浓度、排泄与药效发挥作用时间而确定的，所以给药时间一定要准确，是饭前还是饭后，这是保持药物在体内浓度的关键条件。

二是剂量准确，这是确保治疗效果，防止发生不良反应的关键。事实上每一种药，或多或少存在一定的毒性。孩子年龄小，身体各器官发育不完全，功能也不健全，解毒功能弱，从客观上来讲，稍有不慎就会使器官受到损伤，甚至诱发其他病变。

三是注意观察，马虎不得。给孩子吃药时，应认真观察孩子对药物的反应，特别是首次用药。因为有些药物的反应比较快，必须第一时间处置。护理实践认为，为了确实保证安全，应该在给药后的1个小时之内仔细观察，以防发生意外。

四是给足量水。水能溶解药物，使药物达到理想的效果。吃药前，一定要给孩子准备好足够量的白开水，千万不能用茶水、果汁、饮料代替。

父母切记

其一，细心的父母护理孩子时，一定要遵医嘱或药品说明书按时给药或停药，因为药物在体内的吸收、代谢、排泄的情况不同，只有按时服药才能取得预期效果。千万不能想起来就给，忘了就算了或两次用药合一次吃，这些做法均不利于孩子的治疗，甚至还会发生用药不当出现危险。

其二，切忌用药过量、时间过长。小儿各组织器官处于发育阶段，生理功能未成熟，解毒功能差，年龄越小越突出，因此，要严格按医嘱的剂量服药。

其三，不要随意服药，如某些抗菌药，长时间服用，可损害肝、肾功能，产生抗药性，引起体内菌群失调等不良结果。

其四，服药片或胶囊类药物时，要多喝水、一般200毫升即可。有利于药物服下、分解、吸收和代谢排出。

其五，现在新药很多，不能按照传统随意给孩子药吃，一定要做有心的父母，严格根据孩子的年龄、体重，详细咨询儿科医生，把剂量搞清楚，如按年龄折算：新生儿的剂量是成人剂量的1/24，1~6个月小儿是1/24~1/12，6个月~1岁是1/12~1/8，1~2岁是1/8~1/6，2~4岁是1/6~1/4，4~6岁是1/4~1/3，要心中有数，不能想当然地给孩子用药。如按体重计算小儿剂量=成人剂量×小儿体重（千克）/60，或查得小儿每千克体重的用药量，乘以小儿体重即得每次剂量或每日剂量。

护士长温馨提示

给孩子吃药是严肃的事，要遵照医嘱，不能擅自改变药量与给药时间，用药过程中如果发现孩子出现反应、中毒等，应立刻去看医生。

小儿吃中药有讲究

我国的中医中药举世闻名，由于中药疗效好，且不良反应相对比较小，许多小儿父母在小儿得了常见病或疑难病后，愿意求治中医中药，觉得中药安全、可靠，没有不良反应。其实不然，如果煎不好，掌握不好药量，服用方法不正确，也会有严重后果。

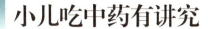

事例辨析

4岁的小芳患病后，妈妈带她去看中医，开了7服草药，需要回家自己煎。妈妈起早给她煎好草药，她吃完后，没有任何效果，而且病情有加重的迹象。妈妈着急了，立刻又去医院看医生。医生仔细询问情况后，指出是煎药不正确，有几种药放的时间早了，使药性大大降低。妈妈恍然大悟，由于自己对中药没有仔细了解，耽误了孩子的病情。

小儿吃中药不是简单的事，很有学问。那么，小儿吃中药有什么讲究呢?

正确做法

一是科学熬中药。根据传统经验，年轻的父母应该掌握以下五个步骤。

其一，按照医生的要求熬药。有时一服药里可能会有一味或是几味要单独包装的，有的需要先熬，有的需要后熬，有的需要冲服，这些都要认真按照医生的要求去做，千万不能贪图省事，一起下锅熬。

其二，选好熬药的器皿。熬中药最好要使用砂锅，因为砂锅受热均匀，而且不会与药里的有效成分发生化学反应，能保护药效。千万不要使用铁锅和其他金属锅，因为有些中草药里含有丰富的鞣酸，鞣酸遇到铁或是其他金属，容易发生化学反应，生成不溶于水的鞣酸化合物，有效成分会随之大大损失，有时还可能产生有害的化学物质。

其三，要掌握水量大小。加水多少要根据药来决定，有的药需要熬的时间长，有的药需要熬的时间短，通常情况下第一次熬药加水量应该以漫过药3~4厘米为宜，第二次熬药，水量应该漫过药1~2厘米。如果是补药，需要多熬一会，所以加水适当多一点，但总体应该把握水加得不要太少，太少容易熬干锅，药里的有效成分被破坏；水加得太多，熬的时间就会延长，这样会损失很多药里的有效成分。

其四，掌握熬药技巧。熬药前应该用水先把药浸泡一定的时间，控制在30分钟，不可过长，特别是在天气炎热的夏天，如果泡的时间长，药会发酵变酸。熬药的时间一般是旺火滚开后，再改用小火慢熬20分钟。另外，如果是滋补药，如人参、熟地、阿胶等，含有丰富的胶质，所以需要多熬一段时间，大体控制在40~60分钟。治疗伤风感冒的药，如薄荷、荆芥等，含有挥发成分，熬10~15分钟就可以了，熬的时间过长，药的成分就会挥发掉。火力不要太猛，文火慢熬，使药物的有效成分尽量全部溶解在水里，最好使用煤气灶、煤油炉火。

其五，注意熬的次数和服用方法。一般药熬两次就可以了，但有些药的成分需要三次、四次才能完全溶解于水，应该向医生问清楚。中药一般是早晚各服用一次，最好是把第一次和第二次熬的药混合在一起，分成两份，这样两次服用的药力就一样了。

二是掌握特点，定量煎制。在煎药的量上。因婴幼儿体质弱，胃的容量小，煎药量要少而精（浓）。如3岁以下小儿可煎40毫升，分4次服用；7~12岁儿童可煎60毫升，分3次服用；12岁以上儿童可煎90毫升，分3次服用。在服药方法上。注意药的温度要适中，过热容易烫伤婴幼儿的咽喉、食道及胃黏膜等。反之，过凉不但会造成肠胃不适，还会影响药效。

三是注意安全。有些父母（小儿）在服糖浆（合剂）时，为图方便，直接用药瓶往嘴里倒，这种服药方法药剂量很难控制，服药量过少难以见效，服药量过多又会增加药物不良反应。同时，药物容易污染。药瓶口直接与口唇接触，会沾上细菌，很容易变质。另外，如果药瓶口有破损，很容易划伤口唇。

 父母切记

其一，1岁以内的婴儿，不要捏着婴儿的鼻子灌药，免得药液呛入婴儿气管。让孩子倾斜坐在父母大腿上，不要让孩子头过于后仰，先喂一口白开水润润口，然后再用小勺将药液顺嘴边慢慢喂进，引导孩子慢慢咽下。服药后稍微给孩子喝点白开水，尽量让孩子休息一段时间，以利于药物吸收，防止因大量活动引发呕吐。1~3岁的小儿，要边抚慰边喂药，少量、多次喂下。3岁以上的孩子，每次5毫升为宜，一剂药分4次喝下，要耐心给孩子讲道理，鼓励孩子自己喝下，而后给予适当表扬与鼓励。

其二，中药里最好不加糖，以免影响疗效。

其三，无论什么时间喂药，父母都应密切观察孩子半小时，以免发生意外。

 护士长温馨提示

给孩子吃中药更要讲究科学，如果煎的方法不对，喝法不对，步骤混乱，会影响药效，不利于对疾病的治疗。

如何给小儿喂药

做父母的一般都会有这样的体会，孩子生病后不肯吃药，喂药非常困难，这是父母最棘手的事，怎么让孩子吃药是困扰父母的一个大难题。

事实上，小儿一般都喜欢吃甜的，不喜欢吃苦（酸、腥）的东西，而药一般有苦腥味，所以孩子不愿意吃。

事例辨析

5岁的林林喉咙发炎了，妈妈给她买了药（比较苦涩，还有腥味），开始几天吃药有妈妈的监督，吃得比较及时，喝水也充足。后来，妈妈中午不在家，只好让她自己吃，林林悄悄把药扔掉，谎称吃了药。不吃药的后果是病情严重了，直至发展成了气管炎、肺炎，必须住院治疗。医生询问后知道了这一情况，悄悄告诉了林林妈妈，林林妈妈知道此情况后，严肃批评了林林。

孩子吃药是个大问题，要高度重视，不能麻痹大意。那么，如何让孩子吃药呢？

正确做法

一是细心给孩子讲道理。3岁以上的孩子，已开始懂事，不可强行灌药，家长平时千万不要拿吃药、打针吓唬孩子，多进行正面引导、耐心说服，讲清有病应该吃药、打针才能恢复健康的道理。把孩子吃药顺当作为一种"勇敢"的行为加以肯定、表扬，给些小奖品，逐渐消除孩子对吃药的恐惧心理，促使孩子自己主动吃药。

二是喂药时间和方法。要想喂药顺利就得讲究方法，要按不同年龄分别对待。喂药时间一般不宜在进食前后，最好在半空腹时服。需立即服、上午服或下午服的，医生会根据孩子病情另行嘱咐。10岁以下的孩子，还不懂道理，只好耐心灌药。喂药的具体姿势是让孩子斜坐在大人腿上，不要让孩子的头过于后仰。先喂一口白开水让孩子润润口，然后再喂药。喂药时，一手轻捏孩子下颌，另一手用汤匙将药汁轻轻倒入嘴内，让其慢慢咽下，再松下颌。喂完药后，可让孩子再喝一点白开水并漱口，也可让孩子吃一点平时喜欢吃的糖果。

三是利用吞咽反射法给孩子喂药。诱发婴儿吞咽刺激的方法十分简单，只需大人用嘴在距离婴儿面部30厘米的地方，向婴儿脸部吹一股柔和的气，即可引起婴儿张口吞咽，此时可马上将药液送入婴儿口中。对于那些口中有药液不肯吞咽的婴儿，此法最佳。这种独特的婴儿反射吞咽动作，自出生的第一天起便可引起，在出生11～24个月后即消失。因而利用婴儿反射吞咽为孩子喂药的方法，主要适用于1～2岁的婴儿。需要注意的是，吹气者必须是无感冒或其他传染病者。

四是设法减轻药物的苦味和难吃程度。可将普通片剂磨成药粉，用等量白糖与药拌在一起。太小的孩子尚不会见药生畏，哭闹拒服，可将药溶在少许糖水里。若遇不溶于水的药粉时，可先和糖掺匀，使药粉附着在糖粒上，然后放在小勺内，用水化开就比较容易吃了。喂药时，孩子一哭很容易将药吹飞，造成浪费，影响治疗效果，有时还能引起发呛、咳嗽、呕吐。对于油类药物，如鱼肝油、内服的液体，可滴在馒块、饼干、果酱等食物上吃。对于味道特别苦的药，如黄连素等，先碾碎，然后放点糖或果酱在小勺里，将药倒在上面，再取点糖放在药上，不搅拌就倒进口里，迅速用糖水送下。中药剂量较大的药粉，可掺在面里，做成焦饼吃；或煎成水，加点糖，味道甜酸，可当饮料用。

父母切记

其一，不要吓唬孩子。日常生活中，有些家长拿吃药（打针）吓唬孩子，尤其是在孩子吃过一两次味道特别苦的药之后，就会对吃药产生恐惧心理，再吃药（打针）时，便会抗拒或哭闹。由此可知，孩子不愿意吃药（打针），有孩子自己的原因，也有家长的原因，要学点儿童心理学，不要让孩子产生畏药心理。

其二，父母应抓住良好的喂药时机，可以选择在孩子口渴或饥饿时，这样容易顺利喂药。急症应遵照医嘱适时进行。

其三，放药的药箱应放置在孩子平时拿不到的地方，注意将外用、内服药分开存放。喂药前要认真核对药名、剂量、用法，严防误服、错服药的事情发生，确保安全。

其四，如果孩子吃药呕吐出去了，说明药没有吃进去，要根据呕吐情况，重新给孩子备适量的药，再次给孩子吃进去。

 护士长温馨提示

父母在给孩子喂药前，应语气和蔼，耐心安抚，设法消除孩子对吃药的恐惧感和厌恶感，孩子一旦愿意配合吃药了，药效也会大大提高。

小儿肚子痛怎么办

　　孩子肚子痛是最常见的病症，这让父母很着急，因为孩子小表达不准确，看着很痛苦，家长急得不知道该怎么办。

事例辨析

　　　小丽从幼儿园回家后，吃了些零食，和小朋友在家门口一起跳了一会儿皮筋，然后看动画片，突然她感到肚子疼痛难忍，马上找出家中的小药箱，翻出来妈妈常吃的"止痛药"，吃了三片，感觉缓解了疼痛，继续看动画片　妈妈回来她也没有对妈妈说肚子痛的事

　　　夜间，她的病情突然严重，痛得在床上打滚，妈妈吓坏了，立刻拨打了"120"电话，送进医院治疗　经过几个小时的阑尾切除手术，医生尽了最大力量，终于把小丽从死亡线上拉了回来

　　肚子痛不能马虎，更不能随意吃止痛药，以免掩盖了病情，影响医生诊断，进而发生严重后果。那么，孩子肚子痛该怎么办呢？

正确做法

　　一是不能隐瞒，立刻告诉家长或大人。如果肚子疼痛难以忍受，应立刻告诉家长，让家长送医院，或呼救"120"，请医生来处理。不能隐瞒，更不能撒谎。

　　二是不能随意吃止痛药。在不知道是什么病因诱发肚子痛之前，随便吃

止痛药，不去医院治疗，虽然暂时缓解了疼痛，但是却把真正的疾病也掩盖了，延误了诊治。如急性阑尾炎引起的腹痛，吃了止痛药，减轻了痛苦，以为没有什么事了，麻痹大意，不再去医院了。过后，会再次疼痛，可能是阑尾已经溃破穿孔了，造成严重的腹膜炎，会危及生命。另外，随意吃止痛药容易造成误诊，因为吃了止痛药以后，医生在为孩子做检查时，可能会因为孩子的症状不明显，检查指标受药物干扰也不正常，影响诊断结果，延误病情。

三是管住嘴，不能吃东西。孩子肚子痛情况复杂，不能采取给孩子吃东西的办法转移孩子的注意力，这是很危险的事，如果是急症，一旦吃东西的话，会加速病情发展。

 父母切记

其一，肚子痛分为急慢两种，有些肚子痛不是很严重的问题，一会儿就能自行消失；有时放几个响屁就好了；有的是因为几天不拉屎引发便秘，粪便积在直肠引起肚子发胀、疼痛，只要排出大便，疼痛就消失了。但是有些肚子痛很严重，也很急，因为引起孩子肚子痛的原因很多，有可能是由心绞痛、肺炎、肠胃炎、肠蛔虫症、肠梗阻、阑尾炎、消化道穿孔、胆囊炎、腹膜炎等引起的，以上疾病在发病开始，一般仅表现为急性腹痛，需要进行细心观察和反复检查，才能确诊。家长如果发现孩子腹痛难忍，要立刻送孩子去看医生，不能有片刻的耽误。

其二，小儿感冒时常伴有腹痛，这是小儿感冒的一个特点。腹痛往往在发病的早期出现，疼痛可轻可重，一般在脐周或右下腹为阵发性或持续性，无明显压痛，发生腹痛的原因有两个方面：第一，小儿常有蛔虫寄生，体温高时肠道温度也高，蛔虫受到刺激在肠内骚动而引起腹痛。第二，小儿淋巴组织比较发达，感冒时淋巴系统对入侵病毒或细菌反应强烈，引起淋巴结肿大，肠系膜淋巴结也可肿大，就会发生腹痛。上感并有腹痛时，腹部一般柔软不紧张，如果发现腹痛有拒按时，要及时请医生检查，排除急性阑尾炎或腹膜炎或肠套叠的可能，以免延误诊断。

其三，临床护理经验证明，按照腹痛发作年龄可以大体区分为：1岁以内婴儿，以肠套叠、内科疾病引起多见。2～3岁幼儿以肠蛔虫症、内科疾病、嵌钝疝等较多。4～6岁儿童以肠蛔虫症、急性阑尾炎、肠痉挛、肠系膜淋巴结炎及其他内科疾病较多见。

其四，按照腹痛发作部位区分，一是上腹正中部位。如消化性溃疡、急性胃炎、急性胰腺炎、胸膜炎、大叶性肺炎、胆道蛔虫症等。二是右上腹部。如肝炎、胆囊炎、胆石症、肠蛔虫症。三是左上腹部。如脾脏创伤等。四是肚脐周围。如肠蛔虫症、肠痉挛、急性肠炎、过敏性紫癜等。五是右下腹部。如急性阑尾炎、肠系膜淋巴结炎、肠结核等。六是左下腹部。如痢疾、粪块堵塞、乙状结肠扭转等。七是腰部。如肾盂肾炎、输尿管结石等。

其五，按照小儿腹痛的原因，可分为腹内、腹外以及外科性三类。一是腹内原因。如肠蛔虫症、肠痉挛、急性胃炎、急性肠炎、出血性小肠炎、痢疾、便秘、肠系膜淋巴结炎、原发性腹膜炎、溃疡病、胰腺炎等。二是腹外原因或全身性疾病。如大叶性肺炎、胸膜炎、心包炎、心肌炎、变态反应性疾病（荨麻疹、过敏性紫癜、哮喘）、上呼吸道感染、腹型癫痫症等。三是外科原因。如急性阑尾炎、肠套叠、肠梗阻、胆道蛔虫症、肾盂积水、肾结石、嵌钝疝等。

其六，一旦孩子发生腹痛，切记暂不要给孩子吃东西；不要乱用止痛药，应及时去医院诊治。

护士长温馨提示

孩子发生肚子痛家长要当心，分清急慢最关键，千万不要给孩子乱吃止痛药，区别情况看医生，以免耽误治疗，引发严重后果。

小儿被热水烫伤怎么办

孩子年龄小，好奇、爱动，喜欢乱跑乱闹，没有安全防护意识，不懂得什么是危险，发生意外事故常常是难免的，稍微不注意很容易被开水（热汤、热粥、热油、热茶、热咖啡、蒸汽等）烫伤，这是父母最担心，也是最不愿意看见的一幕。因此，掌握一些烫伤的一般处理方法是有必要的。

烫伤是儿童常见的皮肤损伤。发生烫伤首先估计受伤的面积和深浅度。轻度烫伤只是皮肤表面发红，只要注意观察，可以自然痊愈。如果烫伤较重时，因烫伤的伤口极易感染，必须及时正确处理，不能耽搁，以免导致感染，或引起并发症。

事例辨析

星期天下午，4岁的小娟从少年宫画画回来，妈妈去买菜了，她迫不及待地拿出沙包在客厅里踢了起来，一不小心把热水瓶给碰翻了，滚烫的开水浇到她的脚上，鞋和袜子冒着热气。

小娟痛得蹦高，哇哇大哭起来。她害怕极了，不知道怎么办。闹腾了十几分钟，她才想起给妈妈打电话。等妈妈赶回，将她送进了医院，由于烫伤严重，需要住院治疗。

医生惋惜地说："是深度烫伤，肯定会落下伤疤。如果当时处理一下，就不会这么严重了。"妈妈很内疚，因为平时没有教孩子处理意外烫伤的办法。

那么，小儿被热水烫伤该怎么办呢？

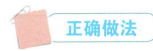
正确做法

一是加强预防教育，提高警惕性。烫伤会给孩子带来很大的伤痛，家长平时要经常对孩子进行安全教育，让孩子知道开水（热汤、热粥、热油、热茶、热咖啡、蒸汽等）能烫伤皮肤，平时活动时，要远离开水及其他湿热源，不要疏忽大意。一旦被开水烫伤，无论情况轻重，一定要安抚孩子，保持情绪稳定，告诉孩子不能用手抓挠烫伤处，以免引起感染。

二是烫伤后如何估计伤情。第一，受伤面积是以受伤者手掌大小来估算的。一般手掌约为人体全身面积的1%，创面如不足手掌大，也就是不足全身面积的1%时，一般为小烫伤。创面大于全身面积的5%时，应立即送医院治疗。第二，烫伤的深浅度为三度。Ⅰ度：皮肤发红或轻微水肿，但不起泡。Ⅱ度：局部痛而起水泡。Ⅲ度：皮肤及皮下深部组织均受损，皮肤呈蜡白色或焦炭色。

三是争分夺秒，紧急处理。发现孩子烫伤后，立刻降温（转移热源），如果烫伤部位有衣物（袜子、鞋、手套、围脖等），应迅速把被热水浸湿的袜子、鞋、手套、围脖与裤子拿掉，看烫伤情况。如果烫伤是Ⅰ度，不是很重，面积也不大，没有起水泡，可以把烫伤的部位浸入干净的凉水中，最好是生理盐水里或食盐水里浸泡或局部涂少许牙膏，以减轻疼痛，或涂抹猪油，起到消肿作用，2～4天即可痊愈。Ⅱ度烫伤，可以用冷毛巾敷烫伤处，也可以用干净的单子包裹好，注意千万不要把皮肤表面起的水疱弄破，也不要把表皮弄破，以免引起细菌感染。为了防止起泡，可以马上往烫伤处周围皮肤涂些酒精，或涂抹醋，也可以涂抹一些芝麻油、凡士林油、止烫膏等。用消毒纱布包扎或暴露干燥，如果很重，达到重Ⅱ度，已经起泡，或面积比较大，在保护皮肤完整的前提下，用生理盐水浸泡后立刻去医院治疗。

四是民间偏方。比较轻的烫伤可以用生鸡蛋清与蜂蜜各一半混合在一起，均匀涂抹烫伤处，能止痛消炎。将食用醋轻轻涂抹烫伤皮肤处，能消肿。

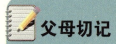

父母切记

其一，大人要保持镇定，自己先不能慌乱，要按照顺序处置，不能忙中出错。处置要果断，不能因为孩子哭闹和痛苦的表情，心就软了，不敢拿掉热源，应迅速脱掉或撕开烫湿的衣裤、鞋袜，以免伤情继续加重。

其二，父母要时刻保持警惕，随时收拾好屋子里的"热物品"，不要把开水壶、热面汤锅、热粥锅放在地上或桌子边、小凳上，以免孩子抓翻或踢倒，避免烫伤发生。

其三，不要抱着会挥动小手的孩子喝热饮，防止发生烫伤。

其四，家中的饭锅、热水瓶、茶壶和茶杯等，要放在孩子抓不到的地方。放这些物品的桌子，最好不要铺桌布，一旦孩子用手拉住桌布的边角，很容易使桌面的物品翻落下来。

其五，不要让孩子在厨房玩或来回跑，否则一不小心，大人手里的开水壶或热汤（粥）锅，容易被撞翻，就会引起烫伤。

其六，小孩都很喜欢水，如果盆里盛了热水，随便放在地上，孩子就会将双手或脚放进热水里，引起烫伤，所以夏天给孩子洗澡时，盆里不能先倒热水，应当先放冷水后加热水，以免烫伤。

护士长温馨提示

一旦发生烫伤，家长要头脑冷静，保持镇定，迅速给烫伤处做降温，把伤情降到最低限度，并尽快到医院治疗。

小儿被火烧伤怎么办

俗话说："水火无情。"由于少数父母缺乏防火安全常识，致使一些孩子平时不知道火的厉害，不仅爱玩火，还敢玩火，有些孩子无意中遇到了火，防护不好，受到意外烧伤。

烧伤是由干热（火、烤箱、电炉子、煤炭火、电暖气等）引起的，更严重一些。因此，掌握一些轻度烧伤处理与护理知识，十分必要。

事例辨析

　　暑假的一天，5岁的小兵悄悄地跑到家门外的一个树林里捉昆虫玩，有小蚂蚁、小虫子、蚂蚱、蜻蜓、蝴蝶、蜜蜂，他一会儿就抓了几只蚂蚱，然后拿出爸爸的打火机，兴趣十足地用火烧起蚂蚱来。忽然刮来一阵风，火焰的方向冲他而来。火苗一下把他的裤子点燃了。他顿时紧张害怕起来，来回奔跑，火越来越大，整条裤子全着了。幸好被一路人见到，赶快帮他灭了火，并把他送进医院。小兵的烧伤面积比较大，情况也比较严重。

　　医生说如果当时小兵被烧后，保持镇静，不来回跑动，第一时间灭火，就不至于烧成重伤了。

　　面对孩子的烧伤，争分夺秒、正确处置非常关键。那么，小儿被烧伤后该怎么办呢？

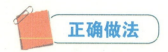

一是防火安全教育不能松懈。火患后果严重，父母要利用各种机会对孩子进行教育，孩子不宜进入厨房，火柴和打火机一类易燃引火物绝不能让孩子弄。教育孩子玩鞭炮和焰火时要特别小心，禁止过小的孩子玩这些东西。让孩子明白玩火的危害性，有时不仅会伤害自己，还会伤害他人，损失无法估量。一旦被火烧伤，先安抚孩子，告诉其不能用手抓挠烧伤处，以免引起感染。

二是保持镇静，临危不乱。如果身上的衣服着火后，绝对不能乱跑，越跑越有风，风助火旺。害怕、紧张、惊慌不但不利于灭火，有时还会助长火势蔓延。如果被火围困，不要大声喊叫，以免吸入浓烟、有毒气体，造成呼吸道损伤。应先撤离到安全地点，再呼救。

三是迅速灭火，除去热源。采取有效措施，设法阻止火继续蔓延。立即摆脱燃烧物，或用冷水把火灭掉。如果有水池子，可以迅速进入灭火。可以用身边的棉大衣、被子、毯子浸湿后覆盖着火处，阻绝空气，使火自灭。如果当时既没有水，也没有棉大衣、被子、毯子等物品，可以就地卧倒，慢慢滚动灭火。

四是及时处理，减轻痛苦。如果烧伤部位面积小，又不太严重时，可以浸泡在生理盐水或食盐水中，能止痛消肿。也可以用生鸡蛋清均匀涂抹烧伤处，还可以用蜂蜜均匀涂抹在烧伤部位。有条件的话，可以在烧伤表面涂抹烧伤药膏。

五是预防感染，严肃认真。若烧伤部位起泡，不要刺破泡，也不要把表皮弄破，以防感染，加重病情。若烧伤严重，面积很大，真皮受到损伤，在做了初步降温处理后，马上送医院救治。

父母切记

其一，对于1岁以内的婴儿，父母要在预防上多想办法，家里的热源要远离孩子，一旦发生烧伤，因婴儿皮肤娇嫩，呼吸及神经系统不完善，应立刻隔绝热源，在安全的前提下，迅速局部降温，以降低烧伤程度。

其二，对于2～3岁的孩子，因为好动、好奇、好玩，不知深浅，容易自己找热源，一旦被烧伤，应立刻帮助其远离热源，快速终止烧伤，稳定情绪，安抚孩子，而后马上了解烧伤情况，或先快速处置，或送医院治疗。

其三，对于4～6岁的孩子，父母要在平时教育上下功夫，因为孩子会经常不在父母的视线范围，要以孩子自己预防和家长引导教育为主，让孩子自己掌握一些预防要点，一旦发生烧伤能独自处置，把伤情降低到最低。

护士长温馨提示

孩子一旦出现烧伤，家长无论是自己处理，还是去医院处理，都应该注意防止感染，以免加重病情，影响治疗。

如何预防小儿佝偻病

佝偻病是一种小儿常见的维生素缺乏症，主要是由于缺乏某种维生素，或钙、磷引起的。由于钙、磷代谢失常，产生骨骼病变，少数孩子到了该坐起来的时候坐不起来，应该站的时候不能站，应该走的时候不能走，应该出牙的时候不出牙，或出牙不整齐，头大而方，前囟门大且闭合得很晚。

早期主要表现是爱急躁，出汗多，睡眠不安，夜惊，夜哭，枕秃；后期主要是骨骼改变如方颅，出牙晚，肋缘外翻，肌肉松软，龟背，罗圈儿腿，小便特别臊气，爱生病，生病后不易康复等情况。父母要有所警觉，及早发现问题，及早解决问题，避免严重后果发生。

事例辨析

1周岁了，本来可以走的"小宝宝"强强却不能走，站都站不稳，妈妈十分着急，带孩子去医院看医生，经过化验，强强体内缺少钙，需要科学补钙，并且有患佝偻病的危险。原来妈妈以前给孩子补钙不科学，大多数没有被孩子吸收。于是，在医生的指导下，妈妈认真给孩子补钙，很快孩子就能站，也能走了。

给孩子补钙要科学，随意性补钙存在隐患，那么，如何预防小儿佝偻病？

正确做法

一是提倡母乳喂养。因母乳中钙、磷比例适宜，但乳类中维生素D含量极少，要及时增服浓缩鱼肝油。人工喂养时，更要注意及早增服鱼肝油。服用时要遵医嘱，不能认为鱼肝油是补品，多多益善。过多服用可致维生素D中毒。在缺少维生素D时，补充钙剂是无用的。

二是科学进行日光浴。小儿出生后，只要满月了，就应多到户外活动，多晒太阳，只要是暖和的天气，都可把小儿抱到户外。冬天中午前后阳光充足，户外活动时应让小儿露出手、脸；夏天则应在阴凉处，避免暴晒。注意不要让孩子隔着玻璃晒太阳，因为玻璃阻挡了阳光中的紫外线。因为人体中维生素D的主要来源是经阳光中的紫外线照射皮肤后，产生内源性维生素D。

三是治疗疾病。如果生长发育迟缓，或患有胃肠道、肝肾疾病，或只以谷类为主要食物（副食少），或服用了不良反应大的药物也会诱发佝偻病，需要看医生，系统治疗。如果已经得了佝偻病应立刻去医院治疗。

父母切记

其一，婴儿出生后，母亲应迅速调整身体，保持积极、乐观、自然的心态，以最大的勇气与毅力实施母乳喂养。不能担心乳房松弛，或有难为情的心理而拒绝母乳喂养。

其二，要根据孩子的年龄，给孩子制定出晒太阳的时间与次数，不能马虎。满月以后的婴儿就可以进行日光浴了，婴儿在温暖的阳光下赤身裸体，可以自由活动，能感到最大的快乐。具体方法与步骤及顺序如下：

时间：春天、秋天上午8～10点；下午3～5点为宜。夏天上午7～9点；下午6点左右为宜。夏天即使不晒太阳，只是裸体在树荫下，也能接受到漫反射的紫外线。冬天应在上午10点～下午3点晒太阳比较好。其实，时间不是固定不变的，因为地域情况不一样，环境不一样，应根据当时的风力、温度、湿度情况而定。

顺序：护理临床实践认为，给孩子晒太阳的顺序很重要，如脚5分钟、小腿5分钟、大腿8分钟、肚脐10分钟、胸部10分钟、背部15分钟。

时间不是固定的，要根据当时的温度、风力而定，要预防感冒，防止着风、着凉，影响孩子健康。

保护：不能直接晒孩子头部，应给孩子戴一个防紫外线照射的帽子，遮蔽太阳光的照射。晒太阳后，要及时给孩子擦干身体出的汗，适当给孩子补充水分。如果赶上孩子喂奶时间，此时喂奶，孩子一定能吃得香甜。夏天孩子身上出汗多，可以给孩子洗热水澡。

其三，父母要密切观察孩子晒太阳过程中及过后的身体反应，如果孩子皮肤过敏、身体明显不舒服，或因其他疾病医生认为不能进行日光浴的，要迅速停止，以免影响孩子的健康与发育。

其四，1岁以上的孩子，预防佝偻病的重要措施就是让孩子多晒太阳，多呼吸新鲜空气（在不强的太阳光直接照射下，或树荫下都可以）。因为太阳里的紫外线照射到人体以后，可以使皮肤里的胆醇变成脱氧胆醇，即维生素D_3，另一种麦角醇经照射后则成为维生素D_2（即钙化固醇），同时还可以帮助人体吸收水氧化钙和磷质，使孩子的骨头长得结实。因此，一年四季里父母均可带孩子去户外活动，沐浴在阳光下，只要时间允许，在不透支体力、不中暑的前提下，时间可长可短。

🎧 护士长温馨提示

预防佝偻病越早越好，母亲怀孕前就应加强营养，适当多晒太阳，适当增加维生素的补充。

小儿抽风了怎么办

惊厥俗称抽风，表现为突然意识不清，两眼上翻，口吐白沫，四肢抽动，通常数分钟后缓解。小儿抽风是很多种疾病都有的症状，引起抽风的原因很多，一类是抽风同时发热，其原因：第一，高热惊厥。如上呼吸道发炎、扁桃体炎、麻疹、肺炎、腮腺炎等。第二，颅内感染。如化脓性脑膜炎、结核性脑膜炎等。第三，急性严重感染。如败血症、大叶性肺炎、中毒性痢疾等。另一类是无发热而惊厥，其原因包括：第一，颅内病变。如各种原因引起的颅内出血、颅脑外伤、大脑发育不全、脑积水等。第二，代谢异常。如低血糖、低血钙、低血钠、遗传性代谢缺陷病及苯丙酮酸尿症等。第三，中毒：如各种食物中毒、药物中毒、有机磷农药中毒等。第四，心源性：青紫性先天性心脏病、严重心率不齐等引起脑缺血。第五，肾源性。如尿毒症等。第六，屏气发作。有的小儿由于生气后啼哭屏气，脑组织一时缺氧，可出现短暂意识不清及肢体搐动。

不论哪一种原因引起的惊厥，都属于急症，应争分夺秒，尽快终止抽搐，如果处理不及时或处理不当，可由于脑缺氧而致脑神经细胞不可逆的损害，以致遗留运动障碍、智力低下等不良后果。

小儿抽风前，一般有些征兆（烦躁不安、睡眠不好、不断打惊战、嘴唇微颤抖等），应留心观察，及早采取预防措施。

抽风对小儿的伤害比较大，反复持续抽风，可能会引起呼吸不畅，血压急剧改变，循环障碍，甚至导致死亡。所以，应高度重视，正确处理。有的父母看见孩子抽风了，惊慌失措，只知道急，脑子一片空白，不知道该干什么，错过了护理良机，甚至发生意外。

事例辨析

2岁的皎皎因为几天的持续高烧，半夜开始抽风了。身体持续颤抖，眼鼻歪斜，咬牙吐舌头，妈妈看着皎皎的状态，吓得不知道该干什么了，目瞪口呆，几分钟后，皎皎慢慢恢复了正常。可是，由于皎皎用力咬牙，把舌头咬破了，口中流血。

妈妈打了120急救电话，把皎皎送进了医院。有经验的护士告诉她，发现孩子抽风时，不能慌乱，一定要迅速采取防护措施，避免病情进一步恶化，或发生"二次"伤害。

孩子抽风时，家长要保持镇静，采取有效的处理方法很重要。那么，小儿抽风时该怎么办呢？

正确做法

一是保持镇定。一旦发现小儿抽风时，应稳住心态，控制情绪，父母自己先不要慌乱，千万不能大喊、大哭、大叫，更不能乱摇晃孩子，以免刺激孩子，加重抽风程度，延长抽风时间。

二是不能喂水（奶）。婴儿抽风时，因其意识不清楚，千万不能给孩子喂水（奶），以免吸入气管里，引起肺炎。1～2岁的幼儿抽风时，千万不能给吃的，以免噎着，引起窒息。3岁以上的小儿抽风时，要稳定自己的情绪，想方设法控制小儿的情绪。

三是正确处置。孩子抽风对身体伤害很大，要争分夺秒地进行处置。第一，打开窗户，保持室内通风良好，立刻使孩子仰卧，尽快解开孩子的上衣领纽扣及裤带，并使其保持安静，头偏向一侧，以防呕吐物进入气管，保证呼吸通畅。立刻找来干净的小毛巾把筷子包裹好，轻轻塞进孩子的上下牙齿之间，或将手绢拧成麻花状塞在孩子大牙中间，压着舌头，防止咬坏舌头。

第二，用强制激手法针刺或指压人中、合谷等穴位。

父母切记

其一，如果是小儿因高烧引起的抽风，可以用毛巾蘸冷水敷于额头，或枕凉水袋，或用33%的温酒精擦浴等，能缓解症状。

其二，无论多么忙乱、紧张，父母应分工明确，认真记录抽风的时间、症状、程度，同时叫120救护车，如果距离医院近，情况又不严重，可以直接开车送孩子去医院看医生。

其三，密切观察孩子的呼吸、心跳情况，特别要注意有无呕吐，有的孩子抽风伴有呕吐物出来，要及时清理孩子嘴里的呕吐物，以免吸入气管。

其四，预防高热惊厥的措施。第一，高热惊厥多见于6个月～5岁的小儿，注意平时加强护理，注意营养，增强体质，尽量减少发热生病。第二，有过高热惊厥的小儿，患感冒或热性病初期，应在医生的指导下，预先给口服退热剂、镇静剂或采用物理降温，以防体温突然升高。

护士长温馨提示

孩子一旦发生惊厥，家长要镇静，处置果断，防止"二次伤害"。民间的一些小偏方很管用，可以迅速用拇指掐，或用针刺人中穴，有止抽作用，注意用力均匀，找准穴位。

小儿积食怎么办

俗话说："要想康而安，三分饥与寒。"这句话道出了防止孩子积食的真谛。

少数小儿遇到好吃的东西，没有节制，一口气把东西全吃下去，肚子圆圆的，还不住口，伤害了脾胃，打乱了消化规律，肠胃就"罢工"了。

护理临床证实，小儿饮食不节和缺乏规律的生活最易让脾胃受损，导致食欲不振，脘闷腹胀，大便溏稀，怠倦乏力等。

积食的小儿一般有比较明显的症状，如食欲不好、肚子胀、口臭、手足发热、精神不佳、脸色发黄等。

目前，治疗小儿积食的方法很多，如吃助消化药、推拿捏脊、针灸、食疗等。

事例辨析

最近，5岁的方方在幼儿园不愿意吃饭了，悄悄地把饭扔掉一大半，精神状态也不好，总是犯困，老师担心方方病了，就把情况告诉方方妈妈，妈妈立刻带方方去医院检查。医生询问情况得知，前几天，妈妈带方方去郊区玩，吃了一次涮羊肉，方方吃撑了，也不运动，就爱坐沙发上看电视。医生检查后发现是积食，吃了几天药，捏了几天脊椎，情况好转了。医生嘱咐方方以后千万不能一顿饭吃得过撑，适当运动，特别是肉类食物更要少吃。

小儿饮食不当，运动量少，容易积食。那么，如果小儿积食了，父母该怎么办呢？

正确做法

一是饮食疗法。发现小儿积食后，应控制饮食，比平时少吃点，食物的种类以容易消化的粮食、蔬菜为主（粥、馒头、青菜），少吃肉、鱼、虾之类的食物。买几个鸡内金（鸡胗子里的一层黄皮），研成细面，与面粉混合做小饼子吃。买几个山楂，加入适当的红糖或白糖，煮水吃，或炒热吃。

二是捏脊、按摩。小儿积食后，主要是调理脾胃，我国传统中医的方法很有效。捏脊是民间常用的一种简单实用的治疗积食的好方法，见效快，简便易行，对于治疗小儿消化不良、小儿积食、食欲不振、呕吐、便秘、腹泻有着不错的疗效。

捏脊操作方法：小儿俯卧位或正坐位，家人或护理人员将双手握成空拳，均匀用力顶住脊柱两旁，自上而下，用食指与拇指将皮肤提起1厘米后松开，顺背部正中央，逐步移动。捏脊要重复3～6遍，每天上下午各1次，6天为一个疗程。注意：如果孩子背部有化脓性感染和严重皮肤病时，不宜采用。

中医认为，适当按摩中脘、涌泉穴，也有治疗积食的效果。

三是药物治疗。现在医院有很多治疗小儿积食的药，西药、中药都有，及时看儿科医生，遵照医生要求，给孩子吃消化药即可。吃药要按时，不能随意吃。

父母切记

其一，对于1岁以内的小儿来说，如果出现了积食症状，父母可以从喂奶数量及辅助食物查看，如果喂奶次数多了，或辅助食物给多了，就要适当减少。

其二，对于2～3岁的小儿来说，如果积食了，要从两个方面找原因，首先是看食物量多少，正常的三餐及辅助食物是不是超量了，小儿是不是独自吃了很多小食品，影响了消化功能，父母应详细记录，以便查找真正的原因；其次是运动量多少，小儿每天应该达到一定的运动量才有利于消化吸收，才能顺利把肠道里的大便排出去。

其三，对于4~6岁的小儿来说，如果积食了，不仅要检查进食量，还要检查是不是有偏食情况，更要看运动量足不足。

其四，无论是婴儿还是幼儿，父母都要检查小儿是不是睡觉或玩耍时后背及前胸着凉了，脾胃受到了风寒，会严重影响孩子的消化系统功能。

护士长温馨提示

小儿积食关键在预防，管住嘴，遇到好吃的不要贪嘴，控制孩子食量，饭后迈开腿，适当运动最重要。平时注意给孩子保暖，腹部、背部不宜受凉。

小儿需要晒太阳吗

俗话说："鱼儿离不开水，瓜儿离不开秧，万物生长靠太阳。"

太阳是生命的起源，没有太阳，一切生命将无从谈起。孩子满月以后，就需要晒太阳了。

阳光里的紫外线不仅能帮助小儿的骨骼发育，防止佝偻病，还有消毒杀菌的功能。小儿经常晒太阳，能使皮肤表面的细菌被杀死，预防皮肤生病；能使呼吸道得到锻炼，抗感冒能力提高。

太阳光的照射，能使小儿感到全身暖和，心情舒畅，提高小儿的免疫力，增强抵抗疾病的能力。

有的父母生怕孩子着风、冻着或晒着，不敢让小儿晒太阳，从不让小儿身体的任何部位被太阳照射，把小儿严严实实地包裹起来，莫名其妙的问题也随之出来了。

事例辨析

暑假期间，4岁的玖玖被妈妈关在屋子里天天练琴、画画、背诵诗歌……几乎见不到太阳。屋子里热，玖玖练琴时会出一身汗。

幼儿园快开学了，玖玖感到胸背痒痒，对着镜子看，发现皮肤起了一层癣，立刻告诉妈妈。妈妈带玖玖去医院检查，医生询问情况后，知道玖玖一个月没有出房间了，也没有见到过太阳，说是真菌感染，涂抹外用药，每天适当晒晒太阳，适时进行户外活动。

妈妈遵照医生的要求，每天给玖玖涂抹外用药，每天让玖玖户外活动1小时，晒15分钟的太阳，一个星期后，玖玖恢复了健康。

玫玫因为长时间待在屋子里，没有机会享受阳光照射，导致胸背起了癣，教训深刻。那么，小儿该如何晒太阳呢？

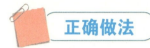
正确做法

一是坚持经常晒太阳。一般情况下，只要没有特殊事，父母每天都要让小儿晒一晒太阳，千万不能把小儿与太阳光隔离开来。

二是把握好时间。晒太阳时间不宜过长，每天1个小时左右。夏天，天气热，日光足，晒太阳时间最好选择在上午7~9点，或下午6点左右。避开炎热的中午，如果太阳光太强烈了，紫外线容易伤了孩子。冬天，天气寒冷，时间选择在上午10点~下午3点。春秋季节，时间选择在上午8~10点，下午3~5点。时间不是绝对的，可以根据当地日落、日出、温度、湿度、风力等情况，确定让小儿晒太阳的时间。

三是避免遮挡。给小儿晒太阳时，先局部晒，而后晒全身。一定要让小儿身体直接接触阳光，不能用玻璃、塑料布、遮阳网遮挡。

四是保护头、眼。要给小儿头上戴帽子，避免阳光直射头部。父母要认真嘱咐小儿不能用肉眼直接看太阳，防止眼睛被阳光中的紫外线伤害。

五是安全第一。如果孩子在日光下皮肤过敏，不宜晒太阳。如果孩子生病、身体不舒服、发烧，应暂时停止晒太阳。

父母切记

其一，对于2岁以内的小儿来说，晒太阳一定要选择好地点，应选择在空气良好，没有噪声的地点，避免因突然的叫声、喇叭声、爆炸声，惊扰孩子，一旦孩子受到惊吓，可能会影响其神经系统的生长。

其二，对于3岁以上的孩子，户外晒太阳时父母要注意看管，不能让孩子离开自己的视线，提醒孩子注意安全，以免发生意外伤害。

其三，为了每天能让孩子晒一晒太阳，父母要认真记录，观察孩子晒太阳以后的心理、睡眠、饮食、二便及身体变化情况，找出适合孩子晒太阳的规律。

护士长温馨提示

太阳是生命的象征，不要害怕见太阳，要主动迎接太阳，沐浴阳光，让孩子健康、快乐、自由、幸福、茁壮地成长。

小儿生病后的心理特点

现在国际上很重视小儿的心理护理，因为心理护理是康复的重要因素。小儿得病后，心理方面的反应比较大，特别是独生子女得了病，心理反应会更加突出，主要原因有两个方面。

一是父母放纵，看到小儿得了病，放弃了平时管理教育原则，对待小儿的态度会变得非常友善，表现出了以往少有的同情、爱抚与喜欢，在护理中以小儿为中心，让小儿"指挥"得团团转，使小儿的心理慢慢地变得难以控制。

二是小儿年龄小、不成熟、天生胆子小、心理尚不健全、自己"心疼"自己的问题，概括起来分为三点。

第一，脾气大增，烦恼加剧。小儿天生好动，对各种新事物都喜欢，特别喜欢大自然，喜欢在室外与小朋友们活动。患病后由于需要休息和诊治，就限制了他的自由活动，没有法子外出，没有办法看电视，没有小朋友陪他玩，这就使小儿的思想与情绪受到很大影响，常常感到不快、忧郁、寂寞、没有意思等，遇到不顺心的事情就大发雷霆，甚至拒绝吃药、吃饭和检查。

第二，恐惧感、厌恶感增强，并且表现强烈。由于小儿尚未发育成熟，对治疗会产生视觉刺激和听觉刺激，尤其对打针、输液、扎针灸、化验、照相、插各种管子所产生的疼痛很敏感，所以见到针和管子之类的医疗用品，就产生畏惧感，甚至会发生惊吓过度。由于小儿需要吃药，有些药很苦、很涩，吞咽实在困难，有些药肠胃反应严重，吃后恶心、呕吐，有些药吃后让人昏昏欲睡，打不起精神，这就会使小儿每天遭受1～3次的痛苦，由此对药产生严重的心理刺激，慢慢地就萌发了厌恶感。

第三，孤独感、缠人感强烈。患病小儿经常感到孤独，特别缠人，希望父母、爷爷、奶奶、姥姥、姥爷时时刻刻在身边陪伴他（她）、抚摸他（她）、搂抱他（她），给他（她）讲故事，与他（她）做游戏，其实这是正常的生理要求，小儿天生需要抚摸和搂抱，如果缺少了这些，小儿的心理就可能发生异常，严重的还会引起智力衰退、行为失常等。

事例辨析

　　小凤与小渔都是4岁，平时身体情况差不多，两人在一个幼儿园，同时得了腮腺炎，同时回家治疗。半个月后，两个人发生了很大变化，小凤变得特别黏人，爱撒娇，吃东西挑三拣四，很霸道……小渔没有变化，保持正常情况。幼儿园老师询问家长原因，原来小凤生病时，全家六个大人围着她转，什么要求都答应，惯出坏毛病来了。小渔的父母没有特意顺着孩子，该怎么生活就怎么生活，按照医生的嘱咐护理上多加精心，没有可以娇惯的行为。

　　在护理患病小儿时，父母或护理人员要充分了解患病小儿的心理特点，针对小儿的性格特点、爱好、活动规律、情绪、病情、学习情况和家庭条件，制订出一个科学、周密的护理方案，不能娇惯小儿，要顺其自然，使小儿早日康复。

正确做法

　　一是积极热情、周到细微地对待小儿，让小儿感到家长的爱无处不在。对于2～3岁的小儿，父母要适时地与小儿进行沟通交流，以安慰和鼓励为主，有选择性地给小儿讲一些寓言故事，做几个小游戏，暗示小儿做一个坚强的人，做一个敢于治疗疾病的人。父母要主动与小儿玩，如堆积木、搭房子、涂鸦、弹琴、"过家家"等，使小儿感到快乐；要明确告诉小儿配合治疗疾病的重要性，使小儿头脑里产生疾病必须要治疗，而治疗就免不了痛苦的思想。对于4岁以上的小儿，父母除了细致体贴外，适时与孩子一起游戏，增加与孩子的亲密度，还要教孩子认识疾病，根据孩子的特点，采取鼓励的方式，让孩子接受治疗、配合治疗。

二是要多给患病小儿做讲解工作，由被动变主动。无论做什么治疗，吃什么药，都应该主动、耐心地告诉小儿治疗中的时间、痛苦程度以及药的功效，使小儿真正明白利害关系，积极主动地接受治疗。千万不要认为小儿小，不懂事，就不解释，更不应该采取欺骗、许愿、恐吓、打骂的方式强行给小儿治疗、吃药，以防伤害小儿的自尊心，发生过激的逆反行为。

三是注意原则性与灵活性相结合，形成生理上的条件反射。原则问题该坚持就要坚持，绝对不能迁就小儿的无理要求与不良的行为；非原则问题，该让步就要让步，但要讲究方式与方法。让小儿的潜意识里形成治疗与吃药的问题，家长是不会让步的，其他问题是可以商量的，这样就会对以后的治疗产生积极的效果。

四是巧妙地询问，真正掌握小儿的心理感受。小儿患病后大多不爱说话，脾气大，情绪不稳，父母应采取娱乐、游戏、亲昵的方式增加与小儿的感情，逐渐让小儿开口说话，或用手势回答，理解孩子是痛苦难受的，消除孤独、恐惧、焦虑还是什么心事也没有，有的放矢，才能更好地帮助孩子战胜疾病。

 父母切记

其一，父母应主动学点幼儿心理学，从内心关爱小儿。对于3岁以内患病的小儿提出搂抱要求，心理学认为这是小儿自然的生理需要，证明小儿是天真的、快乐的、懂感情的、有爱心的，家长与护理员不但要支持和满足小儿的合理要求，而且每天还要不止一次地主动去搂抱与亲吻小儿，以消除小儿的"皮肤饥饿"，使小儿获得原始满足。护理实践证实，搂抱对于患病小儿的恢复健康，有着神奇的功效。搂抱可以是全身搂抱，只要病情允许，家长或是护理员，就应该热烈、慈祥、和蔼可亲地、短时间地搂抱小儿，让小儿感到家长是认真的，也可以是抚摸式的，如对背部、头部与颈部、手与胳臂、腿与脚，用干净、温暖的手指，或手掌轻轻揉、摸、抓小儿的上述部位，可极大地满足小儿的需求，也可消除疲劳与紧张情绪，有利于小儿的身心健康。

其二，对于4岁以上的小儿提出一些亲昵的要求，或撒娇，或故意出洋相，或搞点不出大格的恶作剧，父母要以宽容的态度接纳，不宜强迫其干什么，不能干什么，以免伤害其自尊心，反而不利于孩子康复。

护士长温馨提示

了解患病孩子的心理特点是一件很不容易的事，需要父母有耐心，认真摸索，不断总结，真正走进孩子的内心世界。

小儿患"水痘"的护理

水痘是一种常见病、多发病,是急性传染病(传染性极强),其病毒存在于患者的呼吸道分泌物、疱液和血液中,凡是没有出过水痘的人,不论是孩子还是大人,只要接触了患者,或是吸进了患者喷出来的飞沫而容易被感染,亦可以由于接触了患者的衣服、玩具、用具等而感染。出疹前1~2天至出疹后5天都有传染性。

水痘多见于春冬季节发病。6个月以内的宝宝因有母体获得了抗体,一般不会发生水痘;8个月以后的宝宝就很容易传染发病。学校、幼儿园是孩子们集中的地方,应该注意早发现、早隔离、早治疗,以防发生大面积的流行。通常情况下,一个人只要患过一次水痘,就会终生免疫。

该病潜伏期一般为14~16天,最短为3天,长的可以超过20天。起病较急,常见的外表症状是,孩子突然出现精神不好,伴有轻微的头痛、低烧(38℃左右)、全身倦怠、恶心、呕吐、腹痛、鼻轻微出血、喉咙痛等前驱症状;发病24小时内,在头面部、四肢、背、胸、腹部出现皮疹。消退后皮肤出现斑疹,并迅速变为丘疹,色深红;在经过数小时后转为疱疹,数目几个至几百个不等。疱疹浅表而壁薄,晶莹如同水珠滴在皮肤上,直径在3~4毫米。疱疹周围有红晕,一般在数小时内转为浑浊,并从中心处开始干瘪,伴有瘙痒,然后结痂。痂脱落后,基本不留疤痕。

水痘的特点是皮肤损伤发展过程快,从斑疹开始演变成丘疹、水疱、脓疱、结痂,全过程仅为12小时。皮疹连续成批地发生,因而在任何一个皮肤损伤区域,各个阶段的损伤现象几乎同时出现,即在孩子身上同时可以看到红疹、水疱、痂等。

事例辨析

　　4岁的小米患了水痘，幼儿园的小朋友们都想去看望。老师对小朋友们说不能去看望，只能打电话或写信慰问。在班里，小梅是小米的好朋友，她没有听老师的话，悄悄地去看望小米。过了几天，她也突然发病，全身无力，总感到恶心，反复呕吐，在头面部、四肢、胸、腹等部位起了很多的斑疹，特别痒痒。她忍受不住，用力抓挠，造成皮肤严重感染。面部留下了几块小疤，影响了美观。

　　由于小米患的水痘传染性强，且潜伏期长，幼儿园班里其他几个小朋友也相继被传染得了水痘，影响了小朋友们的正常生活。

　　水痘的传染性很强，愈后容易留隐患，预防、护理水痘很重要。那么，小儿患水痘后该如何护理呢？

 ## 正确做法

　　一是迅速隔离，直到全部皮疹干燥结痂为止。对于1岁以内的孩子，父母不能带孩子接触患者；对于2岁以上的孩子，父母要嘱咐孩子不能接触患者，孩子一旦不慎接触患者后，应该仔细观察3周，对于体弱易感孩子可以根据医嘱，目前防止水痘病毒感染和传播的最好途径是接种水痘疫苗和对感染者进行隔离。接种疫苗1个月后有效。

　　父母对患儿的病室、衣服、被褥、日常用具要认真消毒，可以采用紫外线照射、日晒、通风和煮沸办法来处理。

　　二是正确治疗。多年的临床护理实践证实，对于水痘的治疗并没有什么特殊的办法，主要是对症治疗，积极预防皮疹的继发性感染。因为一旦引起继发性的感染，就会引起脓疱疹，甚至是大疱性损害，愈后会留下难以弥补的疤痕。

外用止痒：当水痘未破时，可以使用3%的重碳酸钠和1%的石碳酸混合液涂抹；亦可选用炉甘石洗剂涂抹。

当水痘已有被抓破继发化脓感染时，可以涂抹2%的龙胆紫溶液、磺胺噻唑软膏或是新霉素软膏；同时也可以用青黛散或是如意金黄散，或是化毒散加上植物油调敷外用。如果口腔破溃，可以使用银花、生甘草适量煎汤，每日漱口数次。防腐把干，可以涂抹石碳酸软膏、酒精和稀碘酒。

孩子出现高热时，可在医生的指导下，吃些退烧药物。如果采用物理降温时，应该注意不能擦破皮肤，以防发生继发性感染。

 父母切记

其一，抓住衣物消毒关。患水痘的孩子，由于发烧会造成汗液经常渗出，内衣容易繁殖大量的病毒和细菌，因此衣物要勤洗、勤消毒，以保持皮肤的清洁与卫生。

其二，抓住感染关。加强心理护理与引导教育，防止孩子因为皮肤瘙痒，忍耐不住去抓挠皮肤，引发感染。

对于1岁以内的婴儿患者，为了防止出现乱抓、乱踢的情况，可以暂时把孩子的双手、双脚轻绑起来，并全时在其身边观察。

对于2~3岁的幼儿患者，要在孩子睡觉时，把手、脚控制好，以防无意中被抓、踢伤。孩子清醒时，要随时看护监督，与孩子游戏，分散孩子的注意力，可以通过讲寓言故事，教育孩子不能乱挠水疱。

对于4岁以上的孩子，由于平时孩子的独自活动空间大，不可能一直在父母的视线内，要采取教育与引导的方式，使孩子明白不能轻易抓挠水疱，配合治疗最重要，感染是很危险的事。

其三，抓住饮食关。孩子患病期间，应该以容易消化的清淡食品为主，不要吃辛辣的食品。如果孩子吃母乳，母亲的饮食也要清淡。平时多给孩子喝白开水，尽量不喝饮料、吃零食。

其四，抓住休息关。充足的睡眠，对于提高免疫力很有好处。父母要让孩子尽量卧床休息，作息时间有规律。限制孩子到户外做剧烈活动，禁止孩子接触健康的孩子，以免传染。

其五，抓住心理健康关。孩子患水痘后，会感到很痛苦，有时甚至有恐惧感与孤独感，父母要多体贴孩子，与孩子娱乐、游戏，给孩子讲故事，让孩子在温暖中，平安度过危险期。

护士长温馨提示

通常情况下，一个人只要患过一次水痘，就会终生免疫。

小儿患流行性腮腺炎的护理

流行性腮腺炎也叫痄腮，多发于4～14岁的儿童，一年四季都有散发病例，但冬春季较多，发病后可获得终身免疫。是一种常见的急性呼吸性传染病。

它是由腮腺炎病毒引起的侵犯腮腺，主要通过唾液飞沫传播，传染性较强。传染源为腮腺炎患者。从腮肿前一周到腮肿消退仍有传染性。

腮腺炎患者嘴里有大量的病毒，当患者咳嗽、打喷嚏、吐痰或谈笑时，病毒随着唾液进入空气中。健康人吸入了被污染的空气，就可能被传染上。一般侵入上呼吸道及眼结膜，在局部黏膜细胞中增殖，引起炎症和免疫反应。

流行性腮腺炎潜伏期一般为14～25天，发病前可有发热、畏寒、头疼、食欲减退、全身不适等症状。1～2天后腮腺开始肿大，往往从一侧开始，1～4天后又累及对侧，亦可两侧同时腮肿，以耳垂为中心，主要向耳垂下肿大，边缘不清，肿胀表皮紧张发亮不红，局部有疼痛及感觉过敏，咀嚼和张口时疼痛加重，表面灼热，有弹力感及触痛。附近的颌下腺、舌下腺及颈部淋巴结也可肿大，颊内腮腺管开口处，有红肿但不流脓。腮肿明显者伴有发烧，体温在39℃以上。4～5天后，腮肿逐渐消退，若病情控制不及时，可合并脑膜炎、心肌炎、关节炎、甲状腺炎、睾丸炎、胰腺炎和乳腺炎等并发症，应注意观察，加强护理。

事例辨析

5岁的大明和大力是幼儿园里最要好的朋友，形影不离。大明得了腮腺炎，妈妈提醒大力不能与大明密切接触了，否则会被传染。大力不以为然，以为妈妈吓唬他，继续悄悄地与大明保持秘密往来，甚至在一个小房间里面对面谈话。

一个月后，大明的病好了，大力却患了腮腺炎，发烧、没有食欲，"腮帮子"全肿了，疼痛得无法入睡。过了几天，他的两条腿也开始疼痛、肿大，难以走路。家长赶紧带大力去医院诊治，医生说是关节炎，是由于腮腺炎并发症引起的。

大力害怕了，知道了腮腺炎的厉害，后悔当初没有听妈妈的话，自找苦吃。那么，小儿患流行性腮腺炎后该如何护理呢？

 正确做法

一是积极预防。父母要认真告诉孩子，如果发现其他小朋友患了腮腺炎，要与患儿保持安全距离，最好不接触。如果孩子在不知道的情况下与腮腺炎患儿密切接触了，应该及时告诉父母，主动找医生，在医生的指导下进行预防性治疗。患儿的用具、餐具要按时消毒，以免造成传染。

二是注意休息。急性期患儿要卧床休息，不要外出活动，室内要经常通风换气，保持安静。为了他人健康，患儿应在家隔离休息，以防造成疾病流行。注意口腔卫生，多饮水，每次饭后都要嘱咐孩子漱口。

三是科学安排饮食。由于腮腺肿胀疼痛，张口困难，小儿不愿进食。父母要多做耐心的说服工作，以清淡、营养丰富的软食为宜，如牛奶、鸡蛋、面汤、面条、豆粥、豆制品等，禁吃刺激性的食物。

四是合理用药。得了腮腺炎以后，不能随意使用抗菌药，一般服用清热解毒的板蓝根冲剂，口服消炎药时，需要在医生的指导下进行。另外，民间有许多偏方效果也很好，可以适当采用。使用外敷用药时，要观察孩子有无皮肤过敏。

食用醋以慢火烧开，棉球蘸醋抹患处。

大蒜捣碎成汁，用棉球蘸汁，涂抹患处。

雄黄三克，蓖麻仁一两，共同捣碎，敷贴患处，一天换三次。

鲜仙人掌肥厚叶片2～3片，去刺、皮后，捣碎如泥，涂抹患处，用纱布包扎好，每日换两次，效果很好。

五是观察病情变化。患儿出现高热不退、嗜睡、剧烈呕吐等情况，应警惕并发脑膜炎，需要立刻送医院。

 父母切记

其一，密切观察男孩的睾丸情况。如发现男性患儿睾丸胀痛肿大、体温升高，可能并发了睾丸炎，要及时看医生，千万不能大意。3岁以内的孩子，父母可以直接观察；3岁以上的男孩因为害羞，有时不愿让父母看睾丸，父母也不要勉强，但要嘱咐孩子自己观察，如果有异常应告诉父母，而后去医院看医生。

其二，心理调理很必要。对于4岁以内的孩子来说，因为孩子好动，喜欢热闹，一旦患了腮腺炎以后，由于限制了自由，一般显得很烦躁，此时，父母要充分理解孩子的心情，主动陪伴孩子，与孩子做一些安静的游戏（涂鸦、玩积木、机器人、卡通等），给孩子讲故事，通过故事、寓言，分散孩子对疾病痛苦的注意力，让孩子得到宽慰、快乐与知识，配合治疗。

对于4岁以上的孩子，父母除了耐心照顾以外，还要鼓励其坚强起来，情绪不稳定时，可以给孩子听喜欢的乐曲、相声，适当看点健康、向上、积极的动画片，让孩子开心，对于恢复健康很有益处。另外，适当听些抒情、舒缓的轻音乐，对于止痛、镇静有一定的辅助治疗效果。

对于婴幼儿患了腮腺炎，除了正常的护理、饮食、治疗外，还要适当限制孩子的双手，防止孩子抓破疼痛部位。父母必须要注意幼婴幼儿的舌头、嘴唇、牙齿等情况，发现异常要及时处理。由于孩子会大量流出口水、口腔分泌物，所以要多准备几条柔软的小毛巾、湿巾、卫生纸，随时擦干孩子的嘴角、嘴唇，防止湿疹或浸侵皮肤。

其三，适时调整睡姿，预防中耳炎。小儿患了腮腺炎以后，睡觉时一般会保护性地朝向另一面，由于此时孩子口腔里的分泌物很多，分泌物里携带的病菌也多，一旦清理不及时，容易流入小儿的耳朵里，诱发中耳炎，父母要特别当心。尤其是夜间，更要及时清理，适时调整孩子的睡姿。

 护士长温馨提示

　　对于腮腺炎病儿关键是护理，父母应引起高度重视，避免并发症的出现，腮腺炎一般可获得终身免疫。

小儿患结核病的护理

肺结核是由结核杆菌引起的一种慢性传染病。小儿结核病的传染源主要是家庭患者。结核杆菌主要经空气飞沫、尘埃传播。如果患有肺结核的病人咳嗽、打喷嚏、吐痰或谈笑时，小儿吸入结核菌，在身体抵抗力减弱时，就可能发病。

平时父母应留心观察，如果小儿出现发烧、夜间出汗、咳嗽、咯血、全身无力、胸口痛时，要引起重视，不能拖延。应立刻去医院检查，以免延误病情。

事例辨析

最近，5岁的小国得肺结核住院了，幼儿园老师提醒家长带孩子去医院咨询医生预防肺结核病的问题。小南妈妈没有在意老师的提醒，过了些日子，小南夜间睡觉总出汗；经常感到乏累，全身无力，胸口也时常感到疼痛。以前在幼儿园做游戏时，他根本没有感到累过，现在玩一会儿，就感到气不够用，咳嗽不止。

一天早晨起床，小南胸口疼痛，突然剧烈咳嗽，几口鲜血喷出来。妈妈赶快把他送进医院，医生诊断为肺结核病，需要隔离半年治疗。

那么，一旦小儿患结核病后该如何护理呢？

正确做法

一是积极治疗，重视预防。如果不幸患了肺结核，按照医生的治疗方案治疗，不能随意减少疗程，减少药量。要树立信心，不断激励孩子，敢于向疾病做斗争。结核病患儿在经过了医院的治疗后，病情有所好转，一般无特殊情况，两个月左右就可以回家休养了。

二是必须巩固治疗。回到家后，家长要按照医生制订的方案进行巩固治疗，不能间断。有一些患儿出院后很容易放弃治疗或间断治疗，这会严重影响结核病的治愈，会导致旧病复发或结核杆菌产生耐药性。因此，父母应给结核患儿建立服药登记卡，每次服药后认真做好记录，避免漏服。

三是加强营养，提高身体素质。结核病由于慢性消耗，会造成蛋白质的过多分解，导致患儿体内蛋白质、热量、维生素不足。因此，应多给患儿吃含高热量、优质蛋白、多种维生素的食物，如瘦肉、鱼虾、蛋类、新鲜水果和蔬菜。

四是防止感冒和感染。结核患儿在患病的过程中身体很虚弱，各种病毒、细菌等病原微生物常常乘虚而入，患儿易出现感冒、咽炎、泌尿道感染等，使趋于痊愈的疾病再度恶化。因此，患儿父母要督促患儿适当锻炼身体，气温变化时要随时增减衣服，尽量不到人员拥挤的公共场所活动，预防感冒发生。

五是避免过度劳累。有的结核患儿一离开医院就认为万事大吉了，不注意休养，玩过了头，体力消耗大，结果使病情恶化、复发。因此，患儿在好转期过早做比较剧烈的运动是不合适的，但也不必要绝对卧床休息，适度的活动（散步、做广播体操等）还是可以参加的。

六是定期到医院复查。结核患儿出院后，父母要定期带孩子到医院复查，医生会根据复查情况修改治疗方案，调整用药。患结核的孩子不能认为能吃饭、能睡觉、感觉良好就不去管它了。

父母切记

其一，细心观察，正确判断，及早看医生。婴儿期的"小宝宝"患肺结核病一般不容易察觉，父母发现"小宝宝"出现不明原因的持续高热、脸色不好、烦躁、食欲减退、消瘦、咳嗽、咯血、夜间盗汗等症状，经两周正规治疗仍不见好转，而且病情进展较快、较重，此时父母就应想到"小宝宝"可能患了结核病。应立刻去医院全面检查治疗。一旦确诊为肺结核，应住院治疗。

其二，注意止咳祛痰，防止气管堵塞。通常情况下，患儿的咳嗽比较厉害，在医生的指导下，及时给孩子吃止咳祛痰药，避免剧烈咳嗽。对于3岁以内的婴幼儿，无论是夜间还是白天，父母都要随时观察孩子的气管分泌物（痰）流出是否顺畅，防止较大、较黏的痰块、血块堵塞气道，引起窒息。对于4岁以上的孩子，父母除了高度警惕夜间孩子气管里的分泌物以外，白天一定要嘱咐孩子自己观察，发现痰多、血多、呼吸异常，立刻告诉父母。

护士长温馨提示

平时应认真、彻底、按时、全面地对肺结核患儿使用的餐具、水杯、用具和衣物进行消毒，搞好个人卫生，保持房间空气流通。

小儿患病毒性肝炎的护理

由于对肝炎的无知，提起病毒性肝炎，很多父母如临大敌，很担心孩子被传染上。

病毒性肝炎是多种肝炎病毒引起的传染病，具有较强的传染性。临床上分甲型、乙型、丙型、丁型、戊型和庚型六种。

在病毒性肝炎的发病率当中，甲肝是发病率最高的，容易引发流行。该病不分季节，可以全年发病。日常生活中，甲肝的传播途径是被污染食物、水源，健康人通过口把病菌带入体内，受到感染而发病。

病菌进入体内后，一般有数天潜伏期。发病后的临床表现是食欲下降、厌恶油腻、呕吐、恶心、全身乏力，有些患儿还有腹胀、腹痛、肝区疼痛，几天后白眼珠及皮肤发黄，全身瘙痒，小便颜色如浓茶水，大便色淡，甚至灰白色，如豆腐渣样，这就是人们常说的黄疸性传染性肝炎。也有的患者无黄疸现象。无论哪一型，患者的肝脏都有不同程度的肿大，医生检查时手触到肝脏的边缘或用拳轻轻地捶击肝区，有疼痛感觉。病情严重，出现蛋白尿、下肢水肿、烦躁、意识模糊，最后出现昏迷，如果治疗不及时，就会死亡。

事例辨析

5岁的大洋平时没有良好的卫生习惯，不洗手就乱吃东西，还特别爱吃街头流动小摊的食品。

春节前，他感到全身无力，小便发黄，眼睛也发黄，妈妈带他去医院检查。被诊断为急性黄疸性肝炎，必须在家隔离治疗，不能随意出门了。

他很孤独，为了摆脱孤独，他把自己是"传染源"的事给忘了。偷偷去邻居小朋友家玩，还用小朋友的杯子喝水。后来他得知这位小朋友也不幸患上了肝炎，也不得不隔离在家养病。

病毒性肝炎的传染性很强，需要特别注意。那么，小儿患病毒性肝炎后该如何护理呢？

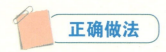

正确做法

一是加强预防。家长平时要求孩子注意个人卫生，肝炎是可以预防的。注意休息与营养，提高自身的免疫功能，不要熬夜，不要过于疲劳。注意养成良好的卫生习惯，科学洗手。不吃可疑食品，不喝生水，保证食品卫生。在医生的指导下及时给孩子进行预防免疫注射。

一般来说，病儿早期传染性最强，在刚得病40天左右的时间内，患者的血液和肝脏里存有肝炎病毒，这种病毒主要由胆道进入肠腔，然后随大便排出体外，从而造成种种传染机会。

遇到哪些情况可能会得肝炎呢？第一，与肝炎患者有密切接触。第二，用了肝炎患者用过的东西，如桌、椅、票证、碗、筷、玩具等。第三，吃了被病毒污染的、经蚊蝇传播的，或患者吃剩下的食物。第四，输了肝炎患者的血液，或给患者用过的医疗器械没经严格消毒又用于非肝炎患者等。

二是实施隔离。患儿一旦患上肝炎后，经过医院治疗病情稳定后，可以回家调养。要将患儿安置在空气流通、环境舒适的房间进行隔离（一般要隔离40天）。患儿和健康人的生活用品应严格分开，患儿用过的餐具、茶具、玩具、金属制品和小件衣服可煮沸或蒸气消毒20～30分钟，污染的容器可放入3%的漂白粉澄清液中浸泡2小时。对于患儿的呕吐物、分泌物及粪便应用漂白粉消毒后再冲走或深埋，患儿的房间可用0.4%～0.8%的过氧乙酸液喷雾，每平方米30毫升，密闭1小时，厕所可用2%的次氯酸钠液或2%的过氧乙酸液喷雾。

家庭成员中只要和肝炎患者有接触，需用肥皂流水冲洗双手或用0.5%的清洗消毒剂浸泡双手后用清水冲洗。患儿的被褥要在阳光下曝晒6~8小时。最好不与患儿握手，隔离期间患儿不能去公共场所吃饭、串门。

三是注意休息。急性期的患儿应卧床休息，以增加肝脏的血流量，改善肝脏的供氧量，促进坏死肝细胞的恢复。在病情明显好转后逐渐增加活动量，但以不感觉疲乏为标准，这对消化和吸收都有好处。对慢性肝炎患儿不能强调绝对卧床休息，做到适当的休息和恰当活动相结合，保持8小时的正常睡眠。病情稳定的患儿，可以适当活动，症状完全消失和肝功能正常2个月后可恢复正常，但生活要有规律，不宜过度劳累。

四是科学饮食。正确的饮食习惯对肝炎的恢复起着非常重要的作用。急性肝炎患儿尤其是黄疸期，应进清淡易消化的食物，随着病情的好转，逐渐增加蛋白质和脂肪，以利肝细胞修复再生。每天可吃些含蛋白质丰富的食物，如豆类，牛、羊、猪的瘦肉，蛋类等，但不要强调高蛋白质，摄入蛋白质一定要适量，同时一定要搭配好动植物蛋白质，还要摄入充足的蔬菜和瓜果。肝炎患者不应禁忌脂肪类吸收食物，脂肪能帮助消化吸收多种维生素，只要患儿没有厌油反应，就不要禁忌脂肪类食物。肝炎患儿过多吃糖会加重胰腺负担，引发严重后果，因此要避免糖的过多摄入。

五是正规用药。一定要在医生指导下用药，定期检查肝功能，根据医嘱调整用药。因为有的患儿自觉症状渐渐消失，但并不意味着肝功能已经正常，一般急性肝炎患儿需要半个月至1个月检查一次，急性恢复期或慢性肝炎每1~3个月检查一次。

 父母切记

其一，护理者相对固定，掌握护理知识。平时父母要养成多细心观察孩子体征的习惯，如精神状态、二便情况、饮食情况、眼睛及皮肤颜色变化情况等，做到对孩子的健康情况心中有数。孩子一旦不幸患病，家长不能随意护理，必须先学习一些专业护理知识，懂得隔离消毒的操作方法，并相对固定护理孩子的人员。

其二，加强免疫。孩子患了肝炎以后，由于需要护理孩子，父母是密切接触者，为了预防自己感染，需要在医生的指导下进行免疫注射。

其三，要使孩子保持心情舒畅。对于2岁以内的孩子，父母应多以语言、肌肤表示关爱，多给孩子轻声唱儿歌、小曲，让孩子有安全感。对于3岁以上的孩子，父母可以给孩子讲故事，把肝炎疾病的治疗、预防、恢复、饮食编成寓言，或小节目，耐心给孩子讲，想方设法让孩子保持乐观心情，鼓励孩子树立战胜疾病的信心，消除恐惧心理，只有愉快、规律生活，正确治疗，适当活动，提高机体的抗病能力，才能康复得快。

🌙 护士长温馨提示

孩子患上肝炎后，家人要主动做好隔离，嘱咐孩子管住自己，不到处乱跑，注意休息，加强营养，保持乐观情绪，配合医生治疗。

小儿摔倒后不能忽视的几个问题

小儿走路功能不健全，身体稳定性差，加之控制重心的能力弱，因此经常会发生摔倒的情况。

有一些家长的处置方法是马上把孩子抱起来，给孩子好吃的，或给好玩的东西，或给奶吃，止住哭声完事，并不仔细检查一下孩子的身体情况。其实这种做法非常不科学，因为孩子的骨头较软，头与内脏器官发育尚不健全，抗外部冲击、撞击的能力比较差，所以一旦孩子猛然摔倒，很容易造成伤害。

还有一些家长的处置方法是装看不见，让孩子自己站起来，结果因为孩子真的摔伤了，导致"二次"伤害发生，甚至可能造成终生遗憾。

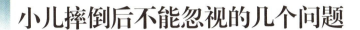

事例辨析

4岁的小花和爸妈遛弯，她出了家门就喜欢奔跑，跟别人追着玩。一次，她不小心摔在马路牙子上，感到小腿剧烈疼痛，她边大哭、边吃力地爬起来，坚持着走了几步，实在坚持不住了，就坐在地上起不来了。妈妈和爸爸立刻把她送进医院，医生看着X片，说小花骨折了，摔倒后又站立强行走了几步路，造成了骨折后骨骼严重错位，治疗、康复起来比较麻烦。如果她摔到后不动，或是科学地移动，就不会出现严重骨折错位了。

小儿摔倒后不能马虎，要正确处置。那么，小儿摔倒后，应该怎么办呢?

正确做法

从医学与护理的角度来讲，小儿摔倒后不要马上爬（站）起来，更不能马上走（跑），应该进行以下初步的伤情判断后，再起来。

一是判断有无骨折。这是非常重要的判断，一旦小儿摔倒后，要保持冷静，嘱咐孩子自己感觉一下全身是否有疼痛难忍的地方，感觉一下四肢是否有不听指挥的地方，左右转动一下头部，感觉一下是否有不灵活的地方。如果出现不好的感觉，一定不要乱动，要向父母、老师、同学、周围的民警及路人求救，请他们帮忙叫救护车，注意也不要随意让帮忙的人抱、背、抬，以防止出现严重骨折并发后果。有的小孩没有这方面的急救知识与经验，摔倒后觉得面子不好看，总是飞快地爬（站）起来，假如没有骨折还好，要是一旦发生了骨折，那么后果将不堪设想，也可能会造成终身的遗憾。

二是判断有无出血。判断出血比较简单一些，当发现孩子摔伤部位出现鲜红、量大且为喷发状的出血时，说明是动脉血管出血，需要马上进行手压止血，并及时送孩子去就近的医院处理。当发现孩子摔伤部位出血为暗红，且速度缓慢，又较少时，说明是静脉血管出血，可自行用一些常用的止血药既可。冬天要特别注意，孩子衣服穿得多，有时内部出血不容易察觉到，也要认真检查孩子的伤情，并让孩子自己感觉体内有无发涩，如果有发涩的感觉，就要立刻告诉父母。

三是重视扭伤关节。孩子关节扭伤后，如果是轻微扭伤，自己活动活动关节，就过去了。如果是重度扭伤，出现红、肿胀、活动困难时，此时千万不要随意使扭伤的关节受重，要及时告诉父母，请医院的医生来处理。

四是注意观察，不能忽视后遗症的发生。小儿不慎摔倒，尤其是碰到头后，因为小儿的骨头较软，头与内脏器官发育尚不健全，抗外部冲击、撞击的能力比较差，所以一旦猛然摔倒，很容易造成伤害。如果不及时得到正确处理，很可能会造成终生遗憾。为了确保小儿的健康，父母应仔细检查孩子身体表面，看有无流血、血肿；看有无木刺、铁钉之类的东西扎在皮肤里。

如果情况异常，应及时处理。同时，要让孩子张开口，检查一下是否有牙齿摔掉或松动，舌头有无破损或流血。而后，让孩子轻轻做弯腰、直身动作，反复几次，看孩子有无异常反应。同时让孩子蹲下、起立，看是否轻松、灵活、无疼痛，如果不能下蹲或起立，说明有问题，要仔细地检查，问题严重的话要及时去医院。另外，父母应重点检查一下孩子的双眼、双耳、鼻子，看有无外伤或其他异情。父母还应仔细观察两至三天孩子的"二便"情况，如果大便有血或发黑，小便赤红或混浊，说明内脏可能有问题，应及时去医院。

父母切记

其一，看护、预防很重要。当孩子到了10个月大时，婴儿期即将结束，能扶着护栏站着走了。此时孩子特别淘气，因为脚步不稳、头重脚轻，很容易摔倒，父母要时刻小心，防止孩子意外摔下床、桌子、儿童车、楼梯等，脑袋容易碰到桌子角，此阶段，父母应提前把桌子角，或危险的地方包裹上海绵或儿童专用安全橡胶，防止孩子磕碰。当孩子到了1～2岁时，特别爱快走、爱小跑，父母要全时看护，尽量选择安全的地域让孩子玩。当孩子到了3岁以后，父母要注意家里的窗户、阳台护栏，加上缝隙保护网，以免孩子钻出去发生意外摔伤。随时嘱咐孩子做游戏活动、体育运动、上下楼梯时要特别小心，不能急躁，更不能逞能。

其二，父母重点看孩子有无脑损伤。护理临床实践认为，要从以下四个方面看。

第一，看孩子有无意识障碍。父母要特别注意观察孩子在受伤后半小时至十小时的体征，如果是脑损伤，容易在此时间段发生昏迷。

第二，看孩子瞳孔变化。如果孩子两侧瞳孔不等大，或瞳孔缩小、散大、瞳孔对光反射变得迟钝，甚至消失，预示着脑损伤。

第三，看孩子有无呕吐。如果孩子出现有力的喷射性呕吐，要特别警惕出现脑损伤。

第四，四肢活动。如果孩子肢体发生抽搐、躁动不安、或单侧肢体或双侧肢体不能动弹，预示着脑部可能有损伤。

如果是孩子头部受到损伤后，在注意以上突发病症时，也要观察其耳鼻内有无出血和流水（实为脑脊液），步态是否稳定，神志和面部表情是否正常，如果有任何以上一种现象，在孩子摔倒后发生，父母要当机立断，即刻送孩子去医院，不能犹豫，以免耽误病情。

通常情况下，为了保险起见，孩子摔倒后，特别是碰到脑袋后，最好及时送医院检查，回家后也要继续观察，至少要密切观察24小时，因为大脑损伤后在短时间内很难看到真实情况。

其三，父母要教育大一点的孩子，使他们懂得登高的危险。教育孩子不可从高处随便跳下，不拿力所不及的东西。

其四，父母带孩子到公园玩秋千、滑梯时，应格外留意，注意孩子的一举一动，不能脱离大人视线，若发现有危险，要马上禁止。

护士长温馨提示

家长千万不能忽视小儿摔倒的问题，一旦发生，要保持头脑冷静，正确处置最关键。还应密切观察孩子的饮食情况有无异常、睡觉有无异常。

小儿被蚊子叮咬后的护理

夏天，父母最担心小儿被蚊子叮咬，可是无论怎么防范，小儿总是被讨厌的蚊虫叮咬。

蚊子是飞行高手，它们的眼睛非常敏锐，能迅速辨别物体，区分不同的颜色，对光线的强弱也能迅速辨别。蚊子喜欢相对较弱的光线，在傍晚与黄昏、黎明前最为活跃。

蚊子的嗅觉非常灵敏，数百米之外就能闻到小儿呼出的二氧化碳气体、汗液的特殊气味与残留的奶液味，顺着气体方向，蚊子迅速飞到小儿身上，毫不留情地吸着小儿的血液。所以，防蚊子叮咬很重要。

一些蚊虫的毒性很强，带有很多病菌（乙脑、猩红热、丝虫病、疟疾、伤寒、霍乱、鼠疫等），小儿被叮咬以后，各种致病病菌会进入人体血液里，导致发病。

被蚊虫叮咬以后，不能轻视，更不要置之不理，以免造成严重感染，导致不可挽回的后果。

事例辨析

夏天的傍晚，3岁的小慈穿着短裙在小区里的小水池子旁边玩蝌蚪，不知不觉中被蚊子叮咬了，大腿、手臂上起了好几个红疙瘩。她没有在意，继续在水池边玩蝌蚪。水池里的水很脏，把红疙瘩污染了。

回家后，疙瘩开始发炎，很痒痒。妈妈给涂抹了清凉油，她用力抓挠，抓破了好几处。有两个疙瘩感染化脓了，疙瘩周围皮肤红肿的范围扩大，疙瘩成了大水泡，直往外流黄水。第二天夜间，她开始发高烧，说胡话，甚至还抽搐起来，妈妈吓坏了，紧急把她送到医院，外科医生把感染的水泡进行了消毒清创处理，又进行降温，输抗生素液体治疗，抢救了好几天，才转危为安。

被蚊子叮咬后千万不能大意，要认真处置，那么，小儿被蚊子叮咬后怎么办呢？

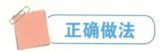

正确做法

一是积极预防。孩子1岁以前，父母要特别注意孩子的居室防护，夏天、秋天窗户、门都要加防蚊网，睡觉时蚊帐要支撑好，边角压严实。夏秋外出活动时，婴儿车也要装防护蚊虫网。在喂奶后，及时给孩子擦洗被污染的皮肤、衣服、床单，保持清洁和干燥，以免招来蚊子。

孩子2岁以后，父母要以讲故事、讲寓言，或游戏、情景剧的形式，告诉小儿蚊子是四害之一，平时要远离蚊子。孩子运动、睡觉出汗后，父母要及时给孩子擦洗，吃饭后如果有洒落的饭菜汁污染了皮肤、衣服、床单，应及时清洗，保持孩子皮肤清洁和干燥。孩子喜欢户外活动，喜欢水、草、树木、花、昆虫等，要尽量让孩子穿长袖衣裤，不要在杂草里，或不干净的水边活动。平时嘱咐孩子远离牲畜圈养地、垃圾站、污水井，可以将驱除蚊虫药液预先涂抹在孩子的衣服上、被子上、褥子上，也可以使用清凉油、花露水涂抹。

3～6岁的孩子睡觉时容易乱蹬，父母要随时检查好蚊帐，或点燃适合孩子用的蚊香。如果带孩子夜间在外活动，最好要减少灯光的使用，以免招来蚊虫。晚上睡觉前，先寻找屋内的蚊子，并将其消灭。

二是认真处理，不能马虎。小儿一旦被蚊子叮咬以后，无论多么痒痒，千万不能用手抓挠，更不能让疙瘩因受到污染而感染，注意用干净的水彻底清洗伤口，并涂抹有消炎、止痒作用的药（清凉油、花露水等），注意保护伤口，避免着水，以免引起感染。要注意观察伤口情况，当感到身体发烧、头昏、无力时，或有其他异常时，及时到医院检查。

父母切记

其一，细致观察。小儿被蚊子叮咬后，不一定马上发病，因为一些疾病有潜伏期，短的数小时，长的数月不等，要密切观察孩子的体征，特别是近1个星期之内更要认真观察，呼吸、心跳、体温、血压、饮食、"二便"、皮肤等情况，发现异常及时去医院。

其二，防止抓挠。夏秋季蚊虫多，更要讲究个人卫生，孩子年龄小，特别爱出汗，父母应随时给孩子清洗干净。孩子被咬后，如果伤口感染了，要想方设法管住孩子的手、腿，剪短手、脚指甲，以免孩子乱抓、乱挠，使伤口进一步恶化。1岁以内的孩子，父母要严加看管，甚至可以把手脚控制起来。2岁以上的孩子，要耐心给孩子讲道理，可以结合蚊子模型，告诉孩子伤口不能乱抓。3岁以上的孩子好动，由于不能随时掌控在父母的视线内，父母要认真嘱咐孩子护理好伤口，不要因为着水、出汗加重感染。

 护士长温馨提示

孩子被蚊子叮咬以后，家长要及时处理伤口，不能拖延；可以给孩子抹清凉油、花露水、消炎止痒液等。

小儿使用体温计碎了怎么办

有了"小宝宝"以后，家里就要准备体温计了。由于体温计是玻璃制品，而且经常使用，一不小心容易破碎，需要特别注意安全使用。

体温计里有水银，水银是一种白色液态金属，化学名称是汞，毒性大，其黏度小，流动性大，流到外界就回收困难，很容易形成小汞珠，留在桌面、地面、床上、沙发等处的缝隙中。因为水银对皮肤有刺激，不能让皮肤接触水银。

所以，在使用体温计的过程中，一定要防止破碎，防止误食、误摸，防止扎伤。

事例辨析

3岁的小马玩耍时发现了妈妈放在抽屉里的体温计，她非常好奇，拿起来玩，不小心把体温计打碎了，赶忙用手抓滚在床上的水银珠子，可怎么抓也抓不住，最后用手捧，折腾了半个小时才把水银珠子处理干净。

不一会儿，他的小手、胳臂开始痒痒，皮肤发红，吓得他大哭起来。妈妈立刻把他送到医院看医生，经常规处理后，消除了隐患。

水银很危险，小儿应该远离。那么，小儿使用体温计碎了怎么办呢？

正确做法

一是小儿夹在腋下测量时体温计发生损坏。父母应立刻检查有无破碎玻璃扎进孩子的皮肤里，有无水银渗入皮肤中，如果有立刻清伤，彻底清理干净，不能留有残物。而后，及时对泄漏出来的水银做清理，尽量避免小儿皮肤接触流散的汞珠，不要用手接触，需用真空吸管吸取（不能用嘴吸吸管），如无真空吸管可用羽毛、毛笔边扫边收集到垃圾筒里，将收集好的水银倒入马桶，放水冲走。对桌面、地面用水冲洗，对衣服、床单、毛巾被要认真抖落，及时清洗。为了安全起见，应带孩子去医院看医生。

二是小儿口含测体温时体温计发生损坏。父母要迅速稳定孩子情绪，防止玻璃碴子扎伤舌头、口腔黏膜等，迅速、安全地拿出散碎玻璃后，立即催吐，而后服生鸡蛋清2~3个，以减少人体对汞的吸收。连续3天，父母应密切注意检查小儿的粪便，如水银长时间未排出，怀疑小儿有汞中毒症状时，应带孩子去医院做详细检查，必要时做诊断性驱汞治疗。

三是小儿肛门测体温时体温计发生损坏。父母要迅速查看孩子肛门的情况，有无扎伤、出血等，而后立刻清理散碎玻璃与散落的水银。让孩子蹲位，或抱着孩子，露出肛门，用清水反复冲洗。要密切关注孩子肠道的情况，有无出渗血、出血，观察孩子大便的情况，准确判断小儿肠子是否受到损伤。

另外，父母也不要慌张，体温计内的水银（汞）是一种有毒的金属，吃进人体后，一般能够从肠道排出。

父母切记

其一，根据年龄不同，区别看护，不能有一点点的大意。对于1岁以内的孩子，给孩子测量体温时，父母要全时监控，不能掉以轻心，因为小儿可能会随时乱动。给2~3岁的孩子测体温时，父母要边嘱咐、边看护、边鼓励，让孩子积极配合。对于4~6岁的孩子，父母要通过耐心的教育、引导，使孩子自觉接受体温测量，明白测量体温的重要性。

其二，保持镇定，不给孩子心理增加负担。不能给孩子心理压力，更不能让孩子感到大难临头，恐惧感增加。父母要迅速、有序、忙而不乱地处理，同时以各种方式安慰孩子，帮助孩子在情绪与心理稳定的状态下解决好。

其三，认识汞中毒，不可轻视。父母要学习卫生保健知识，知道汞中毒的几个典型症状，做到心中有数。

精神症状：小儿出现头昏、头痛、失眠、多梦，情绪激动或抑郁、焦虑和胆怯以及植物神经功能紊乱。

肌肉震颤症状：先见于小儿手指、眼睑和舌，以后累及手臂、下肢和头部。

口腔症状：主要表现为小儿黏膜充血、溃疡、齿龈肿胀和出血，牙齿松动和脱落。

如果小儿出现了上述任何一种症状，父母就要迅速判断出小儿可能发生汞中毒了。汞中毒对肾脏损害严重，可出现肾炎和肾病综合征。小儿汞中毒不是小事，要立刻送孩子去医院看医生，不能拖延时间。

 护士长温馨提示

体温计要注意安全保管，不能随意放置，更不能让小儿当玩具玩。测量时家长全时监控、照看，尽量不使用口温测量。

小儿"红眼病"的护理

　　流行性结膜炎是由细菌或病毒引起的传染性很强的眼病，俗称为"红眼病"，或"火眼"，日常生活中小儿很容易被传染上。如果手沾上了病毒与细菌，随意揉眼睛，就会发病。如果使用了被污染的手绢、脸盆，也会引发"红眼病"。它还能够通过被污染的水传染，因此生活中要倍加小心。

　　"红眼病"的主要表现是发病急，结膜充血水肿，出现红血丝，检查时可见到睑膜和球结膜，充血明显，眼睛发痒，感觉内部非常难受，常常有异物感。害怕光线照射，眼睛分泌物多，视物模糊，流泪不止，疼痛难忍，有的因眼睑浮肿而睁眼困难。严重时会发生角膜溃疡，造成视力极度下降。有的小儿还出现发热、全身难受等特征。

　　病毒性"红眼病"的主要表现是结膜充血水肿，分泌物呈黏性或水样。如果怕光、流泪，更需要加以重视。否则会影响视力。

事例辨析

　　4岁的小丽最喜欢与妈妈"黏"在一起，最近妈妈从外出差回来不久，怀疑自己得了"红眼病"，妈妈告诉她毛巾和洗脸盆要单用，不能乱用。她不在乎妈妈说的话，还继续用妈妈的毛巾擦脸，结果没几天自己也得了"红眼病"。小丽与邻居的几个小朋友关系很好，平时与她们也是"亲密接触"。没有多久，这几个小朋友被她传染上了。

　　"红眼病"具有很强的传染性，一定要注意。那么，小儿患了"红眼病"该怎么护理呢？

正确做法

一是预防教育。"红眼病"是可以预防的，主要是讲究卫生，不要用不干净的手去揉眼睛，勤剪指甲，饭前便后要洗手；不使用不干净的手绢擦眼睛；洗脸盆要经常消毒。二要注意休息，增强眼睛的营养。经常熬夜，眼睛疲劳时，就容易患此病。三要注意眼睛的防护，避免小昆虫和尘土进入眼里。四要认真对待，不能大意。不要到被污染的水里玩水，在公共游泳场游泳时，要注意对眼睛的消毒。

二是积极治疗。立刻去医院看医生，按照医嘱，严格使用药物。

三是点眼药的技巧。护理临床经验认为，点眼药有讲究，不要把药水直接滴在小儿的黑眼珠上，因为黑眼珠即角膜是人体最敏感的部位，药水一刺激，人就会不由自主地眨眼睛，而且药水也会流出来。

正确的方法：父母洗净双手，预备一个消毒棉球，让孩子坐、抱、躺均可。如果孩子坐时头略后仰，眼睛向上看，用一只手的食指指肚轻轻扒下眼皮，另一只手持眼药，将一滴药液（或一小条药膏）轻轻点在下眼皮的里面，随即用拇指、食指捏起下眼皮向外提一下后轻轻合上眼睛，将药含在眼皮里。然后把棉球放在内眼角鼻根旁，用食指轻轻压一会儿（上药膏时可不压迫内眼角）。如果药水是悬浮液，用时先摇匀。滴药瓶口不必离眼太远，但不可碰到眼睛，以防污染眼药。上药后再洗一次手，以防造成疾病传播。如果用毒性较大的药水，要多压一会儿内眼角，以减少吸收，减轻毒性。同时使用多种眼药时，应先上药水，后上药膏，上完一种后稍等几分钟再上另一种。为了不影响生活，药膏可在睡觉前点用。眼药用闭，要放在低温、干燥、避光处，存放时间过长，眼药变了颜色或变混浊的眼药均不宜使用。

四是小偏方。其实民间有很多治疗"红眼病"的偏方，这里提供几个供参考。一是用柳叶水熏洗。采摘鲜柳叶一把，加清水半盆煮开20分钟，离开火后，将眼睛睁大距离水面30厘米左右，让水蒸气熏。二是用桑叶水擦洗。桑叶一两，加水两碗，煎后留一碗，使病眼紧闭，而后用干净的棉花蘸擦。三是用菊花水洗。白菊花15克，开水冲泡15分钟，而后慢慢洗眼圈。

父母切记

其一，3岁以内的孩子得了红眼病应适当隔离，不要带孩子串门，暂时不要外出，正确治疗，注意眼睛卫生，随时看护，管好孩子的双手，防止乱抓。3岁以上的孩子得了红眼病，暂时不要去幼儿园了，也不要到理发店及公共浴池，以免疾病蔓延。

其二，将患红眼病孩子使用过的毛巾、手帕和脸盆煮沸消毒，晒干后再用，并为孩子准备专用的洗脸用具。

其三，饮食清淡，多食蔬菜、新鲜水果等，保持大便通畅。

其四，开放患眼，不能遮盖，否则眼分泌物不能排出，反而加重病情。按时给患眼用药，不能遗忘。

其五，对于3岁以上的孩子，通过讲故事、游戏等方式，嘱咐孩子在红眼病流行期间尽量不去公共场所。

其六，冲洗、点眼药或熏眼时，应严格按照医嘱办，先将小儿头偏向患侧，小儿睡觉时也应偏向患侧，以防分泌物流向健眼。冲洗或滴眼药后要及时洗净双手，以免传染他人。小儿眼睛特别敏感，也很脆弱，洗眼液不可过冷或过热，冲洗前父母可滴于手背上试一试温度。开始熏眼时，要注意勿使眼过于接近盛器，以免过热烫伤眼睛。洗眼的煎剂不宜太浓，否则，对眼刺激较大。小儿的眼药切勿给其他人使用，以防传染。治疗必须及时彻底，在症状基本消退后，尚应继续用药1～2周，以防转为慢性或复发。

护士长温馨提示

"红眼病"对眼睛的危害很大，孩子一旦被传染上这个病，家长要认真护理照顾，注意做好孩子的个人物品消毒，杜绝交叉感染的发生。

小儿鼻出血的护理

　　小儿火气盛，春夏或高烧时，有不少孩子鼻子特别容易出血，而且常常是在夜间睡眠中鼻子出血，弄脏枕巾、衣被；而且更主要的是孩子经常、大量地出血，如果止血不及时，会造成失血性贫血，严重影响小儿的健康，这让父母很着急，因为鼻子出血不是小事，严重时还会有生命危险。

事例辨析

　　今天陶陶的鼻子又流血了。3岁的陶陶鼻子最近总流血，幼儿园老师为他着急，催促他的爸爸带他去医院看医生。陶陶爸爸总认为孩子火大，营养过剩，多喝水就没有事了，一直拖着没有去。这次流血多，陶陶爸爸也害怕了，立刻带孩子去医院，医生经过检查，发现是鼻腔溃疡，血小板减少。病情很严重，需要住院治疗。

　　小儿鼻子流血不是小事，要仔细观察，引起重视。那么，小儿鼻子流血该怎么护理呢？

正确做法

　　一是保持镇静。小儿鼻子出血时，父母要及时安慰，以语言、合适的肢体动作，稳定孩子情绪，避免小儿过度紧张，要让小儿放松身体，减轻压力。恰到好处地告诉小儿，只要不是器官（血液）问题，一会儿就会止血，保持镇定最重要，只要孩子能镇定下来，血就很快止住了。

二是正确止血。立刻让小儿半坐姿势，或抱坐在父母大腿上，头向前倾，不要向后仰，以免使血流到口里，使鼻子里没有凝固的血块阻压出血点，出血会更多。临床护理中，快速止血的方法有三个。

　　第一，鼻部及前额部用冷毛巾敷贴，使血管收缩，减少出血。

　　第二，用手指紧压出血一侧的鼻翼，使鼻翼与鼻中胳下方贴紧，几分钟就可以止血。

　　第三，对于3岁以上的小儿，可在棉球上滴些滴鼻净，在出血鼻孔内沿，适当加以压力，效果也很好。

　　第四，如果小儿出血不止，可以用涂抹凡士林的纱布卷插入出血的鼻腔内，很快就能止血。

　　无论什么情况下，千万不可以把脏布（手绢）塞入小儿流血的鼻腔里，以免引起感染。

　　三是小偏方。如果小儿左鼻孔出血，父母以适度的力掐住小儿右大拇指根部，几分钟就有效果；如果小儿右鼻孔出血，父母用适度的力掐住小儿的左大拇指根部，几分钟就有效果。

父母切记

　　其一，认真找出原因。询问孩子最近吃了什么、喝了什么，有无外伤，磕碰了鼻子没有，是不是用手挖鼻孔了，要心中有数。如果小儿鼻子出血是因为空气干燥，或因为吃了过量的油炸食物，或吃多了含热性高的食物，或是因为发高烧引起的，就不必紧张了，适当增加房屋湿度，多喝温开水，合理膳食，体温降下来以后，很快就能解决问题。

　　其二，不能麻痹大意，及早去医院检查。如果小儿鼻子经常出血，就要仔细查找原因了。因为小儿鼻子出血的原因很多，要分清原因，可能在鼻孔，也可能在全身。如外伤、肿瘤、鼻腔炎症、鼻息肉、鼻溃疡、贫血、白血病、血小板减少、高血压、急性传染病、维生素缺乏和各种中毒等都可能引起鼻子出血，父母要高度重视，不能麻痹大意，要及时送孩子去医院检查。

其三，夜间孩子睡觉时要认真观察，有时孩子夜间鼻子流血不止，很容易发生危险。

其四，千万不能让孩子仰躺卧在床或让孩子头后仰，用纸团填入鼻腔，这样危险性很大。阻止了鼻子出血，可能鼻子出的血进了胃里，一会儿孩子会吐出来大量血块，可能会因为失血过多引起休克。

其五，1岁以内的孩子，在护理时要精心、控制好屋子温度、湿度、饮食要科学。2~3岁的孩子在户外活动时，父母要认真看管，注意保护，避免外伤发生。4岁以上的孩子，父母要经常性地教育孩子保护鼻子，无论是在家，还是在幼儿园都要注意安全。

护士长温馨提示

父母要认真对待孩子鼻子出血的现象，如果孩子鼻子经常反复出血，要及早去医院检查，全面查清楚病因，从而有针对性地进行治疗。

小儿患了细菌性痢疾怎么办

细菌性痢疾是由痢疾杆菌引起的急性肠道传染病，一年四季都会发病，但多发生在夏秋两季节。痢疾杆菌被吃进肚子后，会在大肠里很快繁殖，使肠黏膜溃烂化脓、出血，并不断剥落下来，随着大便排出体外，这就是为什么患上痢疾后，大便里有脓血的原因。

小儿一般是由于以下两种原因被传染上细菌性痢疾的。

其一，吃了带有痢疾杆菌的食品，如被污染的奶、米粉、营养粉、水果、蔬菜、肉等，或吃了携带痢疾杆菌的苍蝇及其他昆虫爬过的食物。

其二，没有良好的卫生及生活习惯，饭前便后不洗手，餐具、用具消毒不好。

其三，随意喝生水，或喝了已经被污染的水。

当痢疾杆菌进入小儿体内，在小儿抵抗能力下降时，经过1～7天时间就会发病。主要表现是全身出现中毒症状，呕吐、腹痛，大便次数增多，里急后重，并且排出脓血样便等。

轻型：轻微发热、腹泻，大便里含有脓血和黏液。

急型：起病急，发热、寒战、恶心、呕吐、全身不适。一日大便可以达到数十次。开始为水泻，很快就是脓血便，而且有解不出来的感觉，精神不振，食欲不好。

暴发型：症状严重，起病急，突然地发高热，在大便未拉出脓血之前，患者就可能出现昏迷、抽风、尿量减少等症状。如果治疗不及时，会在24小时以内死亡。

事例辨析

　　一天，两个5岁的小男孩同时被送进了医院，经过检查是细菌性痢疾。原来，下午他们踢球回家，恰好遇到一个无照经营的"麻辣烫"小摊。两人就"敞开"肚子吃了起来。晚上回家，两人都开始发病，突然发高热，大便拉出的全是脓血混合物，还出现了昏迷、抽搐症状，家长赶快把他们送到医院。抢救了好几天，才转危为安，险些丧命。化验结果显示，"麻辣烫"的原料变质了，细菌严重超标。

　　随意吃东西，没有把住"病从口入"关，患了痢疾是多么危险。那么，小儿患了细菌性痢疾怎么办呢?

 正确做法

　　一是正确治疗。发现孩子有了痢疾症状时，只要条件允许，要立刻带孩子去看医生，根据化验结果，确定科学治疗方案。需要住院治疗的即刻住院，需要回家治疗的，回家后按照医嘱用药。通常情况下，用药应首选黄连素片（刺激性小，不良反应亦小）。无论什么药，均要严格遵照医嘱吃药，不能随意加减抗生素，更不能随意加大剂量。

　　二是专心护理。要稳定孩子情绪，采取各种方法安抚孩子，如给孩子讲故事、看图画书、玩"过家家"游戏，随时跟孩子做亲昵动作，使孩子保持良好的心情。让孩子禁食12～24小时，而后限制饮食，以流食为主，最好是煮烂的蔬菜粥，多给孩子饮淡盐水，适当吃水果、果汁、果泥。2岁以内的小儿，在其肛门周围可以涂抹点油，以免红烂。小儿的褥子、垫子、内衣要天天消毒清洗。3岁以上的孩子，暂时不要去幼儿园，在家隔离，以免使痢疾蔓延。

父母切记

其一，预防教育最重要。小儿患了细菌性痢疾很危险，预防是常态化的，不能松懈。

对于1岁以内的孩子，父母的责任重大，凡是给孩子吃的、喝的、用的、穿的、铺的、盖的、玩的，都要保证卫生、阻断传染源。

对于2～3岁的孩子，父母要看护好孩子，不给孩子自己随意吃、喝不洁东西的机会，养成良好的卫生习惯。

对于4岁以上的孩子，父母要嘱咐孩子在幼儿园、在户外活动时，注意个人卫生，不轻易吃、喝东西。发现患有痢疾的小朋友，要远离，以免被传染。

其二，严把食品关。平时居家过日子，父母应对可疑的食品认真检查，不能轻易让孩子吃进口。

其三，让孩子养成良好的卫生习惯。孩子8个月以后，就要教孩子洗手，给孩子示范洗手的顺序、时间与步骤。告诉孩子不要喝生水、瓜果一定要洗干净再吃。如果家里有凉拌食物，父母要确保食物不被苍蝇污染，多放些生大蒜和食用醋。对孩子吃的食物，要认真进行消毒处理，坚决把住"病从口入"这一关。嘱咐孩子饭前、饭后都要洗手，便前、便后也要洗手。孩子的被褥要常晒，孩子使用的餐具、用具、玩具及时消毒，保证卫生干净。

其四，家里要彻底消灭"四害"。如果家里有了苍蝇、老鼠、臭虫、蚊子、蟑螂、蚂蚁等，父母应高度重视，尽快采取措施彻底消除，防止食品被污染。

其五，严格控制传染源。大人患了痢疾，要自觉隔绝，以免传染给孩子。当发现孩子患了痢疾时，更应该及时隔离，对于患儿使用过的衣物、餐具、玩具和生活用品，及其经常接触的用品（电话、电视遥控器、门把手、马桶坐垫、洗手池等）要彻底消毒。

护士长温馨提示

　　孩子患了痢疾，父母应该首先做好隔离与消毒工作，多给孩子饮淡盐水，补充体内流失的水分和盐分。注意多卧床休息，饮食上应该以流体或是半流体为主。

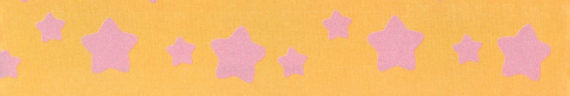

第四章　护理孩子（患病孩子）的
心理准备

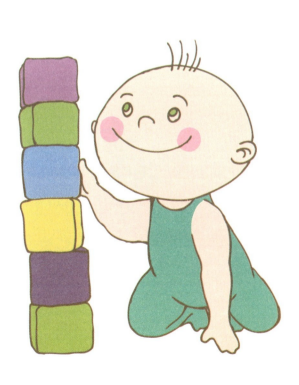

任劳、任怨，要有被孩子骂（打）的心理准备

做父母的护理孩子（患病孩子）看似简单，其实是一项既繁重又复杂，而且是持久的工作，不能出半点差错的、高度紧张的、不能讲条件的特殊工作，来不得半点马虎。

有了"小宝宝"以后，父母就不能"下岗"了，在漫长的护理过程中，会遇到许多想不到的困难和情况，因此要求父母不仅要有充分的体力准备，还要有充分的心理准备。尤其要有任劳任怨，要有被骂、被打的心理准备。如果没有这样的心理准备，不仅护理不好孩子，自己的心理也可能发生问题。

事例辨析

最近，5岁的小禾因为腮腺炎（发烧）躺在床上好几天了，幼儿园不能去，电视不能看，也没有人给他讲故事，憋屈得难受。

晚上，妈妈下班回家给他吃药，他情绪很坏，因为药的味道很苦，又是躺着吃，呛了嗓子，他的"火气"一下子就爆发了。扔了喝水杯子，正好砸到了妈妈。

妈妈被这一幕惊呆了，气得哭了起来，还打了小禾一巴掌，扭头跑出门，赌气地说再也不管小禾了。

小禾没有妈妈护理，情绪更坏了，药也不吃了，饭也不吃了，爸爸着急了，两头为难，只好请小禾的姥姥出面解决。

经过耐心劝说，小禾的妈妈才回家继续照顾他。

护理孩子（患病孩子）的工作很不简单，必须要有任劳、任怨，要有被骂、被打的心理准备。那么，年轻的父母在护理孩子（患病孩子）过程中，遇到不愉快的事情该怎么办呢？

正确做法

一是充分理解，安抚为主。被护理的孩子（患病孩子）由于种种原因，往往会出现心理异常，突出表现是烦躁不安、爱发火，有时还会因为一点小事情暴怒，由于是独生子女，没有发泄对象，经常会向父母发火，甚至还会出现过激的行为，如撒娇、打人、用东西砸人、骂人……遇到这种情况，年轻的父母要保持冷静，理解最重要，理解了也就能原谅了。

二是不要过于生气，耐心和孩子讲理。作为孩子的父母，要能控制好自己的情绪，不要与孩子大声争吵，更不能随意动手打孩子，可以采取暂时回避的态度，待孩子冷静后，再耐心细致地与孩子沟通，一方面要严肃批评孩子对家长不礼貌的行为；另一方面还要以宽广的胸怀去谅解孩子。

三是呼吸调节，稳定情绪。父母一感到生气，应立刻使身体放松，坐姿端正，有节奏地做深呼吸运动。吸气要深，感到气沉至小腹部为止，止气时间要长，吐气要缓慢，呼—止—吐的比例应是1∶3∶2，反复数次，很快就能平静下来了。

四是转移关注点，暂时离开一会儿孩子。因为孩子不听话，父母生气心烦时，可以暂时不想孩子的事，在孩子安全的前提下，暂时离开孩子一会儿，闭目冥想，心气宁静，全身舒展，充分想象大自然的景象，想象农村丰收的景色，想象大海、草原、蓝天、白云、牛羊、江河湖等，对控制情绪十分有益。

父母切记

其一，劳逸结合，分工明确。年轻的父母护理孩子，由于长时间工作劳累、精神紧张，容易造成透支体力，回到家看到孩子情绪就会受到严重影响。所以，年轻的父母一定要明白一个道理，护理孩子不是一两天的事，是持久的工作，为了保持好心情好，体力充沛，保证护理质量，一定要劳逸结合，吃好、喝好、休息好，自己身体好了，才有护理孩子的本钱，夫妻要分工明确，可以请家中老人、亲戚，或请保姆帮助，总之不能一个人全程忙。

其二，科学制订护理计划，忙而不乱。不要小看护理孩子的事，其实很复杂，不论是白天，还是夜间，孩子吃、喝、拉、撒、睡、温度、湿度、疾病、哭闹、吃药、治疗等都需要精心护理，如果没有计划，可能会把家长搞得晕头转向，事情一乱，父母的心情就会被干扰，甚至出现心理失衡，所以制订护理计划很重要，一切按照计划进行，就不至于忙乱了。

护士长温馨提示

俗话说："大人不与小孩一般见识。"父母一旦上岗，就是一辈子的事，甘愿付出，要特别能忍耐，特别能宽容。

勇于吃苦，要有忍受恶劣环境的心理准备

　　父母在护理患病孩子时，由于孩子的病情千差万别，家庭条件、经济状况、住房标准也不一样，所以要有在恶劣环境与条件下护理的心理准备。

　　如果患病孩子病情严重，需要长期卧床，需要在室内吃、喝、拉、尿、睡、治疗，卫生状况相对差一些，异常的气味也很刺鼻。有的孩子患的是传染病，长期接触，难免会被传染。有的孩子同时患有几种病，身体气味难闻；有的孩子患病后身体变形，样子看上去很恐怖；有的孩子患病后经常在室内呕吐，气味令人窒息，被污染的衣物、尿布需要及时消毒清洗，让人很劳累。

　　如果父母认识不到这一点，一旦长时间受到恶劣环境的"折磨"，因为父母也是普通人，心理承受能力也是有限的，很难长久适应，会严重影响护理质量。

事例辨析

　　4岁的小嘉很不幸，因为一次被蚊子叮咬，持续高烧不退，由于治疗不及时，损伤了大脑，发育受到严重影响。长期在床上拉、尿、吐……生活一点也不能自理，屋子里气味难闻，妈妈工作劳累，又没有帮手，最终被"磨"的心理出了问题，得了抑郁症。雪上加霜，家里乱了套，只好把农村老家的父母请来照看。

　　长期护理患病孩子，对护理人员的考验十分严峻。那么，怎么才能具备

勇于吃苦，忍受恶劣环境的心理素质呢？

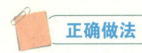

一是暗示自己不能逃避，更不能退缩。由于父母的任务就是精心照顾与护理孩子，这是一辈子也不能下岗的工作，想躲是不可能的，所以必须面对现实，经常暗示自己能吃苦，敢吃苦，以护理好孩子为荣，以解除患儿病痛为乐，自觉进入平凡劳碌、默默无闻的思想境界。

二是学会宣泄。当发现情绪反常，或心理有问题后，不要隐瞒，应主动与可信赖的人交流，说一说心里的委屈与烦恼，说出去了，也就痛快了。不要憋在心中，以免郁积成病。

三是音乐疗法。这是很有效果的一种心理疗法，实践证明，音乐可以使人放松。自古以来人们就知道音乐能修身养性，使人乐观、豁达、开朗、向上和愉快，能消除疲劳与紧张。音乐能刺激大脑，使大脑细胞活跃起来，使人的情绪发生积极的变化，从而收到疗效。护理孩子累了，心里疲倦了，抽点时间听一听喜欢的音乐，每次听音乐时间为10分钟，要静下心来听，效果很好。

四是运动疗法。护理孩子需要付出体力和心力，为了缓解压力，适时运动很重要。运动的方式灵活，主要根据身体条件、家庭情况而定。适量运动对治疗郁闷、忧愁、冷漠等心理问题，有良好的效果。

父母切记

其一，父母的爱是最伟大的，是一切心理烦恼的解药。护理孩子的过程虽然很辛苦，但是父母心中始终存着伟大的爱，经常说一说"孩子我爱你""小宝贝我爱你""乖孩子"之类的话，会立刻增加你对孩子的爱意，一切的委屈、烦恼就会随之而去。

其二，想一想自己的父母，你就会知道当父母的都一样，总是付出得多，超级能忍耐，超级能吃苦，而且不求回报、赞扬与理解。默默付出，才是真父母。

护士长温馨提示

　　父母是"根基"，"根基"不能毁掉，要想方设法把"根基"保护好，因为"根基"没有了，一切也就消失了。

奉献爱心，要有被纠缠的心理准备

现在由于多数家庭是独生子女，父母一般是以孩子为中心，所以孩子一般会产生较强的依赖心理，什么事情都要求父母做，有的孩子（患病孩子）其实能干一些力所能及的事情，但还是提出让妈妈、爸爸帮着做；有的孩子（患病孩子）时间颠倒了，白天休息，晚上有精神，不管父母多么辛苦，还强烈要求父母陪着聊天、活动、游戏；有的孩子（患病孩子）突然来了新想法，想去做可是身体又做不了，不管父母的心情如何，有无事情，也要求父母帮助去做；有的孩子（患病孩子）把父母当成了"影子"，要求随时随地陪着。

因此，要想真正做好护理孩子（患病孩子）的工作，心理上的准备是必需的。如果没有充分的心理准备，或心理准备不足，就不能把护理孩子（患病孩子）的工作做好。

事例辨析

3岁的小美每天几乎黏在妈妈身上，与妈妈形影不离，只要离开一会儿都会哭闹，甚至打滚，不吃饭，不睡觉，全家人急得不知道怎么办。

一天，妈妈生病住院了，小美的情绪变得很坏，摔东西，不吃饭，吵着要去医院与妈妈一起睡。由于妈妈需要手术，不能与小美住在病房，便打电话与小美说话，听见小美可怜的哭声，妈妈心里难受，没有食欲了，病情加重了。

小美不喝水，不吃饭，只是哭泣，三天后也闹出病来了。全身出疙瘩，发高烧，痒痒得厉害，去医院诊治，医生建议住院治疗。母女住进了一家医院，全家人都乱了套。

被孩子（患病孩子）纠缠很麻烦，要有心理准备。那么，如何才能不让孩子（患病孩子）纠缠呢？

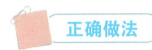

正确做法

一是认识危害，及早培养孩子的独立性。孩子过分依赖父母不利于孩子独立成长，也不利于孩子其他兴趣和能力的增强。孩子整天在父母身边转，会失去许多发展锻炼的机会，对孩子入托影响很大。所以，被孩子缠住的父母应该找找形成这种状况的原因，设法去改变，去让孩子发挥他的好奇心，培养更广泛的兴趣，多和小朋友们接触。父母应有意识地为孩子安排活动，给孩子自我锻炼的机会，培养孩子的独立生活能力。

二是当断则断，不能犹豫。每一个孩子都会对自己的父母怀有依恋之情。但是，有的孩子过分地依恋父母，常常到了"缠人"的地步。孩子一旦出现了纠缠人的现象，父母应分析其原因，有的放矢地加以处理。如果是孩子缺乏感情交流，产生了孤独感，父母应理智对待，主动安排时间与小儿交谈和玩耍，以增加感情交流。如果孩子因为疾病"缠人"，要给孩子讲道理，让孩子认识疾病，学会克制，使孩子逐渐坚强起来。

三是学会说不，善于拒绝不合理要求。如果孩子是因想得到好处而纠缠人，父母就应分析孩子的要求合理不合理。如果孩子的要求合理，或估计他纠缠后，大人肯定要满足或部分满足他的要求，那就痛痛快快地趁早答应。不能答应的，就坚决地回绝，并且态度始终如一，父母的意见坚决一致，不能给孩子钻空子，不让孩子感觉有讨价还价的余地。

四是不要过分保护。要培养孩子的自主能力，让孩子自己多拿主意，尊重孩子的选择。孩子一旦培养起良好的个性，对自己的行为就会做出负责的选择，也就不会"缠人"了。

五是转移注意力。为了摆脱孩子"缠人"的行为，应适当采取注意力转移的办法，用游戏、玩具、书、电视等"牵走"孩子，使孩子接受"新兴趣"。

父母切记

　　其一，千万不要抱怨孩子总是纠缠你。你是孩子的父母，孩子不纠缠你纠缠谁呢？要把被孩子纠缠的事情看得淡一点，要换个角度看孩子的纠缠，孩子纠缠你，说明孩子亲你、爱你、喜欢你，你应该高兴才是，而不是抱怨或烦恼。

　　其二，父母要学点婴幼儿心理学。父母学点心理学很重要，准确掌握之后，可以及时、准确地了解婴幼儿的心理状况，大体知道孩子为什么纠缠自己，是不是缺少爱抚了呢？是不是孩子感到孤独了呢？是不是恐惧了呢？是不是因为疾病难受了呢？是不是因为父母做得不对了呢？是不是孩子的正确要求父母没有完全答应呢？父母用什么语言，什么行为方式，怎样才能恰到好处地减少或拒绝婴幼儿的纠缠。父母心里要有数，不要粗心大意，以免与孩子产生更为严重的心理隔阂。护理孩子的最终目的就是让孩子得到最满意的照顾，使孩子健康成长，这一点父母要有清醒的认知。

　　其三，掌握几个拒绝纠缠的方法。心理学上有几个常用的方法：一是干扰法。当孩子纠缠时，可以采取转换事件的方式，把孩子的注意力转移走，纠缠可能就消除了。二是不干涉法。孩子纠缠时，提出的要求不合理，或故意无理取闹，只要没有危险，就装着看不见，不去理睬，或故意回避，孩子看到没有人管了，也就收敛了。

　　　🎧 **护士长温馨提示**

　　要学会调节自己的心情，当被"纠缠"严重时，可以闭上眼回忆3分钟过去美好的事，心情很快就舒畅了。

下部

婴幼儿习惯养成

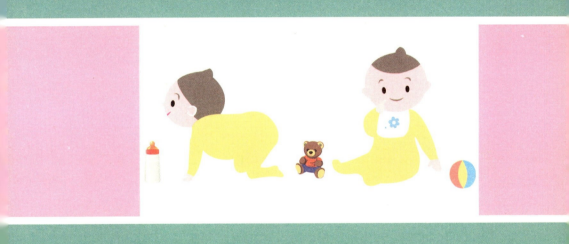

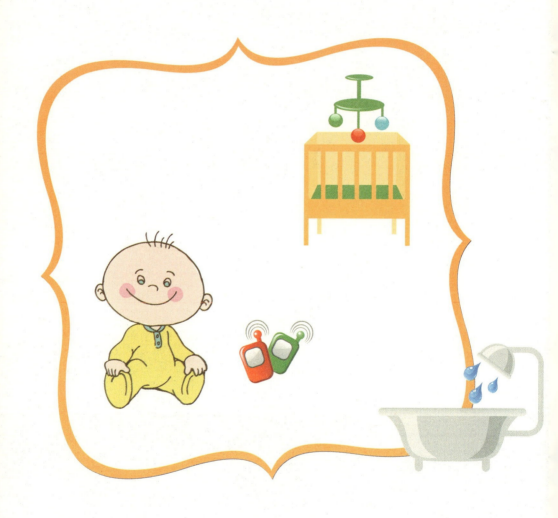

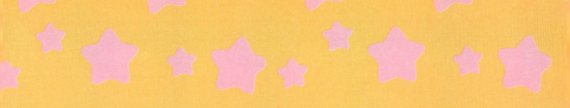

第一章　饮食习惯养成

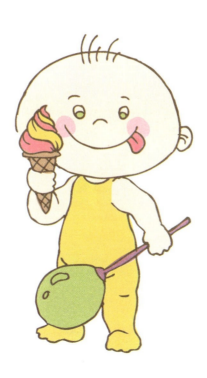

独立的进食能力

　　一般情况下，婴儿在1岁以内还不能独自进食，这是由于手脑的配合未发育好决定的，不能强求，但是孩子过了周岁以后，脑、眼、手、脚协调能力迅速提高，是养成习惯的最佳时期，利用这个时间点，父母要有计划、有技巧、有要求、有系统地培养孩子的自食习惯，让孩子一生受益。

　　如果此时父母担心孩子吃不好，可怜孩子，不下"狠"心，不严格、认真培养孩子的自食好习惯，将来孩子上幼儿园就会很麻烦。

事例辨析

　　云云的孩子快3岁了，马上就要到送幼儿园的年龄了，可是因为孩子吃饭离不开大人喂，云云急得睡不好、吃不好。一天，她下狠心不喂孩子了，让他自己吃，可孩子就是自己不吃，还大哭大闹，甚至满地打滚，把饭碗也打翻了，看着孩子哭得可怜，闹得厉害，云云妥协了，只好继续给孩子喂饭。

　　半年以后，孩子该上幼儿园了，好不容易找了一家好幼儿园，孩子在幼儿园不能独自进食，吃点"猫食"，几天饿得身体消瘦，接连生病，云云可怜孩子，只好把妈妈请来帮助看护孩子，继续喂食，不送幼儿园了。

　　孩子没有养成自食能力，对将来的成长很不利。那么，如何培养孩子的自食能力呢？

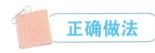

正确做法

一是指导。孩子长到1岁多时，家长就要开始指导孩子自己吃饭，独立使用餐具，训练和培养正确的吃饭姿势。手把手地教孩子使用筷子、勺子、饭碗、盘子等餐具，要有耐心，不能急躁。指导孩子使用餐具时，可以尝试从"过家家"的游戏开始，或借助图片、寓言故事进行，使用塑料餐具，不宜使用瓷器、玻璃或铁质餐具，以免摔坏、扎伤。

二是鼓励。当孩子成功使用筷子、勺子时，当孩子独自吃第一口饭时，当孩子自己喝下汤（粥）时，父母的面部表情要表现得高兴，及时拍手鼓励，给予语言表扬，让孩子找到自信。

三是耐性。幼儿初学使用匙筷时，总会将食物倒在桌上或地上，又会把汤水弄翻，家长要耐得住性子，看见孩子自己吃饭时把饭弄掉，汤流出来，衣服上、嘴上、脖子上都是饭，筷子乱掉，这时候妈妈不要着急，要不厌其烦地协助孩子。等孩子尝试多了，手口的配合便会渐渐熟练起来，继而便会得心应手，不再需要妈妈喂食了。如果父母耐不住性子，抢去孩子的匙筷给他喂食的话，便会将孩子刚萌芽的自食习惯毁于一旦。孩子也可能会反抗，与你唱对台戏，或者还依赖父母喂他，不再尝试自食了。长此下去，便无法改变孩子的依赖习惯了。如果孩子到了三四岁，仍然饭来张口的话，这样就麻烦了。必须坚持原则，重新训练。

四是巧妙。训练孩子的自食能力要巧妙一些，可以把孩子喜欢吃的饭菜准备好，故意找一个借口离开，孩子饿了，等不及父母喂了，而对食物垂涎时，孩子就会自行进食了。同时，父母要及时鼓励、表扬，这样孩子就喜欢自己吃饭了。

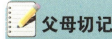

父母切记

其一，相信孩子独自进餐的能力。孩子的潜力是无限的，临床护理实践证实，正常情况下，12个月~18个月的"小宝宝"已能独立进餐，只要训练方法得当，"小宝宝"可以自己吃得很好。因此，父母先要有信心，才能感染孩子树立自信心。

其二，父母不要闹意见。父母不要当着孩子的面因为训练孩子独自吃饭的事闹意见，这样会伤害孩子的自尊心，反而不利于孩子独自进食。

其三，不要冲孩子发火。开始训练孩子独自吃饭时不一定顺利，会出现很多哭笑不得的情况，如果"小宝宝"吃到一半，不愿意自己吃了，父母千万不要对"小宝宝"发火，更不能打骂训斥，只需问他是否吃饱了，就可以不经意地把饭拿走，饿上半顿没有什么关系。几天之内多次重复这种方法后，"小宝宝"饿了自然会自己拿起餐具吃饭了。千万注意，在饭前不宜给"小宝宝"爱吃的零食。如果"小宝宝"只吃一半饭，饿了要零食吃，就不愿意好好吃饭了。家长要坚持原则，要让"小宝宝"知道不吃饱饭，就要挨饿。

护士长温馨提示

通过与孩子玩游戏，巧妙地把自食训练结合进去，会取得事半功倍的效果。

集中精力吃饭

古人说:"食不语,五脏安合,水谷精微乃至……"

孩子在进食时,由于注意力不够集中,东瞧西望,边吃边玩,食物在口中不下咽,或狼吞虎咽,时间长了会引起消化不良,或是在吃饭吞咽时不慎,发生呛食、呛咳,甚至出现更危险的意外。因此,孩子吃饭应集中精力,才能保证进食安全。只有孩子把注意力集中在食物上,使大脑皮层有关中枢提高工作效率,增强食欲,才能促进食物在体内的消化吸收,否则边吃边玩不集中精力吃饭,容易导致消化不良,或者发生意外甚至危险。

事例辨析

兰兰两岁半了,长得像"豆芽菜"一样,经常感冒,身体抵抗力很差。妈妈很着急,不惜花钱给孩子买来好多进口的营养品吃,效果也不好。

一天夜间,兰兰"闹肚子",紧急去医院看医生 医生在对症治疗的同时,全面了解了兰兰的饮食情况,知道兰兰吃饭精力不集中,边吃饭边看动画片,或者是让姥姥讲故事,吃一口,手里还要玩玩具,由于精力没有集中在吃饭上,导致肠胃功能紊乱。

孩子吃饭精力不集中,对身体伤害很大。那么,如何训练孩子集中精力吃饭呢?

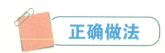

一是营造良好的进餐环境。吃饭前，可以让孩子先安静休息一会儿，收拾好自己的玩具及用具，清洗双手后，坐在吃饭的位置上等候，要培养孩子养成讲卫生和做事有条不紊的习惯。听一听音乐，完全轻松后，再给孩子吃饭。不能刚睡醒就吃，也不能刚玩完就吃，更不能刚运动完满头大汗拿起饭就吃。吃饭时，屋内要干净、整洁，不能乱七八糟，这样容易使孩子厌食。

二是远离玩具、画册、电视。大人应注意消除周围环境对孩子的不良刺激因素，孩子喜欢的有趣玩具不能摆在他的面前，更不能用玩具、图书等作为逗引孩子进食的手段。不允许孩子在进食时离开固定的座位去摆弄玩具，最好在专门的餐厅吃，形成条件反射，吃饭就是吃饭，不能玩、闹、看、说……如果在客厅或卧室吃，难免与玩具、画册、电视搅和在一起，无形中分散了精力。

三是学会拒绝，使孩子明白道理。如果孩子在吃饭时提出讲故事、做游戏、看电视的要求，我们要巧妙地拒绝。可以在预防上做文章，如饭前讲寓言故事《会吃饭的松鼠》与《听话的小白兔》，讲民间故事、神话故事，巧妙地告诉孩子吃饭不能说话，使孩子明白吃饭说话的坏处，孩子就会自觉地管住嘴了。也可以采取暗示法，如示意闭嘴，反复做摆手动作，低头吃饭等，让孩子模仿。

父母切记

其一，父母也要保持安静，做好榜样。对于1岁以内的孩子来说，让孩子集中精力吃饭，关键是父母要注意自己的言行，孩子吃奶、吃辅食时，父母自身不能看电视、看书、看杂志、看报纸，或接听电话，不能心不在焉，大人之间要保持相对安静，最好不说话，以眼神、肢体语言表达意思，以免干扰孩子进食。对于2岁以上的孩子来说，此时具备了模仿能力，父母的行为对孩子影响很大，为孩子做示范，要求他学着成人的样子吃，不挑剔饭菜，给孩子做个好榜样，鼓励孩子吃各种饭菜，避免偏食和挑食。父母与孩子一起吃饭时，要自觉遵守吃饭的规矩，集中精力，文明用餐，饭菜不可一次盛得太多，要让孩子吃完后再加饭、加菜。对同桌吃饭的人要平等，不要把好的菜专给孩子吃，以免养成孩子的自私心理。孩子在模仿中养成了良好的饮食习惯。

其二，排空"二便"。无论是婴儿还是幼儿，孩子进食前，父母要问问孩子有无"二便"，如果有应恰当引导孩子先排尿、排便，以免吃饭过程中来了"便"意，影响吃饭进程。

其三，表盘指针、娱乐刺激法效果好。对于2岁以上的、爱玩爱动的孩子来说，应从教孩子细嚼慢咽入手，既不要狼吞虎咽，也不要拖太久，吃一顿饭以30分钟左右为宜，如果孩子动作较慢，可以逐渐引导他吃快些，但不要进行训斥。可以准备一个便于孩子观察的大号表，在吃饭前告诉孩子指针在这个时间段内只能想着饭、菜、汤、粥，用勺、筷子，认真感受食物的色、香、味，吃快了也不可，吃慢了，饭要下桌，就要挨饿了，在规定的时间段内，吃干净饭菜，才能去娱乐、游戏，开始孩子可能没有时间观念，反复、认真、坚持训练21天后，孩子不仅能集中精力吃饭了，而且有了吃饭的时间观念了，一举两得。开始训练时，父母意见要一致，不能溺爱，否则会前功尽弃。随着孩子年龄的增长，在增加食物或饭菜种类时要注意先稀后稠、先软后硬、先少后多，逐渐使孩子对各种食物都有好的印象及兴趣，尽量提高孩子的食欲，专心致志进食。

🎧 护士长温馨提示

吃饭时，父母要分清主次，设法把孩子的注意力引向食物，不要被其他事分心，专心吃饭，培养孩子养成良好的饮食习惯。

合理搭配

古人说："五谷为养，五畜为益，杂食不偏，身体安康……"

很多年轻的父母遵循这样一个原则："亏什么也不能亏了孩子。"所以，在吃的问题上，为孩子精挑细选，无微不至，什么贵给孩子买什么。

孩子全部以细粮为主，粗粮几乎成了新鲜食物，很多孩子甚至没有见过粗粮，这样很不科学。因为要想让孩子身体健康，必须要有全面的营养吸收，而单纯吃细粮，或食物过于单一，长期偏食，身体长期缺乏某类营养（维生素），很可能会导致营养失衡，诱发某些疾病。

维生素是维持生命最基本的物质，孩子如果长时间摄入不足，就会造成体内营养物质失衡，新陈代谢异常，器官出现衰竭、病变，导致生病、虚弱乃至死亡。因此，平时孩子进食要做到粗细搭配，荤素搭配，杂食多样，以补偿体内所需的营养物质。

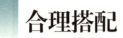

事例辨析

3岁的巧巧最近牙齿爱流血，特别爱睡觉（发蔫），脸色发白，妈妈带她来医院看医生，医生检查后认为她体内缺某种维生素与矿物质，仔细询问得知，巧巧平时不爱吃绿色蔬菜，也不爱吃肉，只要碗里有绿色蔬菜、肉，就立刻从碗里拿出去。平时也不喜欢吃水果，就爱喝饮料，吃雪糕、饼干。医生嘱咐巧巧吃食物要合理搭配，杂食多样，身体才能健康。

回家以后，按照医生的建议，妈妈合理配备了主食、蔬菜、肉、鱼、蛋、豆类等，变着花样地给巧巧吃，1个月以后，巧巧的身体健康情况逐步好转，牙齿不流血了，面色也红润了。

孩子的食物搭配一定要合理，否则会使身体缺乏维生素，严重危害健康。那么，孩子的食物如何合理搭配呢？

 正确做法

一是教育孩子合理进食。早在古代的《黄帝内经》中就提出谷、肉、果、菜合理搭配的膳食结构，特别强调膳食的多样性与互补性。孩子生长发育旺盛，需要的营养成分多，单一的食物根本无法满足孩子身体发育、生长和消耗的需要，必须要粗细搭配，荤素搭配，杂食多样，才能使孩子体内营养均衡，健康成长。父母可以利用孩子喜欢听故事的心理特点，巧妙地把营养问题和均衡膳食问题，通过寓言故事、民间故事、神话故事、动画片、幻灯片、图书、画报、儿歌、歌谣、顺口溜等形式讲给孩子听；通过与孩子做有关平衡营养的游戏（小白兔为什么聪明？小梅花鹿为什么这么健壮？小刺猬为什么晕倒了？大袋鼠为什么近视了？小红马为什么站不起来了？……），通过参观厨师的劳动过程，参观蔬菜种植过程，看鱼、虾、禽类的生活习性和活动情况，使孩子逐渐了解小米、大米、麦子、白菜、胡萝卜、葱头、土豆、鱼、虾、家禽等含有的营养物质，明白为什么吃食物要多样，不能挑食、偏食的道理。

二是粗细搭配。单吃细粮或单吃粗粮，都不能满足维持孩子需要的营养物质。粗粮与细粮搭配食用，不仅能调整口味，更主要的是能提高体内蛋白质的互补作用，提高蛋白质的利用率，保持体内维生素、微量元素和纤维素的需求量。如果每天能有意识地给孩子吃些大米、红薯、小米、燕麦、豆类食品、玉米、高粱米、薏米、土豆、芋头、山药等，就能使食物中的营养物质互补，充分被人体吸收利用。粗粮口感不好，父母要精做、细做，使孩子爱吃。

三是荤素搭配。人体的组成部分是非常复杂的，人体主要含水分55%～67%，蛋白质15%～18%，脂类10%～15%，无机盐3%～4%，糖类1%～2%，还有微量维持生命所必需的其他有机物。这些物质，再加上维生素，就是人体必需的营养素。它们主要是从食物中获取的。孩子时时刻刻发生着新陈代谢变化，消耗掉许多养分，需要及时从外界补充进来，以维持身体的需要。

古人认为：人不能只吃素，也不能只吃荤，多吃有害，少吃不足，适可而止最重要。

根据检验，荤素食物里所含的营养素不同，种类也不一样，含量也有多有少。经常让孩子多样混吃，杂食多样，不偏食，吃饭要以杂食为主，既有细粮，又有粗粮；既有鱼肉蛋奶，又有蔬菜、大豆、菌类与水果，少而杂、杂而精，才能保证孩子营养供给全面。

四是多吃粗纤维食物。粗纤维广泛存在于各种粗粮、蔬菜及豆类食物中。粗纤维与其他人体所必需的营养素一样，是孩子生长发育所必需的。其作用是：能锻炼咀嚼肌，增进胃肠道的流动性；促进肠蠕动，防止便秘，减少蛋糕、饼干、奶糖等细腻食品对牙齿及牙周的黏着，预防龋齿的发生；增加粪便量，改变肠道菌群，稀释粪便中的致癌物质，并减少致癌物质与肠黏膜的接触，有预防大肠癌的作用。因此，家长应经常给孩子吃一些粗纤维含量丰富的食物，尽量做到细、软、烂，一般来讲，食粗纤维的粮食有玉米、豆类等。含粗纤维较多的蔬菜是：油菜、韭菜、芹菜、芥菜等，粗纤维含量较丰富的还有花生、核桃、桃、柿、枣、橄榄。

五是制定食谱。父母与孩子都有懒惰的一面，特别是天天做饭，容易产生厌倦心理，在有些家庭中，由于生活习惯的缘故，父母不仅自己不重视吃早餐，对孩子的早餐也往往不重视，常常是一碗稀饭、一个面包或馒头，让他们随便吃点就得了。这种习惯对小儿的健康生长和发育肯定是有害的。因为早餐不仅应当有糖类——馒头、面条、粥等，还应该有牛奶或鸡蛋等含蛋白质的食物。具有足够热量和蛋白质的早餐，才是幼儿最需要的早餐。因为上午幼儿的体能消耗最高，头天吃晚饭所摄入的营养素已基本消耗完，应及时补充。如果小儿吃得少和营养差，全日所需的营养素就受到影响，时间长，就会造成营养不良，生长发育迟缓。抵抗力下降，从而引发各种疾病。因此，孩子的早餐不容忽视。为了保证孩子饮食粗细搭配，荤素搭配，杂食多样，可以去征求一下儿童营养专家的意见，根据家庭的实际情况制定一个简单易行的科学食谱，在烹调技术上下点功夫，色样及烹调多变化，令每样菜式色、香、味俱全，营养丰富的食物肯定会使孩子喜爱。

父母切记

其一，对于3个月以内的婴儿来说，以母乳、牛奶、果汁、水为主，只要按时、按量喂婴儿就可以了。

其二，对于3~4个月的婴儿来说，可以适当增加蔬菜汤，以增加婴儿发育所需的营养素。

其三，对于5个月左右的婴儿来说，可以给孩子喂辅食，逐渐由流体食物过渡到吃半流体、固体食物。辅食主要有米粥、鸡蛋黄、豆腐、蔬菜泥、水果泥等。半岁前的婴儿不宜吃鸡蛋清，因其消化系统发育尚不完善，易引起过敏反应，如湿疹、荨麻疹等病，应煮熟鸡蛋，单喂蛋黄。煮熟的蛋白有一层薄膜，这是卵类黏蛋白，极易引起过敏反应，应剥去。

其四，对于6~8个月的婴儿来说，此时已经习惯各种味道的食物了，喂辅食要考虑花样，考虑营养均衡，合理搭配，尽量使孩子多吃杂食。如稠米粥、面食、薯类、豆类、点心、蛋黄、鸡肉、鱼肉、时令蔬菜（水果）、黄油、植物油等。

其五，对于9~10个月的婴儿来说，由于是断奶过渡期，逐渐引导孩子吃与大人一样的辅食，一日三餐正常吃软饭、豆制品、碎肉、菜、带馅食品，再给孩子吃适量的奶。要科学分配辅食类型、淀粉、蛋白质、维生素、油脂等四类的营养应均衡。

其六，对于11个月以上的婴儿来说，马上就要断奶了，有些食物可以与成人一样，父母应根据孩子的发育特点，专门制定适合孩子的食谱，以好消化、容易吸收、营养丰富（全面）、刺激性小的食品为主。

其七，孩子1岁断乳后，不能全部食用谷类食品，应每日仍有一两顿牛奶，进餐次数每日不能少于四餐，除三顿饭外，可上午、下午加一次点心。据调查，一般的孩子膳食中，蛋白质的质和量都偏低，维生素A、维生素D、钙、铁、锌也往往容易缺乏，因此给断奶的孩子吃的主食可为粥、面条、烂饭、馄饨、包子等，副食方面则要保证一定量的鱼、瘦肉、蛋类、豆制品、虾皮及各种蔬菜、瓜果类食物，千万不可经常给糖稀饭吃。

其八，孩子1岁半开始，就可以让他自己拿勺吃饭了，大人在旁边帮助。3岁就可以学着自己端碗，拿勺用筷，尽量让他自己吃各种应吃食物，注意培养孩子喜欢吃各种食物的习惯，教育孩子不挑食、不偏食、不贪食和不吃零食。可用形象的语言和比喻讲清食物的营养知识，引起孩子对各种食物的兴趣。每次吃饭时，如果食物品种较多，不要一齐加入孩子的碗中，数量也不应一次盛过多，要等孩子吃完后再逐渐添加，避免孩子养成剩饭剩菜的不良习惯。

其九，有些食物不宜给孩子多吃，也有的食物不应让孩子食用。如油炸、煎炒等多油食物，不容易消化吸收，孩子不宜多吃。含糖、含脂肪多的糖果、糕点、巧克力等，孩子食用时也应加以限制。带有较强辣味、酸味的刺激性食物和含酒精、咖啡的饮料，都不应给孩子食用。

其十，不要选购各种各样的强化食品给婴儿食用，有发生中毒的危险。婴幼儿不要食用含人参的食品，如人参饼干，因人参可以引起小儿兴奋、烦躁等，大量食用可中毒，使血压下降、血糖降低等，同时还促进性早熟，对婴儿的健康影响很大。

护士长温馨提示

为了让孩子健康发育，每餐应做到多样化，经常改变食物的花色品种，注意干稀搭配、荤素搭配、粗细结合，食物色香味美，孩子有食欲，保证孩子餐餐营养丰富，吃好、消化好。

快乐进食

古人说："小儿吃饭莫训斥，生气食淤积麻烦大，易招大病难复元……"

吃饭讲究气氛与心情，父母让孩子快乐进食，很重要。脾胃主消化，需要安合。如果心情不好，脾胃不安合，肝气郁结，直接影响脾胃功能发挥，吃饭不但不香，难以下咽，食物也不能被很好地消化，堆积在肠胃里，上不能进，下不能泻，积食伤人半月余，很容易生病。

孩子成长离不开吃，吃是孩子健康发育的重要保证，孩子进餐应该在欢乐的气氛里进行，孩子心情好了，吃得津津有味，脾胃才能安合，消化系统的功能才能发挥正常，食物营养中的水谷精微就能被孩子充分运化。

事例辨析

4岁的小虎最近总是呕吐，不想吃东西，面黄肌瘦，没有气力，也不爱说话了，夜间出虚汗，被子、枕头经常是湿的。

奶奶心疼小虎，带小虎来医院看医生。医生询问情况后得知小虎的父母刚刚离婚，妈妈走了，爸爸上班很累，还要照顾他，吃饭时总训斥小虎，骂小虎淘气、脏、没有礼貌、尿床……

小虎很害怕爸爸，不敢作声，只好忍受着爸爸的训斥，心情郁闷，没有一点胃口，即便是平时最爱吃的食物摆在眼前，也没有胃口吃了，饭后恶心，睡觉也不好了，总想吐……

医生让小虎奶奶转告小虎爸爸，千万不能吃饭时训斥孩子，快乐进餐，才能使食物更好地消化、吸收。

孩子吃饭时心情不好，对身体健康影响很大。那么，如果保证孩子快乐进食呢？

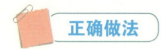

正确做法

一是快乐进食教育。孩子年龄小，不知道快乐吃饭的重要性，要使孩子养成快乐进食的好习惯，父母就要开动脑筋，根据孩子的年龄特点、智力发育水平，设计出一套适合孩子养成快乐进食习惯的好方法。如通"过家家"游戏，通过打"120"急救电话游戏，通过模拟小动物生病的游戏，通过讲寓言故事，通过画漫画等形式，巧妙地告诉孩子，使其明白快乐进食的道理。在轻松愉快的情绪下进食，能提高大脑皮层摄食中枢的兴奋性，使胃肠消化分泌增多，蠕动增强，从而产生旺盛的食欲。

二是父母要保持良好的状态。吃饭时，父母要态度温和，给孩子做好榜样，避免谈论一些不愉快话题，不要互相争执、拌嘴、怄气，因为孩子对父母的表情、态度、情绪特别敏感。进食时家长要给孩子以美的享受。饭菜要做得美味可口，颜色漂亮，花样新颖，再配上一套孩子专用的美观的餐具，这些美的进食条件的刺激，通过孩子的眼、鼻、舌等感觉器官传到大脑，引起吃饭的条件反射，食欲也就会随之产生了。

三是坚决避免吃饭时训斥孩子。家长不要为吃饭给孩子心理上增加压力，对孩子的吃多吃少都应坦然处之，不要当着孩子的面对他多吃一些特别高兴，少吃一些而失望，更不应该批评、指责，甚至体罚，这样做都会激起孩子的紧张情绪，心理上对进食会产生反感，也不要强塞硬灌。1岁以后，孩子就应该自己吃饭，不应该再由成人来喂，不吃也可饿一顿，中间不给零食，到下顿再吃。孩子有错误要宽容，因为孩子就是在犯错误过程中成长的，谁不犯错误呢？孩子犯了错误不是不能批评，而是要找一个适合的时间，采取较温和的方法批评，而不是在饭桌上对其训斥、辱骂，孩子被批评时，气血容易乱，脾胃的功能将会受到严重影响，导致食堵不下，消化不良。

四是客观环境不能忽视。古人对吃饭时的心情特别讲究，要求静、心、淡、乐，所以，孩子就餐时环境要认真选择，以幽雅、安静、明亮、舒适为基本，饭菜颜色搭配应合理，能增加孩子的食欲。

 ## 父母切记

　　其一，父母要主动学点婴幼儿心理学，其实孩子从出生那天起，就对音乐、声音、肌肤、颜色、语言有特殊的感觉了，为了保证孩子吃饭时有好心情，要在这方面多下点功夫。

　　其二，对于1岁以内的孩子，多以亲切的摇篮曲为主，喂奶（食）前应给孩子轻轻播放几首，或父母轻声哼唱，或用手抚摸孩子的头、脸、手、腿等部位，让孩子得到心理满足，吃饭时就会轻松、愉快。

　　其三，对于2～3岁的孩子，吃饭前，父母可以选几首欢快而温和的曲子，让孩子静下心来听一会儿，心情愉悦起来，吃饭才香甜。

　　其四，对于3岁以上的孩子来说，要想保证孩子吃饭香甜，良好的睡眠与运动量很重要，如果孩子睡眠不好，精神萎靡不振，吃饭就不会有食欲。

 ### 护士长温馨提示

　　孩子进餐始终应该在欢乐气氛中进行，心情愉快，胃液分泌增加了，吃得津津有味，消化系统的功能才能正常发挥。

细嚼慢咽

古人说："齿乃食之磨，细乃利之，柔乃润之……"

孩子的牙齿娇嫩，吃较硬的食物容易受伤，所以细嚼慢咽很重要。从营养学的角度来说，要想让食物的精华更好地被孩子吸收，就要把住食物进口的第一关——"嚼"。通过牙齿反复咀嚼、磨切，让食物充分粉碎，并与唾液充分混合成糊状，进入胃后，方能减轻胃的压力，避免对胃黏膜的刺激，才能更容易消化与吸收。

有的孩子吃饭狼吞虎咽，不等食物嚼碎，就吞进肚子里，以至于食物是什么味都说不清楚，不能说不是一种浪费。没有被嚼碎的食物进入胃后，会使肠胃负担加重，不仅大大降低营养吸收能力，还容易导致胃炎、胃溃疡、肠炎等疾病的发生。更有甚者，有的孩子吃东西风卷残云，几口就下肚，导致发生噎喉咙的情况，甚至危及生命。

事例辨析

> 3岁的小杰中午吃饭时，为了不耽误看动画片，心不在焉地吃饭，狼吞虎咽，把排骨中的一段骨头吞咽下去，卡在喉咙里，憋得难受，用力咽也咽不下去，吐又吐不出来，姥姥发现后，吓慌了，瘫软在地，姥爷拨打了120急救电话……

孩子吃饭细嚼慢咽很重要，不仅对身体健康有影响，而且有时关乎生命安全，所以要养成细嚼慢咽的好习惯。那么，如何养成细嚼慢咽的好习惯呢？

正确做法

一是教育孩子认识到细嚼慢咽的重要性。通过讲故事，看卫生科普宣传图片，做有关的游戏，使孩子知道吃饭千万不能狼吞虎咽，应细嚼再慢咽，这样一是食物颗粒变细小，津液搅拌后，糊状食物利于下咽，防止食道受损伤；二是通过条件反射，增强胃酸的分泌，使食物与消化液充分混合，便于胃肠消化吸收；三是充分感觉美食的香味；四是加强可颌下颌关节的运动，使发育时期的颌骨展宽，使在萌出过程中的恒牙有足够的空间，不会出现牙齿排列不齐、咬颌错位等情况，从而能有效地保护牙齿、舌头和口腔黏膜不受损伤；五是防噎，防窒息，防猝死，这一点对孩子尤其重要；六是促进孩子面部肌肉发达，细嚼时牙齿、咀嚼肌、颌关节不断活动，使面部神经发达，肌肉保持弹性；七是可以预防龋齿。通过摩擦和唾液的冲洗，增强了牙齿局部的自洁作用，也促进了牙齿周围组织如牙龈的角化，细嚼的摩擦，使牙龈内的血流充分，加强了对疼痛的抵抗，长大成人后，可以减少牙周病的发生。

二是家长做好榜样，起示范作用。家长吃饭要稳定情绪，淡定自然，集中精力于食物上，细嚼慢咽，让孩子知道吃饭就应该这样，潜移默化，孩子必然会效仿、接受，久之成为习惯。

三是认真监督，适当奖励。要使孩子养成细嚼慢咽的好习惯，家长在指导孩子吃饭的同时，要随时监督，发现孩子有问题后，立刻指出来，孩子表现好时，要及时表扬，以此巩固细嚼慢咽的好成果。

四是警示教育，天天牢记。为了保证孩子养成良好的饮食习惯，父母最好在家庭明显的位置写上一些标语、儿歌、顺口溜等，如"细嚼慢咽好处多，身体健康才快乐"……天天念几遍，强化记忆，会促进习惯的养成。

父母切记

其一，对于周岁以内的孩子来说，吃辅食时要特别当心，因为孩子年龄小，脾胃功能弱，任何给孩子入口的食物都要软、烂、易消化，给孩子吃鱼时，要把鱼刺挑干净。

其二，对于周岁以上的孩子，巧妙、经常教育很重要。一些2～6岁的孩子特别任性，特别贪玩，也很不听话，面对这样的孩子，可以采取特别的教育方式，如"模型"法或"第三方"示范法。

"模型"法：到医疗商店买一套模型胃、肠、肛门，或亲自制作一套胃、肠、肛门模型，把食物放进去，让孩子亲眼看见消化过程，如果狼吞虎咽，或有坚硬的食物，或有没有嚼碎的花生、豆子等，胃无法将其磨碎，最终伤害了胃肠，食物营养无法吸收，吃什么拉什么，既浪费，又痛苦。

"第三方"示范法：孩子上幼儿园以后，可以找理由带孩子去某个老师家或某个医生家，因为孩子最听从老师或医生的话，请老师或医生说一说细嚼慢咽的好处、狼吞虎咽的坏处，孩子会记忆深刻，从我行我素变为主动接受、改正。为了巩固教育成果，父母应采取心理学理论中的阳性强化法，适时鼓励、表扬孩子细嚼慢咽的行为，坚持长久，使孩子最终养成细嚼慢咽的好习惯。

护士长温馨提示

让孩子养成吃饭细嚼慢咽的好习惯需要教育、指导，长久坚持，对孩子多鼓励，耐心一些，要根据孩子的特点有针对性地进行引导教育。

不吃过冷（热）食物

孩子的消化道与消化系统比较脆弱，常吃过热的食物（温度在60℃~90℃），久而久之，容易把孩子的舌头、喉咙、口腔、食道、胃烫伤，甚至引发病变。孩子常吃过冷的食物，久而久之，容易伤脾胃（胃溃疡、脾虚），导致消化不良，大便稀泻，营养吸收不好。

有的父母总是担心孩子的食物不热，热饭时（配餐时）掌握不好温度，加温时间过长，食物冷却时间短，食物内外温度都很高，孩子吃了以后，消化道容易受伤。

有的父母比较马虎，或没有护理经验，给孩子加热食物时，用手感觉食物表面温度不高了，就放心地给孩子吃了，结果孩子被烫着了，其实食物内部温度很高。

有的家长娇惯孩子，随意给孩子吃冰镇食物，结果伤了孩子的脾胃，营养严重不良。

事例辨析

半夜，4岁的芊芊肚子疼，吐了好几次，父母吓坏了，以为得了急症，立刻开车去医院看医生。医生诊断后确定是胃肠痉挛，可能与受凉有关系，询问了芊芊后，知道了事情的原委。原来，晚上9点，父母在客厅看电视，芊芊又饿又渴，自己打开冰箱，拿出了一瓶冰镇酸奶，一根冷藏火腿肠吃了。医生嘱咐芊芊以后不能吃冷食物，要加热后再吃，或吃常温的食物。

芊芊半夜胃疼，折腾了大半夜，教训深刻。可见，孩子如果吃过冷过热的食物，对身体健康很不利。那么，如何让孩子养成不吃过冷过热食物的好习惯呢？

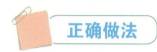

一是教育孩子合理饮食。做一个有心的家长，平时巧妙安排孩子去护理站、健康育儿中心与医生、护士交谈饮食问题，让孩子从中受到教育。明白50℃以下的饭、菜、汤、奶、粥比较合适自己吃，便于肠胃吸收、消化，不会伤害口腔、食道与胃黏膜。如果饭、菜、汤的温度过高，超过60℃以后，对孩子伤害很大，会烫伤口腔、食道与胃黏膜。虽然皮肤有自行修复功能，可是如果反复被烫伤，就容易使消化道黏膜发生恶变。

古话说："一顿吃寒食，十日胃里寒。"如果饭、菜、汤的温度过低，在15℃以下，会对人体构成伤害，特别是对脾胃的损伤比较大，容易导致消化不良，胃溃疡，胃痉挛，大便稀泻。所以，孩子吃饭的温度要适宜，不能过热，也不能过冷。

二是严格看护，监管认真。每当孩子进食时，家长要细心，不能马虎，更不能懒惰，认真检查食物的温度，把住过冷、过热食物不进孩子口这一个关。为防止吃过热食物，食物上桌后，不要急着让孩子吃、喝，要等食物温度降下来以后再让孩子吃、喝也不迟。为防止孩子吃过冷的食物，要引导孩子学会克制"饿"欲，一定要把冷食物加热一下再给孩子吃，告诉孩子耽误几分钟吃、喝，饿不坏。另外，食物从冰箱里拿出来后，也不要马上给孩子吃。

 父母切记

其一，对于周岁以内的孩子来说，保证孩子不吃过冷、过热食物的好习惯，父母是关键，给孩子喂奶、水、果汁、粥、汤时要特别精心，必要时要先尝一尝。应特别注意，成人口腔对冷热温度的敏感度比孩子低，要注意这一点，有时大人觉得合适了，孩子可能受不了。

其二，对于2岁以上的孩子来说，做游戏、讲寓言故事、图片说明、影像教育与模型教育效果好，是孩子养成好习惯的最简单的方法之一。玩、听、看是孩子的天性，通过这样的方式教育孩子，孩子比较喜欢，也容易接受，逐渐就养成了好习惯了。

游戏：设计游戏时，应根据孩子的年龄特点，接受能力进行设计，2～3岁的孩子能够接收形象、直白的语言及动作，如《半夜，救护车为什么进了小区了呢？》《毛毛怎么这么瘦啊？》《淘淘怎么拉裤子了呢？》《到胃肠里去探秘》《胃肠生气了》等。4岁以上的孩子，游戏以真实、趣味、逻辑推理为主，突出关联性与隐含性，让孩子通过游戏，明白吃过冷（过热）食物的危害，自觉不吃。

寓言故事：父母可编一些关于吃过冷（过热）食物的寓言故事，如《小狗真没出息》《小花猫的舌头怎么长泡了呢？》《老虎的牙齿怎掉了呢？》等，给孩子以深刻的启示。

影像与图片：条件允许时，可以把其他小朋友因为偷吃了过冷（过热）食物后发生急症，或慢性病的影像与图片加上说明、解说给孩子看、听，让孩子感到很害怕，以后不敢偷吃过冷（过热）食物了。逐渐形成了条件反射，好习惯逐渐就形成了。

模型：家长可以借助口腔、食道、胃、肠模型，演示过冷（过热）食物放进去后，口腔、食道、胃、肠的反应情况，让孩子亲眼看见口腔、食道、胃、肠内部痉挛、收缩、起泡、红肿的过程，受到触动。

护士长温馨提示

给孩子吃的食物的温度不是小事，如果忽视了食物温度，食物过冷过热，都会对口腔、肠胃造成伤害，只有温度适宜，才能保证进食安全。

限制过量饮用"饮料"

很多父母都有这样的疑惑：为什么孩子对饮料有着天生的喜爱呢？因为饮料里有特殊的甜香之物，温度凉爽，口感适宜，颜色诱人，能使孩子的味蕾处于活跃状态，所以孩子喜欢喝饮料。

饮料虽然能补充水分，能降温，能适当补充人体所需能量，但是由于孩子自觉性、控制力差，如果不加以限制，会不停地喝，喝多了就会对身体造成伤害。

一般情况下，饮料喝多了，对孩子的肠胃损害最大，容易冲淡消化液，导致消化不良、闹肚子；如果饮料温度低，容易导致肠胃痉挛，甚至肠胃急症；如果喝冰饮料，还容易导致牙齿损坏，危害健康。

有的家长没有让孩子养成适量喝饮料的好习惯，放纵孩子，致使孩子超量喝饮料，降低了饮食欲望，导致饮食不规律、营养不均衡。

事例辨析

三伏天的一个下午，妈妈抱着3岁的小兵进了医院儿科。小兵面色惨白，痛苦地呻吟着，看上去病情很严重。

医生经过询问后得知，中午小兵口渴，趁妈妈睡觉时，悄悄打开了冰箱，拿出汽水连着喝了3瓶。

可见，如果不限制孩子喝冷饮，确实有损身体健康。那么，如何限制孩子喝冷饮呢？

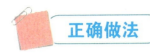

正确做法

一是讲道理，不能"吓唬"孩子。有些父母为了不让孩子多喝饮料，会经常采取吓唬孩子的方法，如不能喝什么牌子饮料，喝饮料对身体有害，饮料里有添加剂，喝了对脑子不好……孩子思维简单，开始害怕饮料，可是当孩子看到家长喝饮料有滋有味时，或看见电视里的小朋友们喝饮料时美美的样子，好奇心驱使孩子偷偷地喝饮料，一旦孩子突破了这个防线，就不容易控制了。所以，千万不要采取吓唬的对策，应该采取讲道理的方法，使孩子既不害怕喝饮料，也不过度迷恋饮料。

二是幼儿大量喝饮料的危害。冷饮虽然能降温，可给人体提供一定的养料，但对胃肠的冷刺激，会引起消化道的强烈收缩，促使胃肠的痉挛。而婴幼儿的肠胃对冷热的刺激敏感，假如冷饮吃得过多，则会使口腔、胃黏膜的血管剧烈收缩，影响局部的血液供给和胃液的分泌，引起绞痛、腹泻和食欲降低等症状。因此，父母要注意这个问题，幼儿吃喝冷饮要适量，切忌用冰激凌、冰果汁来喂孩子，也不要在饭前吃，以免引起小儿的消化系统和营养失调。

三是认真监督，成为习惯。平时要做有心的父母，要与孩子一起限制饮料的量，互相监督。根据孩子年龄、运动量及消化功能，每天喝多少饮料要有限制，超过了就要认真制止，不能放纵。孩子在活动后，咽喉常处于充血状态，嗓子发干，如果马上喝冷饮，突然受冰冷食物的刺激，就会出现喉炎、嗓子发痒等现象，给细菌以可乘之机，引起嗓子疼、咳嗽等。雪糕、冰激凌的主要原料是奶类、鸡蛋、糖、淀粉，含有丰富的蛋白质。蛋白质的有用部分在被人体吸收后，剩下的必须溶解于水才能由尿排出，这就要消耗人体的水分，所以，往往越吃冰棍越感到渴。父母也要给孩子做好榜样，也要限制喝冷饮的数量，自觉让孩子监督。孩子控制喝饮料的量了，坚持好了，父母要及时给予表扬，激励这样的行为。逐渐让孩子有意志力和控制力，最终养成好习惯。

四是暗示与警示。为了保证孩子自觉限制喝饮料的量，可以在孩子游戏的地方、冰箱门或餐厅里的明显地方，写上几条标语，画上几幅漫画，随时提示，让孩子管住嘴，养成好习惯。

 父母切记

　　其一，不要硬性限制。要耐心地告诉孩子饮料里都含有什么物质、使孩子不对饮料产生神秘感，不把饮料当"宝贝"。根据孩子好奇心强的特点，最好的办法是与孩子一起做试验游戏，巧妙地把饮料里含的各种物质认真讲解出来，告诉孩子饮料里每种物质的功效、防腐剂、添加剂、色素是怎么回事，使孩子明白过量吃入防腐剂、添加剂、色素的不良反应，最终让孩子自觉自愿地拒绝过度吃（喝）冷饮，并形成好习惯。

　　其二，模型演示很重要。家长借助胃模型，让孩子观看模型演示，把过量饮料放进去，饮料把胃液冲淡了，胃胀满了，吃饭时，主食进不去了，也无法蠕动了，胃强烈痉挛，疼得人死去活来，很难受，让孩子主观受到刺激，不敢再过多喝饮料，尤其是控制冷饮量，好的习惯逐渐就养成了。当然，2～3岁的幼儿用少量冷饮，对身体不会有很大影响。婴幼儿活动后，适当休息一下，然后给孩子少量多次地喝些温茶水或淡盐水，对消除口渴、防暑降温更有好处。

　　其三，慎喝功能饮料。有的功能饮料只针对特定的人群，比如一些功能饮料中含有咖啡因等刺激中枢神经的成分，成年人饮用可以提神抗疲劳，但孩子就应该慎用。有的饮料有降血脂的作用，孩子也不适宜饮用。

 护士长温馨提示

　　孩子喝饮料尤其是冷饮要控制量，科学选品种最关键，适当喝有益健康，过量、过凉就会伤身。

控制吃饭时间

一些孩子吃饭没有时间观念，边吃边玩，一顿饭吃得很累、很长，饭菜都凉了，还没有吃完。

有的父母最发愁孩子吃饭，追着喂孩子，折腾了一个多小时，自己肚子饿得难受，孩子也没有吃好，有苦难言。

有的家长不知道很好地控制孩子吃饭的时间，没有意识去培养孩子养成控制吃饭时间的好习惯，致使孩子没有形成固定的吃饭"生物钟"，该吃饭时没有食欲，过了饭点又想吃，饮食很不规律，出现消化不良、肠胃功能紊乱的现象。

事例辨析

父母十分喜爱3岁的明明，他想吃什么买什么，还专门找了一个保姆照顾明明（每月工资5 000元，前提是不能让孩子受委屈）。孩子一个月只是吃的一项费用就达3 000多元，可是明明吃了不少，就是身体很瘦小，特别爱感冒，营养不良。父母带孩子去医院，医生经过认真问诊和全面检查后，断定是脾胃不和，与吃饭没有时间规律有关。

原来，明明父母很忙，白天他主要与保姆在一起，保姆很惯着明明，让孩子边看电视边喂饭，吃饭追着吃、追着喂，为了多让明明吃一口饭，保姆绞尽脑汁，甚至要讲故事、出洋相，学猫叫、狗叫，学乌龟爬……

原因找到后，父母请教了一位护理孩子经验丰富的护士长进行指导，护士长给明明设计了一个控制吃饭时间的改正方案。1个月以后，孩子身体健康状况有了很大的改观，面色红润，体质也增强了。

可见，如果不限制孩子的吃饭时间，会严重损害身体健康。那么，如何让孩子养成控制吃饭时间的好习惯呢？

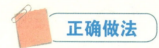
正确做法

一是纠正孩子边吃边玩的现象。进餐时，注意力集中才能引起食欲。如果注意力不集中，食物的色、香、味对感官完全失去作用，难以产生促进食欲的效果。再鲜美可口的食物到孩子的嘴里，也会变得索然无味，引不起食欲。由于孩子的注意力在玩，而不在吃，必然对进食采取无所谓的态度。边吃边玩，大脑对进食中枢的支配作用减弱，就会直接影响孩子消化和吸收的效果。边吃边玩，难以做到细嚼慢咽，使食物长时间存留于口中不嚼不咽，在大人的催促下，又可能三口两口粗粗地嚼、快快地咽。这必然增加胃肠负担，时间长了便会引起消化不良等。

二是寻找孩子吃饭慢，拖延时间的原因。①挑食。现在孩子的生活环境很优越，喜欢吃什么就能吃什么，爱吃什么家长就给做什么，使孩子容易挑食，变成爱吃的吃个够，不爱吃的死活不吃。家长要耐心劝导，可先尝一口，说明这菜很香，以促进孩子的食欲。也可以请其他小朋友一起吃，或在饭桌旁放一个他喜欢的玩具，让玩具看着孩子"吃饭快不快"用多种方法引导孩子吃饭不挑食。②贪玩。有时孩子在饭前活动量较大，在吃饭时玩得余兴未尽，心里还想着玩，边吃边玩，父母要及时提醒他现在在吃饭。如果在集体中生活，可以请他做值日，约束自己和大家好好吃饭。先吃完者有机会为别人服务，吃光饭才可以玩喜欢的玩具。坚持下去就可以克服孩子吃饭慢的坏习惯。③没食欲。如果是孩子身体有病，胃口不好，应及时找医生治疗。如果没有病，可以想尽各种办法促进食欲。比如在饭前可以让孩子一起帮着择菜，帮着洗菜，经过自己的劳动，孩子可能更愿意吃。给孩子盛饭时，碗里可先少盛些，较快吃完后及时表扬，这样孩子对吃饭增加信心，就会越吃越多。④性格内向，干什么事都慢。有的孩子穿衣、洗漱一切都慢，性格孤僻，不爱说话，依靠别人惯了，自我服务能力差，家长要耐心诱导，讲道理，比如洗脸可以一个步骤一个步骤地讲清楚，让他照着做，或和同龄人比，或和大人一起干，启发孩子干事的兴趣，及时表扬，树立信心，"别人能做到，自己也能做到"，别的事情干快了，吃饭也能一样快了。

三是营造吃饭的氛围，强化孩子的时间概念，逐渐养成好习惯。吃饭时，全家人要在轻松、快乐、自然的状态中进行，从开始到结束要控制在30分钟的时间，不能无故拖延，或速战速决。

孩子如果开始不习惯，可以慢慢引导，不要训斥孩子。为了让孩子学会控制吃饭时间，父母要严格作息时间，吃饭时间一到，立刻进入餐厅吃饭，30分钟时间到了，立刻把饭拿走，孩子如果磨蹭，吃不饱只好下次饭再吃了。一旦孩子知道磨蹭就没有饭菜了，饿得难受哭闹，父母也不给零食，坚持下去，慢慢地孩子就会珍惜吃饭的时间了。

四是讲寓言故事，教育引导孩子养成好习惯。2~3岁的孩子年龄小，严格的教育容易吓着孩子，父母可以根据孩子的兴趣与年龄特点，适当给孩子讲一些怎么控制吃饭时间的寓言故事，如《小白兔的白菜怎么丢了呢？》《喜鹊嘴中的苹果怎么被狐狸抢跑了呢？》《小猫嘴里的鱼怎么被乌龟吃了呢？》《梅花鹿怎么晕倒了呢？》等，通过寓言故事，让孩子明白控制吃饭时间的重要性，逐步有了完整的吃饭时间概念，习惯就好养成了。

五是做游戏，加深印象，最终成为习惯。通过游戏培养孩子养成好习惯是最简单、直接、有效的方法，孩子2~3岁时，父母可以设计几个"过家家"游戏和孩子一起玩，如《串门去了》《怎么总吃不饱呢？》《"豆芽菜"的形成过程》等，让孩子在模拟人物中，受到启发，逐渐养成限时进餐的好习惯。当孩子4~6岁时，要以说道理的游戏为主，如《脾胃也要休息了》《时间过去就再也回不来了》等，让孩子珍惜时间，知道健康的重要性。

六是卡片与漫画教育。把关于控制吃饭时间的寓言故事画成漫画，注解成卡片，平时给孩子读、给孩子看、给孩子讲，耳濡目染，天天接受控制吃饭时间的信息，大脑记忆细胞与记忆神经元里就会印刻下来，形成条件反射，"生物钟"自然形成了。

七是警告语。在孩子吃饭的桌子上、餐厅的明显位置上、睡觉的小床上，适当粘贴一些控制吃饭时间的标牌，如吃饭时间30分钟，超过时间等于浪费生命；吃饭时间就是吃饭，不干别的事；养成控制吃饭时间的好习惯……

父母切记

　　其一，根据孩子的年龄、理解能力、认知水平，耐心教育孩子。

　　胎儿期：孕妇应让胎儿在子宫内的生活有规律，首先自己的生活就要有规律。按时进餐、睡眠、工作、学习、休息、娱乐、散步等，养成良好的时间概念，就可以给胎儿以积极的感应时间。明代医生万舍语云："子在腹中随所闻。"

　　出生到1岁：新生儿出生1个月后对新环境逐步适应，就会随着母亲为他安排的生活而产生初步的时间观念，养成按时睡眠、按时吃奶、按时要人抱起逗乐，而逐步在新环境中调节好生理节律，使"生物钟"按时走。随着月龄的增长，婴儿也逐步感知时间的概念，到吃奶时间会哭表示肚子饿了，吃完奶后，间隔一定的时间排出尿，会哭着让母亲换尿布，睡足吃饱后会哭着让母亲抱起逗乐，玩累了会在规定的时间自动入睡。若是母亲没有时间观念，不按规定时间安排婴儿的生活，婴儿的生活混乱，就不可能对时间建立条件反射，也不可能有良好的时间观念。

　　1～2岁：这时期孩子已能自由行走，会做点小事情，并能用简单的词来补充动作的不足，表示自己的心愿。父母可以指示他用动作和语言来培养时间观念。如每天早晨睡醒后，孩子会爬起来要求起床、穿衣，指着毛巾要洗脸、洗手，走到桌边要吃早饭，到了时间要上托儿所，母亲上班了会挥手表示再见，晚上累了会走到床边要睡觉，这种时间观念形成后，不需成人每次教，自然会去做。以后就会养成做事遵守时间，不拖拉的好习惯。

　　2～3岁：孩子已能用完整的语句表达自己的要求，这时就应该让他接受时间刺激来锻炼他的语言能力。例如，教孩子每天早上7点钟按时起床、7点半吃早饭、8点钟上托儿所、下午5点接回家、6点或6点半吃晚饭、晚上8点半洗漱上床睡觉。这时可以给孩子做一个玩具钟，虽然孩子还不认识太多的数字，便可每天教他拨动指针到一定的位置来表示该干什么事，使他逐步感知时间，懂得按时作息，并帮助孩子严格遵守时间。如画画、玩玩具、做游戏等都按时进行，按时结束。从小养成守时、遵时、惜时，对时间有紧迫感。因为时间不抓紧，一松懈就会拖长，使孩子的注意力分散，思想不集中，就不能很好地完成他应做的事。

4~6岁：孩子可以通过观察感知自然界植物生长情况、开花、结果、丰收，特别是一年四季的变化，以及风、雨、雪、霜的特殊自然现象，强化时间的概念，让孩子知道珍惜时间的道理。懂得时间观念的含义是要科学地安排时间，计划时间，讲究效率，还需要有自控能力。一般父母认为这是对成人的要求，而忽视了对孩子的培养，若是父母能在早期养成孩子良好的时间观念，就等于给孩子以知识、力量、聪明、美好的开端。因此善于掌握自己时间的人将会获得高效率工作，也是最能出成绩的人。

其二，在日常生活中常见到有的孩子吃饭时边吃边玩，一餐饭要吃一个小时左右，有的孩子到了睡觉时不肯睡觉，而陪着父母看电视到很晚。有的孩子每天大便时坐在便盆上看图书、玩玩具，花费了许多时间。家长若认为这些是小事，不加以重视，孩子就会养成"拖拉"的不良习惯，浪费了许多宝贵的时间，久之则很难改正。因此，当孩子有了时间概念后，要进行条件反射性的训练，父母先协调一致，不到开饭点，即便孩子饿了，也不给孩子吃零食，父母要狠狠心，才能使孩子逐渐形成条件反射。有的父母心疼孩子，孩子饿了，只要一哭一闹就给孩子吃，这很不好，容易使孩子养成只要哭闹就能吃的习惯，反而让孩子养成散漫的吃饭习惯。

其三，形成吃饭时间的"生物钟"，一定要按时给孩子吃饭，通常

1岁以上孩子对时间有了基本概念了，要耐心细致地让孩子知道中国传统的进食习惯是一天三顿饭，一顿饭的时间为30分钟，使孩子对吃饭有个基本的时间认知。对于2岁以上的孩子，可以采取自制大表盘的方式，预先告诉孩子指针转到了什么刻度就不能吃了，在孩子吃饭前预先放在孩子能看到的地方，随着吃饭的进程，指针也在转动，一旦指针到了规定的刻度后，即可停止吃饭，哪怕没有吃完，也不让孩子吃了，哭闹几次，家长不理睬，孩子也就逐渐适应了，并逐渐形成控制吃饭时间的"生物钟"。

护士长温馨提示

帮助孩子养成良好的时间观念，养成不拖拉的习惯，应该从小开始，甚至可以从母亲怀孕开始，一直培养到成年，但各阶段的培养要求和方式不同，在3岁前的早期教育阶段就要抓紧培养。家长要让孩子明白控制吃饭时间很重要，养成这样的好习惯对孩子一生的成长都有益。

文明的吃相

由于孩子年龄小，很多缺乏养育与护理经验的父母容易迁就孩子，生怕孩子受委屈，导致孩子吃饭没吃相。

有的孩子躺着吃，有的孩子趴着吃，有的孩子边吃边玩，有的孩子大（小）便时也吃，有的孩子在被窝里也吃，这对孩子的健康成长很不利，轻者会使孩子养成懒散、粗俗、随意的行为习惯，重者导致消化不良，甚至发生意外窒息，后果不堪设想。

事例辨析

4岁的小海在家是个小"霸王"，父母管不了，爷爷、奶奶、姥姥、姥爷更管不了。虽然才4岁，可是他的脾气很大，稍微不满意，就大哭大闹，而后嗓子就发炎。父母担心他哭闹生病，总是一味地满足他。他吃饭从来没有规矩，想怎么吃就怎么吃，趴着吃、看电视吃、闹着吃，甚至躺着吃。

一天中午，他躺在床上边吃零食，边看电视，吃饭的时间到了，他不去饭桌吃，而是让保姆把饭拿给他，他躺在床上边看电视边吃饭，看到喜欢的时候就大笑。一粒花生米卡在他的喉咙里，顿时憋得无法呼吸了，脸色煞白，直翻白眼……

保姆吓坏了，匆忙中把小海倒着抱起来，小海顺势咳嗽了一下，花生米被气体冲了出来，恢复了正常呼吸，捡回了一条命。

妈妈知道此事后，感到后悔，下决心纠正小海吃饭时的这些坏习惯，在有经验的护士长的指导下，采取综合训练法，2个月就让小海养成了正确的吃姿。

小海吃相不正确、不文明，导致气管被花生米卡住，差点丧命，教训深刻。可见，如果孩子吃饭的坐姿不正确，后果很严重。那么，如何让孩子养成正确的吃相呢？

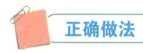

正确做法

　　一是从小要有规矩，形成条件反射。只要孩子能坐着了，特别是在1岁之前，就要训练孩子的吃相，专门给孩子准备一个高低合适的小椅子、小桌子，耐心告诉孩子这是吃饭的地方，桌上不放玩具，要有端正的坐相，上身坐直，腰板挺起来，头要正，不后仰，肩膀平直，双腿自然分开、着地，不能晃荡双腿，开始可能费点心思，逐渐适应了，孩子就养成这个好习惯了。1岁以内的孩子开始可能坐不好，父母要有耐心，不要急，慢慢引导、纠正。2岁以后，如果孩子调皮、乱动、不听话，要正面鼓励孩子吃姿正确，耐心引导坐得好、吃得快，吃得津津有味，不催、不逼，表现好及时表扬，如果孩子吃姿不正确，告诉孩子爸爸妈妈会不高兴。

　　二是通过讲故事（寓言），使孩子知道正确（文明）吃相是什么样。通常情况下，孩子不喜欢直接被批评，父母可以把一些寓言编排成剧，如《文明礼貌的小白兔》《人人喜欢的梅花鹿》《让人讨厌的刺猬》《孤独的小松鼠》等，通过吸引孩子的寓言剧，使孩子明白吃相包含的内容很多，如眼睛不能乱看；咳嗽、打喷嚏时要转过头去或用手捂着，然后去洗手；不能任意在盘子里挑自己喜欢菜；不能高声说话、嬉笑、打闹等；不能抢饭菜，吃多少盛多少，不能剩饭菜，节约粮食；吃饭时细嚼慢咽，用勺、筷时动作轻巧，不要把饭粒弄撒在饭桌上；饭前洗手，饭后漱口；不能说（做）反胃口的话与事；尊重长辈，请长辈先入座，饭菜请长辈先吃等，逐渐养成正确（文明）的吃相。

父母切记

　　其一，对于1岁以内的孩子，吃相训练不要生硬，不能急于求成，因为孩子身子软，不太明白事，能坐多久就多久，开始无论坐多么短的时间，也要鼓励孩子，逐渐延长坐姿时间。另外，根据孩子身体发育情况、独立吃饭的能力，采取"小娃娃"示范的方式效果比较好。如孩子吃饭前，找一个孩子平时喜欢玩的能坐、能站、能躺的小娃娃，让小娃娃坐好，告诉孩子与小娃娃一样，吃饭时都要坐好，不抢、不闹、不争、不玩、礼让、卫生……孩子一般会主动效仿，坚持21天以后，良好的吃相就养成了。

　　其二，对于2~3岁的孩子来说，吃姿训练应该耐心认真一些，父母不能心软。愉快地鼓励孩子做好吃饭准备，收拾玩具、洗手洗脸、搬凳、擦桌、分碗筷等。无论怎么教育引导，一定要避免讽刺孩子，不能抬高别人的孩子而贬低自己的孩子，以免伤害孩子自尊心。

　　其三，对于4~6岁的孩子来说，除了认真教育、严格规范以外，家长必须要做好表率，平时家长最好与孩子同吃，坐要有坐相，吃要有吃相，不能太随意，以免给孩子留下不良的示范效应。要记住父母是孩子一生的老师，在孩子面前永远要有好形象。你想让孩子形成什么吃相习惯，你就要先做好示范标准。

护士长温馨提示

　　孩子吃相不文明不是小事，要从小抓起，严格要求，不能错过最佳的时机，以免因小失大。教育无小事，优秀性格习惯就是从小事中积累起来的。

吃零食有节制

　　很多家长特别发愁孩子吃零食的问题，也不知道为什么，孩子一天到晚嘴都不闲住，一会儿吃巧克力，一会儿吃饼干，一会儿吃瓜子，一会儿吃核桃，一会儿吃水果，一会儿吃点心，一会儿吃糖果……

　　有的家长由于缺乏养育知识，在对待孩子吃零食的问题上容易出现两个极端。一个极端是不干涉，让孩子随意吃，导致孩子正餐没有食欲，或诱发疾病，影响了健康。另一个极端是坚决不让孩子吃，不是耐心讲道理，而是采取糊弄、吓唬、欺骗、斥责、打骂等手段，迫使孩子不敢吃零食，产生惧怕心理。

事例辨析

　　4岁的花花因为牙疼，无法入睡，半夜1点哭了起来。父母看着花花难受的样子，特别心疼，立刻带她去医院。

　　医生检查后，发现她的牙龈红肿，与吃零食有关系，需要吃抗生素消炎。通过仔细询问得知，花花平时嘴里的零食不断，巧克力、糖果、饼干、干果几乎不离嘴，有时还用牙齿咬榛子壳、松子壳，她不漱口，也不刷牙，最终牙齿出现问题了。医生嘱咐她节制零食，少吃甜食，经常漱口、刷牙，注意保护牙齿，少用牙直接咬干果壳。

　　花花吃零食没有节制，导致牙齿损坏，教训深刻。可见，如果不限制孩子吃零食，对身体健康很不利。那么，如何让孩子有节制地吃零食呢？

正确做法

一是告诉孩子随便吃零食为何不好。许多孩子都有不按时、不按顿吃饭的习惯。他们喜欢吃零食，而且比吃正餐还高兴。特别是吃糖果、点心、各种甜食等，结果导致食欲不振，给孩子吃食物的目的是供给其身体生长发育所必需的营养，一日三餐是为了让胃肠有规律地工作与休息，以便更好地蠕动食物，促进消化和吸收。如果孩子零食不离嘴，胃肠道总是在不停地工作，得不到休息，就会降低正常功能，使一些消化食物的酶分泌减少，消化器官不能高效率地工作，结果发生营养不良；吃零食后，身体内的热量供应已满足，就没有饥饿感，吃饭不香，饭量不大，干扰正常的饭量，导致脾胃不和，吸收能力降低；孩子牙齿正在发育，换牙阶段之初，有的孩子喜欢用乳牙直接咬坚果的壳，对牙齿不利；由于零食缺乏各种营养素，可造成营养物质的比例失调，容易破坏体内某些物质的平衡，免疫力、抵抗力下降；此外，吃零食还不容易搞好饮食卫生，边吃边玩造成食物污染，容易得肝炎、痢疾等疾病。

二是限制与管理。孩子无节制地吃零食损害了身体健康，责任一大半在家长。因为家长是孩子的监护人，有义务、有责任管理孩子。所以，在这个方面不能迁就孩子，为了让孩子高兴，一个劲地让孩子吃零食。更不能"心疼"孩子，因为放纵孩子吃零食，不是心疼孩子，而是害了孩子。为了保证孩子健康，不能养成随便吃零食的坏习惯，要科学限制，零食也不是绝对不能吃，最好定时定量，一般在两顿饭之间好好吃点水果、点心等，睡前可以喝点牛奶、酸奶，吃点水果，但最好不吃点心。其他时间特别是饭前，不要让孩子吃过多的冷食和甜食，喝过多的冷饮，这些食物饮料会影响食欲。要教育孩子培养按时按顿吃饭的习惯，以利于孩子正常生长发育。家长要随时监督，巧妙地把零食保存好，不能随意让孩子看见。

三是开展形式多样的游戏教育。游戏是孩子喜欢的，也是孩子最好的学习方式之一，在孩子幼小的心灵中，通过科学设计与安排的游戏，如《小狗狗懂健康》《鲤鱼一家人都长寿》《馋嘴的松鼠》等，把节制吃零食的重要性告诉孩子，使孩子自觉养成节制吃零食的好习惯。

　　四是家长要当模范。让孩子节制吃零食，家长自己要先节制，不要在孩子面前无所顾忌地乱吃、狂吃零食，以免孩子效仿。平时，可以在孩子的屋子里写几句话，或涂鸦，重点突出说明无节制吃零食的严重后果，以起到暗示作用。

　　五是适当选择零食。零食有的味道鲜美、香甜可口，但是多数营养素都很单调，不少零食含有大量的糖精和色素。因此要科学选择，干果、饼干、水果、牛奶、酸奶、糖果都可，但水果营养价值丰富，对保证孩子健康有着重要作用。水果是维生素、矿物质、膳食纤维和植物纤维的重要来源。大多数水果水分含量多，有机酸含量高，如柠檬酸、果酸、苹果酸是孩子非常需要的营养物质，能帮助消化吸收，保护维生素C。不同的水果，所含营养成分也不同，每天给孩子食用时令新鲜水果不仅可以提供给孩子需要的部分营养素，还能提高孩子的免疫力。

 父母切记

　　其一，父母要多费点心思。可以查阅育儿书籍或去医院咨询医生、护士、婴幼儿营养师，根据孩子的年龄，详细列出每天孩子吃什么零食、什么时间吃零食，吃多少，采购新鲜的食物，放置在孩子看不到、拿不到的地方，在不影响孩子正常吃三顿饭的情况下，给孩子食用。

　　其二，模型演示教育效果好。对于3岁以内的孩子来说，由于孩子能时时在父母的视线内，零食的节制问题完全在于父母控制与管理，父母要先立规矩就好办了。对于3岁以上的孩子，由于孩子不能时时在父母的视线内，多嘱咐、多监督，让孩子养成自觉节制零食的好习惯。

　　除了教育外，还可采取模型（假口腔、假喉咙、假胃、假肠）演示法让孩子知道不节制零食，牙齿、喉咙、食道、胃、肠道一直处于紧张的工作状态，它们会很难受、很劳累，正餐时，反而没有力气工作了，营养不能吸收，容易生病。

护士长温馨提示

　　不是限制孩子吃零食，而是节制孩子吃零食，科学选择吃什么零食，清楚吃多少零食，什么时候吃最恰当。

一日三餐有学问

　　我国传统的用餐习惯，一般是一日三餐。早餐提供的能量应占全天总能量的30%左右，时间在早上7点左右；午餐是一日三餐中的正餐，对身体健康至关重要，提供的能量占全天总能量的40%左右，时间在中午12点左右；晚餐提供的人体所需能量应占全天总能量的30%左右，时间在下午6点左右。

　　健康的孩子，一日三餐必须有规律，既不"贪"嘴，也不"锁"嘴。孩子按时三餐，符合规律，因为人体消化器官是有条件反射的，随着孩子成长，逐步形成进餐时间、进餐数量、食物性质的规律。如果改变孩子一日三餐的时间、数量与食物性质，必然要打乱体内代谢规律，肠胃功能受损，久而久之会损害孩子的身体健康，影响发育。

事例辨析

　　5岁的大军上午只顾与小伙伴玩球了，中午没有回家吃饭，下午2点半，饿得实在受不了了，跑回家张嘴就吃，牛肉、排骨、火腿肠、油炸花生米、米饭、面包，吃得肚子圆圆的，吃完饭后立刻又拉着姥姥出去玩球，半小时后，肚子疼得难以忍受，昏厥了过去。

　　医生检查后诊断是胃穿孔，通过紧急手术抢救，才使大军脱离了危险。医生告诉家长，再晚开刀就有生命危险了。

　　大军中午不吃饭，饿到下午2点多才吃，而且吃得又快又多，饭后又马上剧烈运动，造成脾胃无法消化而"罢工"的事例说明，一日三餐有规律很重要，不能暴饮暴食胡乱吃。那么，孩子如何养成一日三餐有规律呢？

正确做法

一是时间固定。根据家庭的大体情况，孩子的早餐、午餐和晚餐时间要固定，固定下来以后，一般情况下就不要轻易改变了。此外，进餐时间适中，不能过短，也不宜过长，30分钟为宜。

二是数量适当。由于孩子的身体情况不同，体力消耗不同，饭量也不同，定量饮食最重要。要根据孩子的食量给饭菜，要求他全吃完。一方面不能依着孩子，让孩子"贪"嘴，见到好吃的就使劲吃，不喜欢吃的甚至一口不进，暴饮暴食伤身；另一方面不能"锁"住孩子的嘴，担心孩子体形不好，故意"禁"食，这样会破坏胃肠工作的节律，影响胃肠道的代谢，使营养得不到更好的消化吸收，对孩子身体健康也不利。

三是顺序自由。有的父母喜欢给孩子先吃稀饭（汤），后吃主食；有的父母喜欢先给孩子吃主食，后吃稀饭（汤），只要适合孩子的体质，自然坚持就好，不必强迫改变。

四是冷热适宜。有的父母喜欢给孩子吃热饭，只要温度（60℃以下）不是很高，完全可以；有的父母喜欢给孩子吃凉饭，只要温度（20℃以上）不是很低，完全可以。

五是食物多样。有的孩子喜欢吃面，有的孩子喜欢吃米，只要孩子喜欢，就放心吃，不宜强迫改变。无论孩子怎么吃，千万不能偏食，可以一种食物（米或面）为主，以其他食物为辅，杂食才健康。

六是保证蔬菜充足。古人说："五菜为充，食乃增精、养气……"蔬菜是孩子平衡膳食的重要组成部分，是孩子健康的重要保证。蔬菜是维生素、矿物质、膳食纤维和植物纤维的重要来源，水分多、能量低、富含植物化学物质，是提供微量营养素和天然抗氧化物的重要来源。各种不同的蔬菜，营养成分不同，是孩子每天必需的副食品，每天食用新鲜蔬菜可以保证供给孩子身体需要的部分维生素和无机盐。所以，每天都要给孩子吃够一定数量、一定种类的新鲜蔬菜，以保证孩子身体营养所需。

如果孩子不吃蔬菜，或吃的数量少、品种不多，身体就会缺乏某种维生素和微量营养素，时间一长，就容易生病。为了让孩子吃蔬菜，加工应科学，在视觉上、口感上让孩子喜欢。

 父母切记

其一，训练时间越早越好。在孩子8个月以后，就可以相对固定早、中、晚三餐的时间了，到了10个月以后，一般就可以形成规律了，保持下去，对孩子健康成长很有好处。

其二，不要随意改变。有些父母没有护理经验，完全依照孩子的要求来吃饭，根本不是一日三餐了，而是一日两餐，或一日一餐，或是一日数餐，进餐时间长短也不确定，只要孩子喜欢吃，什么种类的食物都敢给孩子吃，导致孩子体内营养缺乏，热量忽高忽低，脾胃功能紊乱，容易诱发各种疾病。

 护士长温馨提示

一日三餐定时定量有规律是保证孩子健康的关键，父母要重视，只有认真对待孩子的一日三餐问题，才能保证孩子能够健康生长发育。

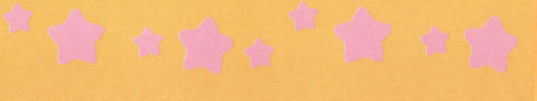

第二章　生活习惯养成

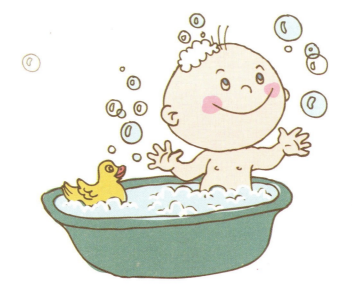

良好的睡眠

综观人的一生，仔细计算，大约有1/3的时间在睡觉，睡觉对小儿的生长、发育、健康有着重大的作用，是任何补养品都取代不了的。

小儿的神经系统发育不健全，易兴奋与易疲劳并存，睡眠是保证恢复体力的关键，所以按时睡觉，养成良好的睡觉习惯，意义重大。

根据小儿的成长规律，要使孩子养成良好睡眠的好习惯，父母应该从小儿出生后进行系统训练，强化小儿的睡眠意识。睡眠习惯训练要根据小儿的年龄情况而定，不能违背小儿的生长规律，否则容易导致不良后果发生。

事例辨析

3岁的小永没有养成定时睡觉的好习惯，晚上到点了不睡觉，总是要求妈妈讲故事，一直讲到大半夜，还要求妈妈讲，白天乱折腾，一会儿跳，一会儿跑，每天把父母闹得筋疲力尽。

一天夜里11点多了，他还闹着妈妈讲《狐狸与老虎》的故事，妈妈白天工作，累得无力应对了，讲着讲着睡着了。小永还是睡不着，情绪无法控制了，迷迷糊糊地爬起来，下床找故事画报，独自看了1小时，直到1点才睡觉。

早晨7点，妈妈起来上班，他醒不来了，妈妈催促他几次该起床上幼儿园，可能是他感到要尿尿了，晕乎着起来，没有扶稳床栏就着急下床，从1米高的床上摔了下去，受了伤。

那么，如何使孩子养成按时睡眠的好习惯呢?

正确做法

一是注重睡眠质量。有的父母缺乏护理经验，早早让孩子上床，与孩子在床上玩闹，来回折腾，几个小时过去了，才迷迷糊糊地闭上眼睛，醒来时人很困乏，睡眠质量太差。所以，父母应保证孩子有深度睡眠，才能真正起到睡眠的作用。

二是学会判断睡眠情况，心中有数。最简单的办法是主动询问，第2天早上孩子起来后，问问孩子夜间睡觉中有没有噩梦呢？呼吸自然吗？盗汗吗？清晨是不是自然醒来呢？身体、精神感觉良好吗？头脑清楚吗？精力充沛吗？如果孩子回答良好，说明孩子睡眠足够了。

三是避免人为因素干扰睡眠。睡前不能让孩子吃得太饱，内衣不能给孩子穿得太紧，睡前不能让孩子喝咖啡和茶叶水；不能让孩子看刺激图片、书刊、电视和电影，不宜给孩子讲兴奋或恐怖故事，睡前不宜让孩子玩得过于兴奋和疲劳；睡眠环境相对安静，保持室内空气新鲜。为了减少夜起次数，睡觉前父母应引导孩子排空大小便。

四是选择枕头、被褥要合适。父母要给孩子选择一个合适的枕头，既不能过高，也不能过低；既不能过硬，也不能过软，软硬适中最安全。枕头温度不能过高，温度稍微低于头的温度。枕头的长40～60厘米，宽20～30厘米，枕头不能太短，以免孩子翻身时，头从枕头上翻掉下来。被子、褥子、枕头的透气性要好，热交换顺畅，能使孩子安然入睡。褥子的长宽应与床一致，被子的长度应根据孩子身高确定，可以稍微大一些，被面应选择纯棉布料，不宜使用锦纶制品。冬天，可以在孩子的被子上加盖一条毯子或小棉被，利于保暖。

五是睡前应洗脚，利于睡眠。睡觉前，应引导孩子自觉地用温水洗脚，不仅能促进血液循环，保持个人卫生，还能使身体放松，利于尽快入睡。这个习惯养成好了，并一直坚持下去，一生受益。

六是正确的睡姿。千万不能让孩子趴着睡，也不能蒙头睡，最好右侧位睡。

父母切记

其一，根据孩子的年龄大小，保证孩子的睡眠时间，不能随意减少。按照孩子的生长规律，1岁以内的婴儿，每天上、中、下午都要睡一觉，夜间要睡足10个小时以上。1~2岁的孩子，每天中午、下午都要睡觉，晚上应在8点前入睡，夜间要睡足10个小时。2岁以上的孩子，每天中午要睡觉，晚上8点入睡，夜间要睡足10个小时。学龄前期的孩子每天大约需要睡10小时，这样才能保证孩子身体健康。

其二，父母要做好表率，有健康的睡眠习惯。父母要求孩子按时睡觉、起床、洗脸、洗脚、刷牙，自己先要认真做好，给孩子起带头作用，这是无形的教育，很有效果。如果有其他工作，可以向孩子说明情况，讲清道理。如果与孩子同床，可以先与孩子睡一会儿，待孩子睡着后再起来工作。

 护士长温馨提示

良好的睡眠习惯对孩子的健康成长来说至关重要，家长一定要认真对待，不能轻视。

小儿按时作息

由于家庭环境不同，生活养成一定不一样，每个孩子逐渐会形成自己的"生物钟"，健康的"生物钟"对孩子的健康成长很有益，不健康的"生物钟"会严重影响孩子的成长与发育，所以，从小养成按时作息的好习惯尤其重要。

有的家长担心按时作息太严格了，孩子会吃不消，或看着孩子很排斥（大哭、大闹），下不了狠心，迁就、忍让，再迁就、再忍让，直到妥协，最终因无约束力，导致孩子散漫、随意，个性突出，以至于为日后的健康成长留下隐患。

事例辨析

3岁的洋洋喜欢看动画片，到了播放时间，专心看起来，什么也不干了，吃饭可以推迟，睡觉可以推迟，大小便可以憋着，脸可以不洗，水果可以不吃……父母特别宠爱洋洋，总是妥协。

到了幼儿园以后，洋洋被限制住了，觉得很不适应，瘦了好几斤，哭闹着回家，甚至提出"绝食"。父母实在不忍心，只好把洋洋接回家。等回到家以后，洋洋自由了，想干什么就干什么，看电视、玩游戏，黑白都颠倒了。

一天，洋洋和妈妈说，眼睛看电视模糊了，坐在离电视机很近的地方都看不清楚了，妈妈着急了，带洋洋去医院，医生诊断为视神经过度疲劳，再发展有可能会近视。医生说这与洋洋作息时间不规律，长时间看电视有很大关系。

养育孩子，不是一味地迁就，应该按照规矩加以管理加引导。小树不修剪，很难成材，何况孩子呢？那么，如何让孩子养成良好的作息习惯呢？

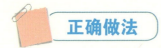

正确做法

一是让孩子知道按时作息是非常好的习惯。按时作息最大的好处是生活有节律，人体生物钟也比较有规律、不紊乱，有利于身心舒适和健康，按时作息，一个人就可以较好地避免懒散的习气，形成积极学习，勤奋向上的良好品性，有利于人的健康成长。孩子年龄小，脑子里没有作息的概念，要及早让作息概念在孩子头脑中形成，有利于孩子的习惯养成与成长。根据孩子年龄大小、接受知识的能力，适时、耐心地给孩子讲按时作息的好处，让孩子明白按时作息是好孩子，才能健康成长，才能避免懒散习气。

二是科学制定作息时间。根据孩子的年龄情况，身体情况，心理发育情况，接受教育的承受情况，制定出起床、洗漱、吃饭、喝水、游戏、学习、运动、劳动、整理个人卫生、睡觉、排"二便"的时间，让孩子逐渐形成条件反射，最终形成习惯。

三是认真落实，严格执行，不能轻易妥协。习惯的养成需要一定的时间积累，要从小着手培养。如果没有长时间地培养，很难养成习惯。尽管孩子年龄不同，孩子睡眠时间的长短也不同，一般来说，晚上要让孩子养成早睡的好习惯，早上孩子睡晚了，则要让起床去活动，不要让他养成赖床的坏习惯。吃饭、学习、游戏最好都定时进行，让孩子从小做事有规矩，有一个良性循环。

四是灵活多样的教育形式。孩子在慢慢长大过程中会有自己的独立性，他希望能按照自己的意愿去安排自己的生活。这时候做父母的就不能老是唠唠叨叨地催他，而是用一种和蔼的、民主的态度去和孩子沟通。当孩子不能做到按时作息时，也不宜大声责骂孩子，相反要针对孩子的心理特点，接受水平，采取多样的教育法，才能起到较好的效果。3岁以前的孩子可采取"过家家"游戏的方式教育，采取讲寓言故事的方式，采取画画（涂鸦）的方法，采取参观（太阳、月亮的出与降，小动物按照季节生活等）的方法，让孩子知道健康成长离不开良好的作息时间。对3岁以上的孩子，家长可与他一起细心分析他不能按时作息的原因，共同去解决这个问题。这样孩子就会在感激父母的同时，既解决了问题，又养成了良好的生活习惯。通过教育、引导，使孩子逐步养成适合自己健康成长的独立性，自己能合理安排一些事情。

 父母切记

其一，好的作息习惯越早养成越好，对于周岁以内孩子的生活顺序是睡—吃—玩，即睡醒后及时哺乳，吃饱了玩，玩累了睡。

10个月～1岁半的孩子日作息制度要科学，要符合孩子的发育特点，不能迁就孩子。

6—7点：起床、大小便、洗漱、早饭。

7—9点：室内外活动、游戏。

9—11点：喝水、第一次睡眠。

11点—11点半：起床、小便、洗手、午饭。

11点半—15点：第二次睡眠。

15—16点：起床、小便、午点。

16点—18点半：室内外活动、游戏，中间喝水。

18点半—19点：洗手、小便。

19—20点：夜间睡眠准备、喝奶、漱口。

20点—次日凌晨6点：睡眠。

3～6岁的孩子上了幼儿园，家庭作息时间应与幼儿园的时间紧密结合起来，制定好孩子在家睡觉、起床、吃饭、"二便"、活动、出门、坐车等时间，不影响孩子上幼儿园。

其二，榜样的力量无限，父母要有好的作息习惯。要孩子养成良好的作息时间，父母要做好榜样，起床、吃饭、工作、学习、劳动、卫生、休息、娱乐，都要有规律，不熬夜、不赖床，耳濡目染，使孩子受到健康的影响，逐渐形成自己健康的作息规律。

🔴 护士长温馨提示

　　孩子不能按时作息的原因可能很多，家长要耐心查找。帮助孩子找到消除原因的办法和措施，安慰、鼓励孩子克服，这样孩子才能从根本上形成按时作息的好习惯。

小儿睡觉不宜抱着宠物

现在养宠物的家庭多了，一些孩子喜欢与小猫、小狗嬉戏，白天玩不够，晚上睡觉时还要抱着小猫、小狗睡，一些父母也知道孩子抱着宠物睡不好，可是拗不过孩子，只好默认孩子的行为。一旦发生了问题，追悔莫及。

事例辨析

4岁的沙沙喜欢小狗，几乎与小狗形影不离。白天抱着小狗玩，给小狗喂食物，晚上还把小狗放进被窝里一起睡。

父母起初不同意，她就哭闹，也不睡觉，父母看着沙沙不开心，只好勉强同意。

一天晚上，沙沙抱着小狗睡着了，翻身时压了小狗，小狗张嘴咬了沙沙鼻子一口，顿时把沙沙疼醒了，沙沙摸着被咬破的鼻子，十分惊恐。父母担心沙沙得上狂犬病，立刻带沙沙去医院进行防疫处理。折腾了好几天。沙沙受到了惊吓，见到小狗就哆嗦，不敢一个人在屋里待着，身心受到了伤害。

沙沙抱着小狗睡觉，意外被咬伤，教训深刻。那么，如何规劝孩子不抱宠物睡觉呢？

正确做法

一是耐心给孩子讲道理。要通过各种形式，把抱宠物睡觉的危险告诉孩子，使孩子知道宠物看着听话，但是也有野性的一面，有时会翻脸不认人，应该提高警惕，与宠物保持一定的距离。

二是转移注意力。如果孩子坚持抱宠物睡觉，父母可以给孩子讲故事，跟孩子聊天，哼哼催眠曲，分散孩子的注意力，孩子也就不抱宠物睡了。

三是讲寓言故事。可以给孩子讲一些相关的寓言故事，如《梅花鹿醒来后，鼻子怎么没有了呢？》《小白兔起床时发现耳朵怎么被咬了呢？》《早晨，松鼠的尾巴怎么找不到了呢？》，通过寓言故事，使孩子认识到抱宠物睡觉的危险。

父母切记

其一，对于3岁以内的孩子，父母是关键，只要父母不给孩子抱宠物的机会，一般孩子不会强烈要求抱宠物睡觉。

其二，对于3～4岁的孩子，应耐心、细致、认真地告诉孩子抱宠物可能被传染上疾病，适当的时候，可以请医生、幼儿园老师给孩子讲卫生知识课，亲自观察显微镜下的细菌、病菌及微生物，使孩子认识到一些宠物身上有寄生虫，皮毛上带有各种病菌与病毒，宠物的唾液中也含有病菌，宠物的爪子更容易携带病菌，夜间抱着宠物睡觉，近距离亲密接触，很容易被传染，影响健康。让孩子知道莫名其妙患上过敏性疾病、呼吸道疾病、哮喘疾病等，与抱着宠物睡觉有关。

其三，对于5～6岁的孩子，只要选择好时机，耐心地与孩子观察宠物，让孩子自觉改掉抱宠物睡觉的坏习惯。有的孩子不相信宠物"脏"，以为给宠物洗澡了，宠物就卫生了，其实不然。宠物要自由活动，不可能总在人身边，总在屋子里。让孩子自己观察宠物是怎么活动的，都去什么地方了。如果孩子看见宠物在外面乱跑、乱尿、乱拉、乱吃，知道宠物很不卫生，就会产生警惕性，也就不抱着宠物睡觉了。

其四，模型演示，警示效果显著。制作几个宠物模型，模仿人与宠物模型在一起睡觉，孩子睡着时，宠物模型张嘴咬孩子的耳朵、鼻子、手指、脚丫，让孩子感到轻微疼痛，使孩子受到触动。

护士长温馨提示

　　要让孩子知道抱宠物睡觉的危险，通过教育、引导、观察，使孩子放弃抱宠物睡觉的行为，养成独立睡眠的好习惯。

小儿分床睡的时机

现在年轻的父母对孩子特别疼爱、百依百顺，容易让孩子"黏"上父母。

有的家庭房子很大，三居室、四居室，孩子到了10多岁，因为害怕、恐惧、孤独，还坚持与父母同床，这样不利于孩子的健康，对父母也有很多不便的地方。

有的父母也没有让孩子早分床的意识，舍不得让孩子自己独睡，坚持与孩子同睡，最后想分床都困难了，只能自食苦果。

事例辨析

　　4岁的佳佳父母离异了，他一直与妈妈住在一起。虽然娘俩住在三居室内，可是妈妈没有分床意识，坚持与佳佳同床睡觉。佳佳也习惯了与妈妈一起睡，没有妈妈在身边根本睡不着。很多好心人提醒佳佳妈妈要分床睡了，让孩子早独立。

　　佳佳到12岁时，他还不与妈妈分床，说话女生女气的，走步、姿态、穿衣也与女生差不多，男生都欺负他，女生也不与他玩，他很孤独，心理健康出了问题，最后竟然无法正常上学了。

佳佳不与妈妈分床，没有独立意识，性别意识混淆，导致不能适应学校生活，教训深刻。那么，孩子什么年龄分床好呢？

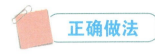

正确做法

一是掌握好分床的最佳时间。2岁以前的孩子需要特殊的照顾，与父母同床属于正常的，孩子到了2岁，就是分床开始的时间了，因为2岁的孩子已经有了一些独立意识，父母耐心告诉孩子分床睡的好处，使孩子有思想准备。

二是带孩子参观儿童家具店、幼儿园。因势利导，为了保证孩子顺利分床，可以带孩子去家具店，让孩子看一看为儿童独立制作的小桌子、小椅子、小床，使孩子对独自睡觉产生好奇心，逐渐养成独自睡觉的习惯，分床的目的也就达到了。条件允许时，可以带孩子去参观幼儿园，看看小朋友在幼儿园里住的房间、睡的单人床，模仿其他小朋友的心理效应就会显现出来，分床就会顺利了。

三是不能破例。有的孩子分床后，以各种理由与父母住一起，如病了、过生日等，千万不能破例，要狠下心，坚持分床睡。为了安抚孩子，可以亲亲孩子，抚摸孩子的头，互相问晚安，逐渐孩子就断了与父母合睡的念想。

 父母切记

其一，帮助孩子克服恐惧、害怕心理、鼓励孩子勇敢。2岁的孩子年龄尚小，可能会怕黑、怕孤独、怕声音，如果孩子因为害怕、恐惧拒绝分床，父母不要着急，不能训斥孩子，要分步进行训练。

第一步，与孩子分床不分屋，让孩子能看见父母，消除害怕与恐惧感。

第二步，孩子单独睡时，先不要离开房间，给孩子讲讲温暖、轻松的故事，等孩子睡着了，再离开孩子的房间。

第三步，采取积极心理鼓励法。在孩子第一次单独睡觉的第二天早晨醒来时，父母要给予鼓励、肯定，夸赞孩子睡得好，勇敢，长大了……

第三步，如果孩子实在闹着不分房，可以先把孩子送到全日制托幼儿园，孩子与小朋友们在一起生活，习惯了与父母分离的状态，依赖性小了，逐渐适应了，再回到家分房就容易实现了。

其二，父母不能成为使孩子感到恐怖的"导演"，平时千万不能给孩子讲恐怖的鬼怪、狐狸、魂魄、死人的故事，更不能让孩子看恐怖电影、电视、图画、书等，也不能让孩子玩恐怖游戏，避免孩子接触能引起恐怖、害怕的"源"。

护士长温馨提示

孩子分床睡是大事，大意不得，要根据孩子的年龄情况、身体情况、心理情况，耐心、科学、逐步实施，不能硬来。

正确的"四姿"

　　少数父母缺乏护理孩子的经验，平时根本不要求孩子正确的躺姿、爬姿、坐姿和走姿，导致孩子出现不利于身体健康与发育的姿态。如有的孩子走路弯腰、驼背，内外八字严重；有的孩子坐着脊椎弯得很难看，严重影响了呼吸；有的孩子躺着七扭八叉的，脖子、颈椎很难受；有的孩子爬行时，晃头晃脑，精力不集中，单手吃力很危险。

　　如果孩子的脊椎与颈椎因姿态不正确，发生磨损、扭伤，对身体损伤严重，后患无穷。

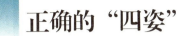

事例辨析

　　由于父母平时不在身边，3岁的欣欣与奶奶生活在一起，由于奶奶溺爱孩子，使孩子太散漫、自由、懒惰了。坐着时，弯腰晃脑，吐舌头、翻白眼，样子很难看；躺着时，来回折腾；走步时歪着身子。开始，父母没有在意，以为长大了自然就好了，到了4岁以后，欣欣的问题依然没有改正。

　　一天，欣欣坐着看电视，舌头时不时地向外吐，正好电视剧里出现了一个吓人的画面，欣欣很害怕，一紧张，条件反射地咬牙，把舌头尖咬伤了，鲜血直流，痛苦不堪。医生劝告欣欣以后坐着时不能随意吐舌头。欣欣点头表示以后改正，欣欣的父母也后悔以前没有纠正欣欣的问题。

　　欣欣坐姿不雅，养成伸舌头的坏毛病，意外把舌头咬坏了，教训深刻。

那么，如何使孩子养成正确的四姿（躺姿、爬姿、坐姿和走姿）呢？

 正确做法

一是家长不能随孩子的性，应耐心地告诉孩子怎么才是正确的"四姿"。孩子年龄小，领会得比较慢，需要持之以恒地教育、引导、纠正，父母应耐住性子，以示范的方式让孩子从小就知道，正确的躺姿、爬姿、坐姿和走姿，使孩子知道什么姿式是正确的，什么姿式是不正确的。

二是通过游戏活动，养成正确的"四姿"。喜欢游戏是孩子的天性，根据孩子的年龄，专门设计一些能训练孩子"四姿"的游戏，如《松树是好朋友》《脚印怎么歪了呢？》《小白兔呼吸怎么困难了？》《乌龟是怎么爬行的呢？》等，效果很好。

正确躺姿：身体自然放松，头、上半身、下半身、双腿、双脚自然成一条直线，仰躺或右侧卧，不宜趴着、窝着、扭曲着。

正确坐姿：身体保持挺直，两肩保持在同一水平线上，眼睛自然平视，双小腿与地面垂直，双腿不能大开叉，双脚平放在地面上，身体、胳膊、双腿、双脚不晃动。

正确爬姿：孩子爬行时，必须使孩子的头颈抬起、胸腹离地，用四肢支撑身体的重量，使手、脚、胸腹、背部及四肢的肌肉得到锻炼，这样既锻炼了四肢的协调能力，为以后站立和行走打下基础。爬行对孩子来说是一项剧烈运动，能量消耗较大，这样孩子就吃得多，睡得实，长得快。

正确走姿：抬头，眼睛自然睁开，平视前方；挺胸，微微感到腹部有上拉感，保持上身正直；双臂自然下垂，手指自然伸开；双脚交替落地于一条直线上，防止发生内外"八字"脚，腿部均匀用力支撑身体平衡，关节用力要适度，不能生硬，以免造成关节损伤。摆动手臂时，要前后摆动，向外或内的倾斜角度不要过大，防止身体摇晃。为了保证孩子有正确的走姿，父母一定要随时关注孩子抬头挺胸的问题，不能走着走着又含胸驼背了。

父母切记

其一，孩子长到了5个月了，有的能坐一坐了，但不能持久，也就是两三秒钟，坐着、坐着就弯下来向前倒去。此时，妈妈的责任很重要，训练从此阶段开始比较合适，妈妈要扶着孩子坐在自己的大腿上，孩子会坐得很好，甚至一蹦一跳地想站起来，这是训练孩子坐、站的最简单、最安全、最有效的方式。

其二，孩子6个月以后，坐得很稳了，父母的任务主要是矫正姿势。此年龄段，由于孩子的肢体动作协调能力发展得较快，基本可以坐直，且会有向前倾的意识。这时可经常让孩子俯卧，在孩子面前放个玩具逗引他，使孩子有一个向前爬的意识。为了让孩子有兴趣爬，父母可以伸出手在孩子前面逗引，让孩子似摸又摸不到父母的手，充分调动孩子爬行的积极性，促进孩子神经系统的健康发育。也可以发出声音，提高孩子的注意力。

其三，孩子大约在7个月时，可以匍匐爬行，以腹部蠕动，四肢不规则地划动，不是向前，而是后退。孩子约在8个月时发展为四肢爬行，即用手和膝盖爬行，最后发展为两臂和两腿均伸直，用手和脚爬行。这段时间是训练爬行的最佳时期，要按月龄让孩子进行爬行项目训练。

其四，训练孩子走步的时间在孩子八九个月时就可以开始了，可以借助走步训练器，要保证地面平坦、安全，在孩子10个月以后，可以帮助孩子扶着栏杆走，随时看护着孩子，防止摔伤。孩子会扶着走以后，要训练孩子独自站立，开始要扶稳、慢慢放手，此时孩子会马上摔倒，慢慢训练，逐渐增加站立时间，2秒、3秒、5秒……孩子能站久了，马上就可以摇摇晃晃地往前走，父母要鼓掌、赞扬孩子，给孩子信心支持。训练孩子走步，特别是纠正走步姿势，很不容易，也很辛苦，父母要有充足的心理准备。

其五，纠正姿势时可以让孩子学会看"影子"。现在照相机、摄像机很普遍，可以随时把孩子的"四姿"记录下来，让孩子自己看，与孩子一起找问题，与孩子一起纠正问题，改正后及时给予孩子一定的奖励。

如果房屋面积许可，可以设置一面大镜子，让孩子对着镜子看自己的"四姿"，可以更好地强化孩子克服不良姿态，形成正确的姿态。

 护士长温馨提示

孩子养成正确的"四姿"很重要，父母应从小开始训练、引导、纠正问题，不能迁就。

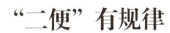

"二便"有规律

　　有的父母不注重训练孩子的"二便"，导致孩子上幼儿园，或上小学以后，"二便"还没有规律，甚至出现尿（拉）裤子现象，很尴尬，对孩子身心健康伤害不小，应引起父母的重视。因为孩子"二便"有规律了，能完全自理了，标志着成长上了新高度。所以，孩子长到1岁时，父母就应注意培养孩子自己排"二便"的能力了。

　　食物残渣在肠内堆积，不能及时排出来，就会分解出一些毒素，可能诱发疾病。少量毒素可以进入血液中，导致细胞慢性中毒，使孩子乏累，容易"上火"、生疖子等。

　　如果有小便不及时排出，强忍"憋"尿，对孩子的伤害更大，一是引起下腹胀痛，难以忍受，影响正常活动；二是容易使尿液从膀胱里反流至输尿管，细菌可逆行侵害到肾脏，引起肾炎；三是容易造成细菌在尿道里大量繁殖，尿路极易被污染；四是膀胱过度充盈，会使括约肌难以控制，严重时会有尿滴出，污染内裤；五是可能导致括约肌紊乱，引起尿失禁、神经性尿频。女孩常憋尿，可能会影响子宫正常发育，甚至影响生育。

　　现实生活中，经常看到这样的情况，两三岁的孩子玩"疯"了，大便憋到了肛门口，难受得要命，弯腰寻找厕所。孩子半夜睡得正香，被大便、小便憋醒，迷迷糊糊去大便或小便，甚至干脆来不及直接尿（拉）在被窝里。孩子因为玩"过了头"，有了小便不去尿，硬憋着尿，最后竟然尿了裤子。

事例辨析

小明6岁了，由于没有养成排"二便"的好习惯，经常憋大便，导致大便干燥，身上经常起疖子。

这几天，他3天没有大便了，半夜肚子疼得难受，迷糊着起来去卫生间"大便"，由于大便干燥，他使劲向外拉，干燥的大便把肛门撑破了，鲜血直流。

他很害怕，呻吟起来。妈妈看见马桶里全是血，也吓坏了，连夜送他去医院，医生经过检查，诊断为肛裂。医生建议他多喝水，多吃蔬菜和水果，养成天天按时大便的好习惯。

小明大便没有规律，大便干燥，诱发了肛裂，教训深刻。那么，如何让孩子"二便"有规律呢？

 ## 正确做法

一是从小抓起，逐渐形成习惯。只要条件允许，从一开始训练比较容易，孩子"二便"时，固定去卫生间，这样就会在孩子的大脑里形成对"二便"的条件反射，知道在什么地方大小便。父母不能贪图省事，随处让孩子解决"二便"。

二是耐心训练，不能急躁。要坚持训练孩子养成一天一次大便和定时排便的好习惯，不能嫌麻烦，越感到麻烦了，越要坚持下去。因为一个习惯的形成至少需要21天。训练孩子大便的时间最好在早饭后，如果早饭后没有便意，也应去马桶上坐一坐，采取"意识导便法"，让孩子尽量排出大便。如果5分钟还排不出来，就不要勉强了。年龄较小的孩子大便前有异常表现，一般是发呆、脸红、喘粗气，父母应立刻提示孩子去固定的地方大便。开始，孩子可能脱裤子慢，或拉裤子里，父母不能急，更不能指责孩子，要耐心引导。

三是重视小便，计算时间。1～3岁的孩子喝水后20～30分钟就有尿，父母要计算时间，及早提醒孩子去固定的地方小便。告诉孩子早上起床后及时去固定的地方小便，平时游戏时，不要玩"疯"了，感到有尿意时，及时去小便，晚上睡前及时小便，以免影响睡眠。

四是通过讲故事，灌输卫生知识。采取讲寓言故事，如讲《救护车来了》的故事，巧妙告诉孩子不能憋尿、憋大便、憋屁，有"二便"后，及时排掉，排尿要彻底，大便要排空，屁要及时放，以免伤害身体，损害健康。

五是调整饮食、生活规律，随时保健。平时可以给孩子适当吃高纤维食物，食量常态，不偏食，适当吃熟透的香蕉，适当喝蜂蜜水，适当吃水果、芝麻酱，以促进肠蠕动，可以预防便秘。平时让孩子适量运动，适当饮水，注意休息，保持好心情，都能有效防止便秘。晚上睡觉前，让孩子平躺身体，用双手（叠加在一起）顺时针轻轻按摩孩子的肚脐四周，均匀用力，5分钟即可，可以预防便秘。

 父母切记

其一，孩子2个月时就要进行排便训练了。3个月"把"孩子大便，6个月可以训练坐便盆，父母扶在孩子后面，让孩子学着使劲大便。经过数天的训练、孩子形成条件反射以后，每天到了这个时候，就能坐在大便盆上大便了。

其二，孩子2个月时就可以开始训练排尿了，刚开始比较困难，父母要有耐心，抓住时机很关键，一般是在睡前、睡醒后、饭前、饭后、外出之前、外出回来之后这些时间内进行。周岁以内的孩子约10分钟左右就有尿，1岁半的孩子约15分钟有尿，1岁半～3岁的孩子约20分钟到半小时排尿。孩子在6个月时，就可以训练孩子坐盆小便了。

其三，夜间"把"孩子尿时，应将孩子叫醒，不要在孩子半睡半醒的状态下进行，否则，达不到训练按时排尿的目的。

其四，孩子2岁以后，夜间睡前，少吃稀饭、少喝水，睡前再让孩子小便一次，就能养成夜间不尿的习惯了。

护士长温馨提示

"二便"有规律是健康的重要保证，家长要认真对待，耐心训练引导，不能当儿戏。

学会自己刷牙

　　每个父母都希望孩子有一副洁白、整齐的好牙齿，实现这个愿望，保持牙齿卫生很重要。一般情况下，孩子在2岁前出齐20颗乳牙，此时应该有意识地培养孩子漱口、刷牙的好习惯，这个阶段抓住了，孩子以后刷牙就会形成习惯了。

　　如果这个阶段的孩子没有漱口、刷牙的概念，对牙齿的健康发育会留下隐患。

事例辨析

　　小霞父母爱干净，对小霞要求也很严格，从3岁开始就训练她刷牙。小霞开始学刷牙时很不适应，总刷不好，还有呕吐感，甚至由于用力不正确，导致牙龈出血。妈妈、爸爸责怪小霞毛糙，说她笨，小霞很伤心，对刷牙产生了反感心理，每次刷牙时，哭着闹着，就是不想刷牙，气得父母没办法。由于小霞不爱刷牙，导致牙齿泛黄，说话时还带有口臭……

　　4岁时小霞上了幼儿园，幼儿园老师通过讲故事、做刷牙游戏、耐心引导和积极鼓励，小霞才逐渐养成了刷牙的好习惯，牙齿与口腔逐渐卫生健康了。父母看见小霞自觉刷牙了，很高兴，知道培养孩子刷牙的习惯急不得，要耐心、细腻，方法得当。

　　小霞开始练习刷牙时，由于父母没有耐心，训斥孩子，导致孩子产生了心理抗拒，教训深刻。那么，如何训练孩子刷牙呢？

正确做法

一是做刷牙游戏，讲寓言故事。孩子喜欢做游戏、听寓言故事，当孩子大约2岁时，家长可以把刷牙、漱口用游戏的方式，或讲寓言故事的方式告诉孩子，巧妙地告诉孩子漱口的方法与时间，刷牙的方法与时间（早晚各刷一次，一次不少于3分钟），牙膏的使用等，让孩子对刷牙、漱口有一个概念，知道刷牙、漱口是文明的表现，是卫生与健康的需要。

二是训练由简入难，耐心细致。孩子2岁以后，先训练漱口，开始要为孩子准备好温白开水，不以使用自来水。父母要给孩子做示范，而后引导孩子把水含在嘴里做漱口动作，半分钟后吐掉。因为孩子控制能力弱，要提醒孩子不要仰头漱口，以免呛住气管。

训练孩子刷牙时，先由父母示范，让孩子知道怎么握牙刷，向什么方向刷，怎么用力，怎么漱洗，而后鼓励孩子自己尝试刷，甚至可以"手把手"教孩子，反复数次，使孩子掌握竖刷法（刷上牙时，牙刷从上往下刷；刷下牙时，牙刷要从下往上刷，里外都要刷。刷牙时用力要均匀，动作要慢，不能着急。每次刷牙不应少于3分钟。刷牙根部时，力量要轻柔，保护好牙龈，不使其受到伤害。）。

三是为孩子选择标准牙刷。孩子年龄小，牙齿比较嫩，需要用孩子专用牙刷，不宜使用成人牙刷，以免伤害牙齿。儿童牙刷要选择设计合理，尺寸合适，牙刷毛柔软，牢固耐用的，切忌贪图便宜。牙刷要经常消毒，认真保管好，避免被污染，一般情况下2～3个月换一个牙刷。

四是为孩子选择质量好的牙膏。要为孩子买儿童专用牙膏，选择信誉度高的正规厂家产品。应耐心征求孩子意见，尽量选择孩子喜欢、刺激性小、气味适合、含氟的牙膏。根据孩子的需求，牙膏牌子最好换着使用。

父母切记

其一，周岁以内的孩子，要经常保持孩子口腔清洁，吃东西后应及时给孩子喝点白开水。

其二，1~2岁的孩子，要耐心让孩子掌握漱口要领。

其三，3岁以上的孩子，开始学会刷牙后，应采取各种方法鼓励孩子坚持。训练刷牙容易，可是保持下去很不容易，家长要适当鼓励孩子，给孩子画"小红旗"、贴"小笑脸"等，以积极刺激法使孩子坚持下去，坚持一个月后，孩子就会养成刷牙的习惯。

其四，父母要做好榜样，让孩子刷牙，自己要认真刷，不能"三天打鱼，两天晒网"。

护士长温馨提示

孩子养成刷牙的好习惯很重要，父母应根据孩子的年龄与发育情况，认真制订训练方案，不能拖拉。

独自洗头、脸、手、脚、外生殖器及肛门

孩子天生喜欢水，当孩子长到2岁时，父母就应认真、轻松、自然地帮助孩子练习独自洗头、脸、手、脚、外生殖器及肛门，虽然开始可能有点麻烦，可能洒水、掉盆、刺眼，但是只要耐心引导，孩子很快就能熟练独自完成洗头、脸、手、脚、外生殖器及肛门的任务，这也标志着孩子在成长的道路上又上了一个独立自主的新台阶。

如果父母溺爱孩子，不舍得早让孩子独自完成洗头、脸、手、脚、外生殖器及肛门的工作，最后吃亏的还是父母和孩子。

事例辨析

　　3岁的小兵什么事都是父母帮着干，自己没有一点动手的能力。一天，妈妈得了阑尾炎，住院手术治疗，爸爸在医院护理，临时请人帮助照看几天，他顿时陷入了"无助"状态。

　　由于不会自己洗脸、手、脚，也没有养成好习惯，每天乱跑着玩，出汗多，全身都有异味了。几天后，脚丫子缝里起了红疹子，走路一瘸一拐的，痛苦不堪。去医院诊治，医生说是皮肤感染，与平时不洗脚有关系。建议他每天用药、按时洗脚、保持脚的干燥与卫生。

小兵3岁时还没有学会独自洗脸、手、脚，遇到家长生病住院后，无法独自生活，导致脚感染，受了不少罪，教训深刻。那么，如何训练孩子独自洗头、脸、手、脚呢？

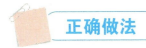

正确做法

一是做游戏，巧妙讲解洗头、脸、手、脚、外生殖器及肛门的重要性。游戏是能让孩子最简单、最容易、最直接记住的方式。孩子1岁以后，根据孩子的接受能力，父母可以把洗头、脸、手、脚、外生殖器及肛门编成游戏，边玩边讲，在娱乐中，让孩子知道洗头、脸、手、脚、外生殖器的顺序、方法与重要性，通过讲《小花猫洗脸》《小白兔洗脚》《孤独的小刺猬》《鸵鸟不爱洗头的后果》《为什么小狗狗尿不出尿来了？》《为什么梅花鹿的大便带血呢？》的故事，告诉孩子讲卫生的重要性，要做讲卫生的好孩子，个人卫生好，小朋友都喜欢与你玩。

二是父母正确示范，耐心引导。孩子2岁以后，父母应耐心给孩子做标准示范，从开水龙头开始、挽袖子、清水洗手（脸）、上香皂、搓揉、清水冲洗、毛巾擦干、洗毛巾，一招一式都要认真教给孩子，让孩子反复模仿几次就会了。引导孩子洗头时，父母需要重点告诉孩子保护好眼睛，使用洗发液（香皂）的剂量，避免香皂泡沫侵害眼睛，洗后及时擦（吹）干。引导孩子洗脚时，告诉孩子用温水，不能使用冷水，也不能过热，要把脚丫子缝隙里的泥洗干净，使用刺激性小的香皂，洗干净后及时擦干。引导孩子洗外生殖器时，最好由妈妈负责，告诉孩子准备好盆、温水、小毛巾，女孩子要轻轻洗外阴，避免指甲划破皮肤；男孩子要认真清洗阴茎包皮，不能糊弄。如果有条件的话，最好用喷淋器，调整好水温进行直接冲洗。最后不要忘记用专门的盆清洗肛门，洗后擦干。

三是分盆使用，专人专用，保持卫生。孩子年龄小，抵抗力差，容易发生交叉感染。为了避免交叉感染，要给孩子准备数个盆，洗脸盆一个，洗手盆一个，洗脚盆一个，洗头盆一个，洗外生殖器盆一个，洗肛门盆一个，不能混用，更不能与大人混用。盆要天天消毒，或用开水烫，或用专用消毒液洗。

四是最好使用流动水。由于盆里的水容积小，容易被病菌污染，所以应用流动的水洗手、脸、头。如果家里没有自来水，家长可以自己制作一个大水壶，调节好水温，给孩子冲水洗。

五是让孩子有次数与时间概念。通过引导，使孩子知道洗脸要天天洗，每天2次，最好是早晚进行。洗手要适时进行，早上、晚上、饭前、便前（后）都要洗。夏天每天都要洗头，冬天周洗2次头。洗脚天天睡前洗。洗外生殖器也要每天坚持晚上睡觉前洗。肛门最好是大便后即洗。

父母切记

其一，7、8个月的孩子，坐不稳，可把孩子放在大人腿上给他洗；9、10个月的时候，孩子可以在大人扶持下站着洗；2、3岁时，让孩子在合适他身高的设备旁，自己练习使用肥皂、水、小毛巾洗手、脸，父母在一边指导，教会孩子拧干毛巾、擦干脸的方法；4岁以后，要让孩子独自洗。

其二，为了鼓励孩子养成好习惯，愿意洗，父母边洗边用温和的语气与孩子说话，使孩子感到这是好事、是愉快的事、是让妈妈与爸爸高兴的事。孩子洗完时，家长可以说"宝宝的小脸真干净""宝宝的小手多白呀""宝宝的小脚真干净""宝宝真香"……

其三，孩子天生喜欢水，训练1岁以内的孩子洗澡时，可以先给孩子准备洗澡盆，水温要适宜，如果孩子怕水，可以在水盆里放点能漂浮的小玩具（鸭子、鱼），先让孩子用脚踩水，手拍打水，抓小玩具，孩子喜欢水了，再把孩子抱进水盆，父母要快速给孩子洗澡，洗完后，如果孩子不愿意离开澡盆，不要硬把孩子抱出来，可以转移孩子的注意力，和蔼地说："小鸭子游累了，去吃东西了，咱们也该出水了……"

训练2岁以上的孩子洗澡时，主要以引导、讲道理的方法。洗澡后，父母要指导孩子及时擦干头发、身体，穿好衣服，喝点温水，不要马上出门玩。

孩子3岁左右，可以洗淋浴了，父母要告诉孩子站稳，不要嬉戏、打闹，以免滑倒。

护士长温馨提示

孩子养成清洗的好习惯，是保持个人卫生的关键，要尽早引导，要有耐心，对孩子要有信心。

正确使用毛巾与手绢

　　父母对孩子的能力培养应从一开始就要有规划，不能什么都帮孩子办，要让孩子早早明白生活与卫生常识，会正确使用小手绢与小毛巾，不能用衣服袖子擦鼻涕、眼泪、口水等；会自己洗小手绢与小毛巾，明白为什么要及时清洗小手绢与小毛巾的道理，这一点对孩子的健康与成长很重要。

　　许多孩子到了三四岁了，还不会正确使用小手绢与小毛巾，小手绢与小毛巾脏得不像样子，无意中导致交叉感染，莫名其妙地患上疾病，最终明白了罪魁祸首是不卫生的小手绢与小毛巾时，后悔不已。

事例辨析

　　妈妈为3岁的小兰准备了一块漂亮的小手绢，小兰小心翼翼地把手绢装在兜里，有鼻涕时擦一下，眼睛不舒服时擦一下，嘴角有唾液时擦一下，小手脏了擦一下……

　　小手绢几天不洗，看上去很脏，小兰也不知道洗，粗心的妈妈下班回家也不知道检查一下小手绢的卫生情况。

　　最近，小兰的眼睛红肿，不敢见光，妈妈带她去医院，医生说眼角膜发炎了，需要上外用药。医生经过询问，看了小兰的小手绢，确认眼角膜感染的原因是不卫生的小手绢诱发的。嘱咐小兰要注意小手绢与小毛巾的卫生，随时清洗，随时更换，不能几天不洗，最终小手绢、小毛巾会成为病菌的温床。

　　小兰与母亲知道了问题出在小手绢上，回家后，母女一起通过做游戏的方式，使小兰掌握了正确使用小手绢与小毛巾的要领。

小兰不会使用小手绢，导致眼角膜感染，教训深刻。那么，如何训练孩子正确使用小手绢与小毛巾呢？

正确做法

一是通过画图讲解。孩子2岁以后，可以采取图画方式进行教育引导。画一张脏手绢、脏毛巾的彩色图，告诉孩子脏手绢、脏毛巾上繁殖、滋生的病菌数量与种类，能诱发什么疾病，使孩子明白如果只知道用小手绢与小毛巾，而不知道及时清洗与消毒小手绢与小毛巾，危害很大。

二是通过做游戏掌握正确的使用方法。通过做游戏教孩子正确使用小手绢与小毛巾能使孩子快速掌握，不至于导致孩子厌烦。编游戏时父母应多动点脑筋，使用时机、保管方式、使用要领都要涉及，不要遗漏。因为孩子年龄小，学得会慢一些，父母要耐心，认真亲自示范，把动作做规范，让孩子尽快掌握使用要领。

三是保证安全与卫生是前提。让孩子知道小手绢与小毛巾不是摆设，更不是装饰品，而是使用的。所以，安全与卫生最重要，应准备好三块小手绢（擦鼻子、擦眼睛、擦嘴），四块小毛巾（擦脸、擦手、擦脚、擦屁股），认真保管，随用随换，不能一块毛巾、一块手绢用到底。

四是讲寓言故事，让孩子学会清洗小手绢与小毛巾。孩子年龄小，开始父母不要逼迫孩子洗，巧妙地通过寓言里的故事告诉孩子怎么洗、怎么晾晒，最好用流动的自来水清洗，使用刺激性小的香皂、洗涤液清洗，用流动的自来水漂洗干净后，放在阳光下晾干。

五是随时监督，适当批评与奖励。孩子从不知道使用与清洗到会使用与清洗小手绢与小毛巾需要很长的过程，中间会出现多次反复。父母要有耐心，随时监督、检查与引导，及时表扬孩子，态度和气地指出孩子不正确的做法。

父母切记

其一，孩子年龄不同，需求与用途也不一样，父母帮助孩子把毛巾分为面巾、脚巾、浴巾，最好选取不同颜色，让孩子容易区分，以免混乱。颜色以红、黄、白色为主，容易辨别。

其二，2～4岁的孩子使用的面巾应该是长方形的，全棉质地的、柔软的；脚巾可以使用小方毛巾，浴巾应稍大一些，擦屁股巾用小正方形的比较好。父母要及时引导孩子毛巾用完后要洗净，放在干燥、通风的地方。毛巾要分别存放，不能混在一起。

其三，毛巾应放在孩子便于拿用的固定地方，最好缝一个小挂绳，挂在小钩上。

其四、孩子流出鼻涕时，指导孩子用手绢轻擦鼻涕，以免鼻涕流进嘴里。流眼泪时，提示孩子不能用手、衣服袖子擦眼泪，要用干净的手绢轻轻擦干，防止眼睛感染。

护士长温馨提示

孩子正确使用小手绢与小毛巾很重要，父母与孩子都要认真对待，切实把住成长与健康的每一关。

整理物品

　　少数父母不注重培养孩子整理物品的能力，导致孩子没有养成整理物品的好习惯，日常生活中显得很邋遢，自己的小屋子里乱七八糟的，衣服、袜子、手绢、毛巾、纸屑到处都是，玩具七散八落，小被褥不叠，零食到处都有，水杯子、勺子乱放，既不雅观，也不卫生。

　　孩子养成整理物品的好习惯不仅对个人健康有好处，而且对孩子的优秀品质塑造也有着至关重要的作用。

　　目前，很多家长越俎代庖，不给孩子整理物品的机会，等孩子长大了，什么也不会干，还怨孩子什么也不会，究竟怨谁呢？是早放手，还是继续大包大揽呢？值得父母们深思。

事例辨析

　　3岁的小虎自己住一个房间，他很受宠爱，父母与姥姥每天追着他的"屁股"帮他收拾散落的物品。

　　他喜欢汽车、飞机与武器模型，父母给他买了很多他喜欢的玩具，屋子里到处都是，随玩随放，家里无法下脚了。

　　一天晚上，他睡不着觉，下床玩玩具，把汽车模型、飞机模型、军舰模型都拿出来玩，玩后没有收拾，散落在地上，而后上床睡觉了。后半夜，他被尿憋醒了，迷糊着下了床，忘记了地上的玩具模型，脚绊在一个汽车模型上，摔倒了，鼻子流血了，痛苦了好几天。

　　小虎没有整理物品的好习惯，玩具乱扔，导致夜间起床被绊倒，教训深刻。那么，如何使孩子养成收拾物品的好习惯呢？

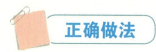

一是玩"过家家"游戏，使孩子认识到整理物品的重要性。整理物品重要，怎么告诉孩子呢？如果直接告诉，可能效果差一些，孩子也可能不愿意接受，最好的办法是设计一个或几个"过家家"游戏，合理设计场景、人物，通过事件的发生及结果，使孩子知道物品的整理不仅是大人的事，更是自己的事，如果不会整理物品，就可能受"惩罚"，或失去小伙伴的信任、好感。

二是独自整理衣物。父母要做好示范，要告诉孩子自己整理衣物的重要意义，小衣服怎么叠、怎么放、怎么晾晒、怎么保管、怎么归类，而后让孩子模仿、练习，适时提出表扬，坚持21天以后，习惯就逐渐养成了。孩子练习时，家长要有耐心，不要担心孩子整理不好，更不要训斥孩子的笨手笨脚，要给孩子足够的时间，让孩子在轻松中学会整理衣物。

三是独自整理床上物品。孩子睡觉起来后，要引导孩子独自收拾床上物品，收拾好被子、床单、毛巾被、小枕头等，睡觉前不能在床上放危险物品（玩具、刀子、剪子与钥匙等），让孩子养成每天坚持整理的好习惯。平时，告诉孩子不要"黏床"，除睡觉时间外，最好不着床，保持床的卫生与整洁。

四是独自整理玩具。孩子玩具多，电子的、机械的、塑料的、木材的、金属的、石头的、胶皮的什么都有，如果玩前、玩中、玩后不注意整理，不仅容易发生意外伤害，而且容易导致疾病的传播与流行。所以，要给孩子做示范，耐心讲道理，使孩子有收拾、整理玩具的意识，并且养成好习惯。

五是设立成绩板。为了保证孩子养成整理物品的好习惯，父母可以采取正激励的方法，在家里明显地方设立成绩板，孩子整理得好，物品摆放得干净整洁，给画小笑脸、贴小红花、挂小红旗，随时提示孩子自觉坚持收拾、整理物品，使孩子知道整理好物品能得到表扬和赞许，就会有兴趣整理，直到成自然为止。

父母切记

其一，孩子到了1岁以后，父母就要开始这方面的训练了。因为孩子喜欢玩具，可以先从整理玩具开始训练，陪伴孩子一起玩，一起整理，如果不整理，第2天就没有玩具玩了。一定要让孩子知道收拾物品与不收拾物品的结果。可以编几个小寓言故事，如《小猫把你乱丢的玩具叼走了》《狐狸把你乱丢的玩具偷走了》等，孩子整理得好，就高兴地说："宝贝，今天你的玩具没有丢，是因为你昨天整理得好……"使孩子知道玩具、物品玩完要整理好，否则就丢了，玩不了了。

其二，孩子到了3岁以后，可以适当施行惩罚，不能留情，也不能有下一次，要事先告诉孩子整理好物品，如果发现孩子不整理物品，可以把孩子乱丢的物品"锁"起来，让孩子找不着，最后通过干家务劳动，或承认错误才能再换回来，使孩子知道养成收拾物品习惯的重要性，否则会付出代价。

 护士长温馨提示

孩子整理物品的事不容忽视，要从小开始教育，使孩子知道对与错，知道好与坏，知道自己的事情自己做才是好样的。

保持良好的室内环境

　　父母应经常告诉孩子，室内要保持良好的环境，空气新鲜，整洁干净，能使人心情舒畅，而且能使人少生病，健康成长。

　　现在人们居住条件改善了，室内密闭好，平时孩子在室内生活，室内家具、玩具、书、笔、地毯、电器和其他杂物散发出很多异常气味，导致空气污浊，新鲜空气少，长期吸入污浊空气对身体没有好处。所以，需要定期通风，才能保持新鲜空气进入室内，才有利于人体健康。

事例辨析

　　4岁的小苗一个人住一个小房间，妈妈给他买了一张漂亮的小儿一体床（写字台、桌子、电脑架、书架、椅子、台灯、电脑、游戏机、毛绒动物全有了），平时父母上班后，小苗让保姆在客厅干活，把自己关在房间里玩，门窗也不打开。

　　最近，小苗总是感到呼吸困难，大口喘气，嗓子难受，痰很多，还发低烧，很疲乏。

　　妈妈带小苗去医院，医生经过检查，确认是呼吸道感染。医生认真询问小苗的生活与居住情况，断定呼吸道感染与小苗不开窗户通风有关系。建议小苗在吃药治疗的同时，每天开窗户换气，保持室内空气流通。

　　按照医生建议，妈妈让保姆每天上午与下午把小苗屋的窗户打开30分钟，改善了空气质量，小苗逐渐恢复了健康。

小苗因为不爱开窗户，导致室内环境差，空气污浊，诱发了呼吸道感染，教训深刻。那么，如何保持良好的室内环境呢？

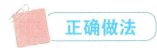

正确做法

一是室内常通风。现在室内密闭性好，平时孩子多在室内活动，加上室内家具、书、地毯和其他杂物散发出的异常气味，造成空气污浊，含氧量减少，需要定期通风，让新鲜空气进入室内，才有利于健康。一般情况下，早晨起床后，要立刻开窗户半小时通风，上午和下午分别开窗户半小时，晚上睡前开窗户半小时。

二是室内物品摆放整齐。告诉孩子室内的东西摆放有序，不能随意乱放，没有用的物件或东西，尽量不放在屋里。如果孩子喜欢花卉，可以在适当的位置摆放几盆，以调节心情、净化空气。孩子的床下不应堆放杂物，应留有较大空隙，保持空气流通。

三是杂物要及时清除。室内如果有了杂物，容易污染环境，要认真清理。玩具、食物、书刊、画报、旧衣服、不用的旧物件，随有随处理，不能堆积过多，以免滋生病菌。

四是及时清理垃圾。室内如果有垃圾桶，不要几天不倒，要一日一倒。如果遇到有污染的垃圾，或特殊的垃圾，要即刻处理，不能放在室内，以免招虫子、蚊蝇。

五是不要忘记对抽屉的清理。抽屉里东西放多了，容易被遗忘或被污染，因为很多孩子会把不常用的东西随手放进抽屉里，由于很多东西消毒不完全，慢慢地会"潮化"，散发出异味，甚至滋生出病菌。所以，要经常清理抽屉，不用的东西应彻底消毒、清洗，或转移走，保证抽屉卫生、干净、整洁。

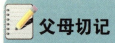

父母切记

其一，孩子到了1岁以后，已经明白大人的一些意思了，正是让其养成保持室内良好环境的好习惯的初期阶段，此时父母可以采取模拟动物游戏的方法，比如"熊宝宝"的屋子太臭了，赶快开窗户吧；"小白兔"家太乱了，没有朋友来找它玩；"小花猫"生病了，因为它从来不打扫家里的卫生……让孩子逐渐明白屋子通风、收拾东西、清理垃圾、打扫卫生是必需的事，当孩子的意识逐渐被强化后，习惯的种子也就扎在孩子的内心深处了。

其二，孩子到了2岁以后，意识更加增强了，思维更加活跃了，虽然自己不能做很多，但是家长可以引导着孩子一起做，就等于孩子做了，比如到了开窗户通风的时间，父母与孩子一起开窗户，同时编几句顺口溜（常开窗户空气好，身体健康病不找……），告诉孩子开窗户的好处，比如屋子里乱了，杂物多了，父母可以带着孩子一起搞卫生，同时说几句顺口溜（打扫卫生是个宝，垃圾随时倒，杂物随时扔，天天擦洗消毒讲卫生，疾病不找绕着走……），鼓励孩子劳动，不要怕孩子干不好。

其三，孩子到了3岁以后，父母自己要先当好模范，把自己的房间、公共房间的环境保持好，然后教育、监督孩子，自觉、主动地维护好自己的室内环境，鼓励孩子自己动手干，但要保证安全。

护士长温馨提示

室内是孩子生活的"根据地"，所以要倍加爱护与保持，这是保证健康成长的关键。

学会使用电话

经常有消息报道，某地三四岁的孩子用电话救了心脏病急性发作的姥姥、奶奶、爷爷、父母等。而有的孩子遇到紧急情况后，不会使用电话，眼看着亲人离世……

现在很多家庭都有座机、手机或网络视频电话，给人们的生活带来便捷，孩子想父母时，或有什么急事时，见不到家长本人，打个电话，发个微信就能解决了。孩子能独立打电话也是一种能力的证明，父母要早训练，早让孩子具备这个能力。

有的父母不但没有这个意识，反而不让孩子接触电话，甚至吓唬孩子电话不能摸，更不能打，把孩子吓着了。一旦遇到紧急事件，就会坐以待毙，或失去宝贵的时间，甚至遗憾终生。

事例辨析

　　3岁的小雨与奶奶在家看电视，奶奶看了一会儿，缓慢地躺下去了，嘴角歪斜了，眼睛也直了，不会说话了，小雨很害怕，犹豫了一会儿，立刻想起了妈妈与她一起玩"救护车"的"过家家"游戏时，嘱咐她的话，遇到病人立刻拨打120电话，叫救护车来。小雨急忙拿起电话，拨了120电话，告诉了医生情况，不到10分钟，医生赶来了，经过抢救，奶奶得救了，没有留下后遗症。医生说如果晚来10分钟，后果不堪设想。还表扬小雨机智，有生活能力。

小雨发现奶奶突然发病，迅速拨打了120电话，救了奶奶，值得赞扬。那么，如何教会孩子打电话呢？

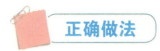

一是设计"过家家"游戏。父母平时可以设计一些关于孩子打电话的"过家家"游戏，通过情景安排，把打电话的方法告诉孩子，让孩子知道电话是怎么回事，怎么拨打，怎么说话。

二是适当给孩子买电话玩具。如果给孩子买礼物时，可以挑选仿真电话、仿真手机，让孩子模拟使用，通过玩仿真电话与手机，让孩子掌握使用电话的技能与方法。

三是牢记紧急电话。平时可以通过讲故的方式，告诉孩子几个紧急电话的拨打方法，如110、120、119、114、122等，使孩子知道这几类电话的特点，明白遇到什么情况该打哪个电话。

四是正确使用电话。电话的功能很多，告诉孩子如何拿话筒，如何拨号码，如何讲话，特别是拨打紧急电话时，要保持镇定，说清楚时间、地点、住址、需要帮助的情况等。

五是制作电话板。为了孩子打电话方便，父母可以把常用的家庭人员的电话写在电话板上，字迹大、规整，让孩子一目了然，便于识别。应经常变化打电话游戏方式，让孩子牢记亲人电话。

📝 父母切记

其一，有耐心教。孩子到了1岁以后，父母应巧妙地使用仿真电话在娱乐与游戏中，让孩子学会正确拿（放）电话，按下开启（接听）键，说你好、找谁、我是谁、再见、不在家、想……孩子在这个阶段会闹出很多笑话，要耐心，不能急，不能训斥孩子，以免让孩子对电话产生抵触心理。

其二：引导孩子接听真电话。孩子到了2岁以后，家里来了电话，如果电话事情不紧急，家长可以把电话交给孩子，引导孩子说话、问话，进行一些简单交流。为了训练孩子能真正使用好电话，父母可以有意识地让孩子给姥姥、爷爷等家人拨电话，大胆交流，锻炼几次，孩子就能熟悉电话的使用方法了。

其三，让孩子知道手机、微信、电脑视频。孩子到了3岁以后，对各种新事物十分好奇，父母可以训练孩子使用手机通话，使用视频网络、微信交流，让孩子尽快、尽早掌握高科技产品的使用方法，成为受益者。

其四，提高警惕。嘱咐孩子使用电话时提高警惕，要通过故事、游戏、寓言的方式告诉孩子电话、电脑、微信的另外一头可能是坏人（大灰狼），要学会鉴别，不能上当受骗。

 护士长温馨提示

电话在生活中不可少，幼小的孩子应早学会使用，一旦遇到情况，能起到重要作用。

坚持锻炼身体

　　坚持锻炼是提高婴幼儿体质的关键，长期缺乏锻炼的婴幼儿，体质一般不会太好，各种疾病会在不知不觉中找上门来（如经常感冒、发烧、咳嗽、拉肚子、长疙瘩等），父母要提高警惕，在引导孩子锻炼身体的事上不能马虎，要有科学性、计划性与执行性。

　　孩子身体健康是最重要的事，孩子没有好身体，不但影响发育，也会影响未来，将来干什么可能都受限制，很多想干的事干不了，等父母明白了这个道理以后，已经晚了。

　　由于父母的疏忽与无知，现在很多婴幼儿几乎没有系统、规律、适合的锻炼身体的时间与方式，抵抗力低，易感冒发烧，经常闹肚子，没有精神，头发稀疏，腿脚软，身体健康状况不佳，令人担忧。

 事例辨析

　　3岁的小海与保姆在家，除了看电视就是玩游戏机，父母没有给孩子安排任何锻炼内容。

　　每天看电视、玩游戏弄得小海迷迷糊糊的，总是喊累，没有精神，身体健康情况不乐观。遇到天气变化，特别爱感冒、嗓子发炎、闹肚子、消化也不好，经常去医院打针输液，严重影响了家庭的正常生活。

　　一天，小海又感冒发烧了，这次比较严重，住院治疗时医生询问他的情况，嘱咐他要多锻炼，每天不少于30分钟，以增强体质。出院后，父母按照医生的建议，每天安排小海户外投球30分钟。坚持了1个月以后，他的身体素质逐渐提高，不怎么感冒发烧了，疲劳感也消失了。

小海每天不锻炼，身体素质不好，爱感冒发烧，教训深刻。那么，如何让孩子养成坚持锻炼的好习惯呢？

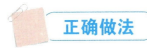

正确做法

一是通过讲故事提高孩子锻炼的意识。根据孩子的接受能力，可以编一些关于锻炼身体的故事，使孩子明白锻炼是一生的大事，能使体魄强健，对消化系统、骨骼系统、神经系统、肌肉的生理功能都有利，要把锻炼与吃饭、喝水、睡觉一样对待，才能保证身体健康，才能保证健康成长与生活顺利进行下去。有的家长担心孩子年龄小，锻炼会消耗体力，孩子"吃不消"，其实锻炼是在消耗体力过程中，使身体素质得到提高，身体的耐受力增强了。身体好了，不生病或少生病，精力充沛了，身体发育良好，记忆力才好，健康效果才明显。

二是根据兴趣，以模仿为主，选择适合孩子的锻炼项目。孩子年龄小，要征求孩子的意见，根据孩子的兴趣，选择相对简单，不需要特殊场地保障，能长期坚持下去的项目，如跳绳、爬楼梯、慢跑、走步、广播体操、扔球等。开始锻炼应以模仿为主，可以是形象模仿，可以是游戏模仿，也可以利用体育用具模仿。如果孩子学得慢，或学起来困难，可以进行专门训练或特殊帮助指导，设计一些动作，让其反复练习，耐心指导，直到掌握为止。

三是确定锻炼时间和锻炼强度。根据孩子的身体情况，每天集中锻炼时间，少则30分钟，多则1小时。锻炼强度适中，强度不够，起不到锻炼效果；强度太大，透支体力，影响身体健康。什么强度最合适呢？一般情况下是以微微出汗为基准，不能大汗，也不能不出汗，以不影响活动、休息、吃饭为宜。睡觉前不宜剧烈运动，以免影响睡眠。

四是一定要当成重大任务完成，不能是可有可无的事。孩子锻炼身体时，父母每天都要有记录，记考勤，自觉锻炼了就打完成，没有锻炼就打没有完成，每周有检查，发现没有完成锻炼，要与孩子一起看看是为什么没完成，找出原因，及时改正，这样才是对孩子的身体健康负责。

五是认真监督，关键是自觉落实。如果孩子因为其他原因忘记了锻炼，家长要及时督促孩子锻炼，鼓励孩子坚持锻炼，磨炼意志，不能"三天打鱼，两天晒网"。

六是形成规律，持之以恒。锻炼要有规律，不能想起来就锻炼一天，想不起来就不去锻炼；更不能想什么时候锻炼就什么时候锻炼，要寻找适合孩子自己的锻炼时间，养成习惯。实践证明，锻炼能使孩子养成好的生活规律，形成时间观念。

 父母切记

其一，了解孩子动作发育特点。"三翻六坐"是小儿发育的两个关键时期的特点，小儿初生三个月至六个月，坐时腰呈弧形，从仰卧位扶起来头稍微后垂，扶坐时基本能抬头。俯卧时用肘支撑上半身可持续数分钟，甚至可以翻身仰卧，双手不协调试图取物。五至六个月，由仰卧位拉手能坐起来，可以瞬间站立。七至十五个月由坐、爬、站，到挽扶走，独立行走循序渐进，但行走停止和转向困难。一岁半到六岁由能退行、独立饮水、学用筷子、跳跃、穿衣、解扣子、单双脚跳到奔跑等这一个过程，是由简单动作至复杂动作的过程，也是肢、腿、臀等力量逐渐增强的过程。

其二，抓住重点。让孩子坚持体育锻炼的另外一个重要目的是培养孩子活泼、开朗、乐观的性格，使孩子的反应能力、判断能力迅速提高，使其心胸开阔，行动敏捷，精神乐观。同时，还能培养孩子顽强的毅力和对环境的适应能力，促使孩子树立自信、自强的心理，逐步改掉胆小、怕困难、急躁等不良习惯。

其三，运动内容。根据婴幼儿的身体发育特点，家庭体育活动有基本动作和基本体操两个方面。基本动作是走、跑、投掷、攀登等。基本体操包括模仿操、徒手操、轻器械操以及舞蹈等。

其四，注意的问题。要避免进行憋气性的活动；集聚性的突然静止活动；角力活动；背负或头顶重物活动；过量的耐久活动；连续跳的激烈活动。

 护士长温馨提示

持之以恒锻炼才是保证孩子身体健康的关键，要引导孩子自觉坚持锻炼，千万不能找借口逃避锻炼。

看电视有节制

现在电视早已普及到了每个家庭，适合孩子们看的各种节目多得数不胜数，孩子们通过电视节目，学到了知识，开发了大脑，调节了生活情趣，享受了快乐。

俗话说："物极必反。"有些父母为了安抚孩子，总是迁就孩子，让孩子没完没了地看电视，由于没有节制，导致孩子身体发育与健康状况受到伤害，如眼睛近视、斜视，肠胃疾病，颈椎、腰椎问题，情绪急躁、失眠等。

事例辨析

　　4岁的小永喜欢看电视，早上起床以后，坐在沙发上对着电视几乎片刻不离。有时躺着看，有时趴着看，每天超过10个小时看电视。遇到好节目，饭都不吃了，或是边吃边看，父母、保姆追着喂。

　　一天，他躺着看电视时，忽然感到眼睛里有重影，以为是电视的问题，保姆检查电视机没有毛病，立刻送小永去医院，医生检查后发现是斜视，需要矫正治疗，很不好康复。小永与父母十分后悔。

小永看电视没有节制，眼睛出了问题，教训深刻。那么，如何让孩子看电视有节制呢？

 ## 正确做法

一是耐心讲清楚危害。长时间看电视，容易使眼睛疲劳，如果姿势不正确，还容易引发斜视。姿势不正确，对颈椎、腰椎也会有影响。坐着看电视，气血运行不顺畅，会导致消化系统功能降低，食欲下降，容易导致营养不良。如果孩子长期依赖电视，由于模仿、惊吓、刺激画面、新语言，可能会导致孩子的心理出现不适感，如果不加以纠正，很可能出现性格与情绪改变。

二是有选择地看节目，最好与孩子一起看。现在的电视节目很多，父母要精心挑选适合孩子看的节目，节目的内容应该是积极、向上、阳光、健康的，回避恐怖、刺激节目。看电视时，父母最好与孩子一起看、一起分享、一起讨论，这样既能增进感情，又能解惑，使孩子增长知识。

三是限定时间，严格遵守。意志力是训练出来的，在看电视的问题上训练孩子的意志力是有重大意义的，让孩子从小就知道看什么、干什么都要有度，没有度的限制，就要受到惩罚（身体与心理）。一般情况下，可以让孩子看15分钟，休息一会儿，一天累计不应超过2小时。如果孩子闹，或以不吃饭、不睡觉为要挟，父母要坚定，不能妥协，要通过讲故事的方法给孩子讲道理，不能让半步，以免孩子抓住你的弱点，得寸进尺，前功尽弃。

四是表扬、肯定，让孩子具备自控力。自控力很重要，对孩子一生都有好处，自控力不是天生的，是一点一点训练出来的，父母要在这方面下功夫。发现孩子看电视遵守时间，立刻表扬、肯定，使孩子逐渐养成自控习惯。

父母切记

其一，对于1岁以内的孩子来说，看电视的时间应由父母来控制，孩子的房间里不宜摆放电视机，客厅摆放的电视机也不能一直开着，以免孩子无意中"黏"上电视。孩子一旦迷上看电视了，要告诉孩子电视累了，电视也要睡觉、休息和吃饭，明天我们再来看电视，而后关闭电视。

其二，对于2岁以上的孩子，父母应以游戏或讲寓言故事（如小白兔的眼睛怎么看不见东西了呢？小花猫怎么抓不到老鼠了呢？小梅花鹿怎么跑不动了呢？乌龟的脖子怎么歪了呢？）的方式，告诉孩子长时间看电视或看电视姿势不正确对眼睛、大脑、骨骼的伤害，让孩子明白有时、有节、有规矩看电视的重要性。

其三，安全卫生。看电视的距离应保持在5米以外，高度与视线平行。孩子看完电视后，父母要引导孩子远视，或做几遍眼睛保健或广播体操。适当加强饮食营养，增加含维生素A的食物。

护士长温馨提示

不要忽视孩子看电视的问题，要从小使孩子养成好习惯，有时有度，不影响身心健康是前提。

玩电脑有约束

　　现在很多家长以早教、智力开发为目的，让孩子学习使用电脑，可是由于疏忽了管理，导致孩子使用电脑没有好习惯，最终电脑给孩子带来痛苦与疾病。

　　一位护理专家认为，孩子没有节制地玩电脑，无意中患上玩"电脑病"，将成为孩子成长过程中的又一大"杀手"，如果不引起父母与孩子的重视，会严重影响孩子的身心健康。

事例辨析

　　4岁的洋洋家里条件好，爸爸送给他一台笔记本电脑。平时，妈妈、爸爸宠着他，管理不严，没有限制孩子玩电脑的时间。只要爸爸和妈妈上班走了，洋洋就告诉保姆不要干扰他，独自进屋开始玩电脑，保姆也不敢叫门，直到爸爸妈妈下班回家他才不玩。

　　有一天，他玩得太兴奋了，中饭没有吃，一口水也没喝，觉也没有睡，终于熬不住了，站起来时，晕倒在地上。

　　保姆感到不对劲，立刻呼喊并强行打开门，发现他人事不知，赶快叫了"120"急救车，医生紧急抢救了10分钟，才避免了严重后果的发生。医生说是脑供血不足、缺氧导致的晕厥，嘱咐他以后不能这样玩电脑了。

　　洋洋玩电脑没有节制，引发了"电脑病"，教训深刻。那么，如何让孩子养成使用电脑的好习惯呢？

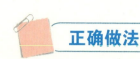

正确做法

一是父母应耐心、细致地讲道理，让孩子认清危害性，学会控制使用电脑。长时间玩电脑，运动量不足，就容易患"电脑病"，"电脑病"的具体危害有三个方面：

第一，损害身体健康。由于长时间地坐着，可能会造成脊椎发育不良，引起颈部疼痛，腰椎也会因受力不均产生变形。中医认为：久坐则气滞，肠胃功能就会下降，出现不思饮食，消化不良、便秘的现象。由于筋骨长时间不伸展，关节会出现僵硬与酸痛，浑身也会感到不舒服。由于脑部供血不足，会引发耳鸣，脑子嗡嗡作响，眼睛酸累，视物模糊等异常现象；脚及小腿常有麻木感，这是由于末梢血液流通不畅造成的结果。

第二，损害心理健康。长时间玩电脑游戏，会出现莫名其妙的烦恼，爱发脾气，看什么都不顺眼，反应迟钝，爱钻牛角尖、顶撞、斗气；有时还表现得消沉、对其他事情没有兴趣，严重的还会出现依赖症，对电脑游戏里的人物充满幻想。

第三，发生意外。电脑网络犹如利剑高悬在头顶，随时会有"灭顶之灾"。网络里的内容什么都有，幼儿辨别能力差，容易使孩子受哄骗。

二是告诉孩子劳逸结合，张弛有度，节制最重要。父母要通过讲故事，做游戏与"过家家"的方式，告诉孩子使用电脑要劳逸结合，有时间限制，要在保证身体健康的前提下使用。引导孩子克制自己，不要把大量的时间耗在玩电脑上。玩上10分钟，就要休息一会儿，做一做广播体操，不要忘记喝水、吃饭、睡觉、晒太阳等。

三是严格约束与监督。一般情况下，幼儿年龄小，自控能力差，自我约束能力差，父母不能放任孩子，应预先给孩子规定时间，引导孩子正确使用电脑，发现孩子沉迷于网络游戏，要适当批评、惩罚，加以规范。

父母切记

其一，对于2岁以内的孩子来说，防辐射很重要，父母要严格管理，最好不让孩子接触电脑与网络。可以给孩子买电脑模型玩具，让孩子认识电脑，同时与孩子一起操作电脑模型玩具。

其二，对于2岁以上的孩子，父母可以编一些使用电脑的游戏，通过模拟动物、模拟坏人、模拟骗子和模拟强盗的方式，让孩子知道电脑的另外一端有"危险"，让孩子提高警惕。

其三，管理好电脑。家里的电脑要管理好，不宜单独给孩子房间配置电脑与网络。父母用的电脑要管理好，不能让孩子轻易打开、使用。

 护士长温馨提示

电脑要让孩子利用好，成为孩子学习的良师益友，而不是侵害孩子"毒药"。

第三章　思想品行培养

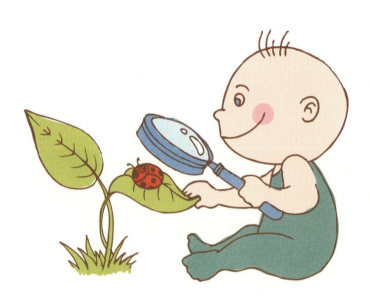

尊重他人，礼貌待人

现在个别父母很溺爱孩子，不舍得批评孩子，在思想品德上没有让孩子养成好习惯，导致孩子"越长越歪"。

个别父母发现孩子不尊重别人的问题不批评；发现孩子专横跋扈的问题不批评，这给孩子健康成长埋下了巨大隐患，其实这样的父母与这样的孩子最渺小、最无知、最可悲……

少数孩子没有养成尊重他人的好习惯，见到人没有礼貌，凡事都以自己为中心，特别自私，根本不考虑他人的感受，发展下去就会影响成长。如果孩子幼儿阶段养成了不尊重人的坏习惯，将来到了幼儿园、小学、初中、高中、大学，进入社会以后，很难得到他人的理解和支持，而且还会影响自己的形象，甚至还会导致严重后果。

事例辨析

小民3岁半了，根本不知道尊重人是怎么一回事，父母也不耐心给他讲道理，什么事都以自己为中心。他与姥姥住在一起，一天晚上10点多了，他睡觉起来，想吃冰激凌，姥姥睡得迷迷糊糊的，告诉他家里没有冰激凌了，明天再吃，他磨姥姥，不让姥姥睡觉，哭着让姥姥下楼去买，姥姥紧张起来，高血压病犯了，摔倒在门口，昏迷过去，几分钟后才苏醒，差点发生意外。

父母知道此事后，气得想打他，又下不去手，后悔平时没有教育孩子养成尊重人的好习惯。

小民没有养成尊重人的好习惯，无理要求姥姥半夜买冰激凌，导致姥姥的高血压病犯了，教训深刻。那么，如何让孩子养成尊重人的好习惯呢？

 正确做法

　　一是通过游戏活动、讲寓言故事，使孩子认识到不尊重人的危害。父母精心设计一些游戏活动，如《小松鼠的尾巴怎么没有了呢？》《为什么大白兔的牙齿被打掉了呢？》《小花猫的胡子怎么没有了呢？》《为什么狐狸没有了伙伴呢？》，通过与孩子一起做游戏，充当相应的角色，使孩子在模拟的人物与动物的角色中看到不尊重人是一种无知的表现，更是没有好的结局。平时可以给孩子讲《孔融让梨》《孔雀开屏》的故事，使孩子知道一个浅显的道理：生活中不尊重他人，最容易遭人轻视，没有朋友、没有友谊、没有被尊重，最终会很孤独。根据孩子的年龄与接受能力，有针对性地引导孩子学习与模仿，使其受到潜移默化的影响，做一个知道尊重人的好孩子。

　　二是要发自内心，树立人人平等的观念。父母要设法告诉孩子在内心始终有尊重他人的想法，不能有高低贵贱之分，这样就能反映出你的优良品德，你就会赢得他人的尊重，得到他人的认可与喜欢。

　　三是善于理解人，换位思考。可以采取与孩子"过家家"的方式，让孩子在"过家家"的活动中，知道人与人是互相帮助的关系，通过游戏引导，使孩子知道去别人家串门怎么进门，怎么说话，怎么玩，为什么不能随意翻（拿）主人家东西，为什么不能随意吃主人家东西等。

 父母切记

　　其一，对于3岁以内的孩子来说，最好的教育就是游戏与训练，通过游戏训练，使孩子逐渐形成习惯。表扬与惩罚并行，当孩子有尊重他人的言行时，父母应及时给予鼓励、表扬，如亲热、摸脑门、握小手、鼓掌等；当孩子犯了错误时，可以采取适当的惩罚，如故意冷落孩子一会儿，板起面孔，保持沉默等，表示父母生气了，让孩子知道如果言行不好，就要付出代价，承担责任。

其二，对于3岁以上的孩子来说，关键是教育与纠正，教育要经常性，不能"三天打鱼，两天晒网"。

其三，父母做好榜样、以身作则。父母是孩子的第一任老师，也是孩子的终身老师，父母平时说话、办事要处处尊重孩子与他人，事事有礼貌，经常说"您"字、"请"字与"谢谢"二字，经常微笑，给孩子带个好头，让孩子知道遇到什么人该怎么说话，遇到什么事情该怎么办，怎么表达自己的感情与情绪，形成了条件反射以后，好习惯逐渐就养成了。

 护士长温馨提示

使孩子知道尊重人是做人的根本，是一个人品质的体现，要从内往外尊重人，是真心流露，这样才能赢得别人的尊重与帮助。

不打骂人，牢记在心

俗话说："3岁看大，7岁看老。"

现在的孩子每天接收的信息很多，好的、坏的什么都有，孩子的模仿能力强，如果不让好的思想占领孩子的头脑，坏的思想很可能就会充斥孩子的大脑，最终可能导致孩子放荡散漫，无端打人骂人，贻害终生。

少数父母对孩子过于宽松，发现孩子打人骂人以后，不认真批评，也不提出警告，等于放纵孩子。

父母平时要耐心给孩子讲道理，不能打骂人。如果孩子能管好自己，明白什么是好，什么是坏的道理，就不会轻易打骂人了。

俗话说："祸从口出。"纪律性是孩子从小必须具备的素质，它是融入社会群体之中的前提，更是健康成长的保证。不打骂人是人身安全的保证，是避免祸端的良药。

事例辨析

小虎4岁了，中午在幼儿园里被小朋友碰了一下，摔倒了。小朋友没有向他道歉，他很气愤，由于老师在场，他没敢打骂小朋友。下午5点，小虎刚出幼儿园门口，他快速跑到小朋友身后，用力一推，骂了一句，小朋友被推倒在地。

被推倒的小朋友家长不干了，追着打他，小虎的父母也不冷静，为了保护小虎，与对方父母打了起来，导致双双受伤，全部去医院治疗，造成了极坏的影响。

小虎打骂小朋友，导致两个家庭互相殴打，都受了伤，教训深刻。那么，如何让孩子养成不打骂人的好习惯呢？

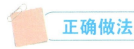

　　一是编几个典型的寓言故事，画一些漫画，让孩子认识到打骂人的严重后果，适时普及法律知识。如《小老虎怎么被绑了？》《小黑熊怎么被警察带走了？》《袋鼠怎么牙齿流血了？》等，通过讲寓言故事，使孩子了解一些法律常识问题，知道如何保护自己，知道自己可以干什么，不可以干什么，知道打骂人是不耻行为。

　　二是条件许可时，带孩子经常听法制讲座，参观法制宣传展览，从中受教育。现在法制宣传活动多，只要条件许可，父母可以带孩子参加社会组织的各种法制讲座，通过看宣传画报，听专家讲典型案件，吸取别人的教训，逐渐提高孩子的法制意识，自觉管住嘴与手。

　　三是教育孩子遇事冷静，不能冲动。其实，现实生活中很多打骂人的行为不是主观故意，而是冲动导致的，要使孩子学会克制，遇到情况后，不仅要多问几个为什么，还要问问是不是要付出沉重的代价。冷静以后，也就知道该怎么办了。

　　四是不要有侥幸心理，老实做人、做事。无论做什么、说什么，都不能觉得没有人知道、没有人看见、没有人管，做了、说了也没有人追究，这是幼稚与无知的想法，要表里如一，诚实做人，有人管与没人管一个样，才是好孩子。

　父母切记

　　其一，对于3岁以内的孩子，接触外面的人与事少，家庭语言环境很重要，关键是把住给孩子买画报（小人书）这个关，应严格把握内容，绝对禁止给孩子看暴力、粗俗、淫秽的内容，不能认为孩子小没有关系。对于电影、电视节目的选择也要认真、仔细，不能麻痹大意，以免孩子模仿。带孩子外出时，要适时对孩子进行教育，发现好人好事及时给孩子讲道理，发现坏人坏事也要告诉孩子为什么，让孩子知荣与耻。

其二，对于4岁以上的孩子，由于孩子开始接触外面的人与事了，要给孩子创造"择良友"的条件，尽可能地选择信誉度高的幼儿园，与教养好的孩子交往。

其三，父母不打骂人，以身作则。父母是孩子的学习榜样，遇事要给孩子做表率，说话文明，不动手打人，以理服人。只要孩子在身边，夫妻之间也不要吵架、互骂、互打，以免起到潜移默化的效应。

其四，奖惩要严明。无论孩子大小，先给孩子立规矩，打骂人了怎么办？必须道歉、必须接受处罚、必须受到适当限制等，让孩子知道犯了错误要承担责任。如果孩子表现得好，要给孩子鼓励，如带孩子去郊外玩、与孩子放风筝等、与孩子看电视，或满足孩子几个合理的小要求等。

护士长温馨提示

孩子不打骂人，遵纪守法非常重要，孩子能管住嘴与手脚了，成长就顺当了。

富有爱心，万物有情

　　不要认为两三岁的孩子不知道爱，其实孩子已经有朦胧的爱了。父母应让孩子从小知道爱是世界上最美好的，孩子心中如果有了爱，看什么都是阳光的，看什么都是快乐的，爱能使孩子懂得父母的恩德，懂得人间冷暖，懂得人与人之间如何沟通……

　　有爱才有希望，才是根本。孩子2岁以后，几乎什么都能听懂了，在成长过程中，父母要早灌输给孩子关于爱的话题，千万不能让孩子太"独"了，如果孩子太自私了，发展下去，最后没有朋友，人们都会离他而去。

　　现在的孩子大多是独生子女，家长对孩子比较宠爱，都是全身心地关爱孩子，没有想到怎么引导孩子去爱别人，孩子缺失"爱"这一课，不知道怎么爱别人，将来怎么能得到别人的爱和帮助呢？孩子如果从小没有爱，只知道索取爱就会失去自我，心中的恨就会越来越多，发展下去，就会与社会背道而驰，走向毁灭。

　　爱是孩子健康成长的出发点，也是做人的落脚点。所以，父母从小就要把爱的种子种植在孩子心中，孩子就会自觉地去爱父母、爱老师、爱亲人、爱周围所有关心过他的人、爱环境、爱植物、爱动物、爱花草……

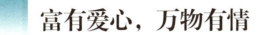

事例辨析

　　3岁的小海没有爱心，由于妈妈、爸爸、爷爷、奶奶很娇惯他，让他养成了以自我为中心的习惯，在家里看什么不顺眼就大闹。

　　一天，爷爷、奶奶给小狗洗澡，没有给他讲故事，气得他冲爷爷、奶奶喊叫，还把气撒在小狗身上，用脚踢小狗，小狗被踢疼了，张嘴咬了他的脚，鲜血直流，吓得他大哭起来，爷爷、奶奶立刻送他去医院治疗，受了不少罪，几天恐慌不安，心里受到了刺激，影响了健康成长。

小海没有爱心，踢狗反被狗咬了，心里受到刺激，教训深刻。那么，如何培养孩子的爱心呢？

正确做法

一是通过爱的故事，给孩子讲爱的道理。目前，很多幼小的孩子对爱是陌生的，不知道如何去爱，为什么要去爱，这不能完全怪孩子，一部分责任在父母身上，与父母的言行、教育缺失有关系。如果父母用行动告诉孩子爱，用好的思想影响孩子，经常给孩子讲传统的、家喻户晓的关于爱的故事，孩子会受到启发教育，受到感染，就可能瞬间把爱扎根在心里，逐渐明白爱是人们共同拥有的，人人都要献出爱，世界才会变得更美好。如果孩子长期在爱的环境下成长，如果孩子明白了爱的真谛，那么孩子的心灵一定是美好的，成长的道路也一定是阳光和快乐的。

二是设计关于爱的游戏，与孩子过关于爱的"家家"。智慧的父母不是强迫孩子爱，即便强迫孩子爱，孩子对爱也是模糊的，要精心编排几个爱的游戏，如《受伤的喜鹊回来了》《受伤的老虎敲门来报恩》《小狗救主》《海豚救落水人》《牡丹仙子救人》等，与孩子一起"过家家"，模拟当正反两面角色，让孩子知道爱与感恩的重要性，知道爱是互相的，在接受他人爱的同时，更要回报他人的爱、回报社会的爱、回报大自然的爱……

父母切记

其一，大自然是最好的课堂。对于8个月以上的孩子来说，多去户外活动，在活动中让孩子感悟爱。父母应让孩子多与大自然接触，只要天气、时间允许，应经常带孩子去户外，融入天地之间，观察日、月、星、云、水、山、花、草等，使孩子逐渐亲近自然，热爱自然，愿意接触周围的人，积极体验生活，明白事理，逐渐知道善待万物的重要性。孩子长到2岁以后，设法使孩子的视野更开阔，让孩子学会观察，在万物中寻找爱的种子。如观察四季轮回，动物行动规律，日月星辰奇妙变化，农作物生长周期，种子发芽与生长等，边让孩子看，边给孩子讲，让孩子知道大自然中爱无处不在。

其二，图片是最好的辅助教育方式。根据孩子的年龄、智力、接受能力，定期选一批关于爱的照片，在与孩子游戏中给孩子讲爱的道理，使孩子明白万物皆有灵性，爱它们，它们就会成倍地回报你，给你以无限的快乐。要设法打开孩子的心灵，让孩子用心去善待万物，要让孩子把自己看成万物中的一物，与万物和谐共处。要耐心引导孩子学会欣赏周围美好事物，不要唯我独尊。

其三，漫画方式独特。孩子从1岁开始就对色彩感兴趣了，这是孩子的生理特点，要根据爱的题目与内容，经常画一些保护植物、动物、环境的漫画（孩子自画，或父母画，或孩子与父母同画），使孩子知道手下留情，手中有爱，用手善待万物的道理。明白万物都有灵气，不可随意摧残。明白植物、动物也有语言和感情，只有与它们沟通，才能从中感悟快乐与幸福。世间万物经过几万年的演化，生存在地球上。有的动植物，比人类出现在地球上的时间还长，它们有自己的语言，有自己的情感，它们与大自然是那么和谐。人不能违反大自然的规律，随意摧残它们，甚至破坏了生物链，最终必然得到报应，害人害己。漫画内容广泛，如画一些动物受伤后帮助治疗的漫画；画一些歪倒的小树被扶起来的漫画；画一些"人形花草"被踩踏后表现出痛苦表情的漫画等，通过漫画，让爱在孩子心中扎根，发芽，开花，结果。

🩺 护士长温馨提示

有爱心的孩子才能善待万物，才能心胸开朗，无私无怨，朴实无华，润泽有声。

勤俭节约，爱惜物品

　　"节约最光荣，浪费最可耻"，这是流传多少年的一句话。作为父母有义务教育孩子，让孩子勤俭节约，爱惜物品；作为孩子更应该在节约与爱惜物品的问题上严格要求，不能"大手大脚"，因为父母挣来的钱不容易。

　　勤俭节约，爱惜物品是中华民族的传统美德，千百年来人们一直以俭为本，以朴为荣，这是做人的基石，因此必须把勤俭节约，爱惜物品教育贯穿于孩子成长的始终。父母从现在开始就要改变"宠爱式"的教育模式，使孩子明白勤俭节约，爱惜物品对于成长是多么重要，懂得一个勤俭的民族是有希望的民族，一个奢侈的民族最终要被历史淘汰的道理。

　　现在的孩子大都是独生子女，节约与爱惜在脑子里要始终牢记。当孩子有了节约这个概念以后，肯定会对成长有好处。比如，平时看到自来水开着，鼓励孩子关上；孩子想吃麦当劳、肯德基了，告诉孩子吃家常饭，有营养，还健康；穿普通鞋，孩子根本不必要穿几百元的鞋，能穿就行，只要不破不旧就可以。

　　孩子养成了节约与爱惜物品的好习惯以后，有了节约意识，无论走到哪里，都会受到他人的欢迎和尊重。如果孩子没有节约概念，跟别的小朋友比吃、比玩具、比去游乐场的次数，到哪儿都会让人反感。

事例辨析

　　妈妈带3岁的芊芊去公园，中午吃饭时，妈妈拿出面包给芊芊吃，芊芊吃了一口说没有味道，扔在草地里，哭着让妈妈去买麦当劳吃，周围的人们纷纷投来异样的目光，议论孩子没有教养，浪费可耻，将来没有出息。芊芊和妈妈听着人们的议论，红着脸，灰溜溜地走开了……

芊芊把面包扔了，受到了周围群众的鄙视，灰溜溜地走了，值得反思。那么，如何培养孩子节约与爱惜物品的好习惯呢？

 正确做法

一是早早灌输节约与爱惜的重要性。有一句古诗说得好，"谁知盘中餐，粒粒皆辛苦"。当孩子在铺张浪费的时候，当孩子扔掉不想吃的食物的时候，当孩子去吃那些名牌快餐的时候，想过没有粮食来之不易，节约是我们中华民族的传统美德，人们应该崇尚节约。父母不要以为孩子小，孩子小也能辨别出什么是荣，什么是耻，应不厌其烦地给孩子讲节约的故事，使孩子逐渐地明白现代的好生活来之不易。平时，父母应多带孩子参观革命历史展览，观看传统教育电影，讲工人创业故事，讲过去难忘的生活过程，讲农民耕地的辛苦，让孩子从中受到教育。

二是多带孩子出去看。如果有条件，父母应该经常带孩子到艰苦的地方走一走，让孩子亲眼看一看艰苦环境中的人们是如何生活的，农民是怎么种庄稼的，工人是怎么生产的，使孩子的心灵受到触动。

三是榜样的力量无穷。利用各种时机，引导孩子向先进模范人物学习，带领并鼓励孩子多参加公益活动、环保活动，使孩子通过劳动获得快乐。

 父母切记

其一，根据孩子年龄大小，在娱乐、讲故事与游戏中完成教育。孩子喜欢听故事，8个月～2岁的孩子，父母要选（自编）一些关于勤俭节约、爱惜物品的故事，经常讲给孩子听。如《勤劳的蜜蜂》《吃苦耐劳的蚂蚁》《松鼠没法过冬了》《麻雀饿昏了》《黑熊为什么抢玉米？》《喜鹊怎么不叫了呢？》《鱼儿没有水喝了》《公鸡的羽毛怎么没有了？》《花猫怎么被老鼠吃了呢？》等，使孩子明白浪费可能会危及生命，可能会失去朋友，养成节约与爱惜物品的好习惯，如随手关灯、随手关水龙头、不掉饭、储存零钱、缝补袜子等。2~3岁的孩子，父母可以与孩子做"过家家"游戏，如买粮食、买菜、买衣服、买鞋帽、挖井找水、种粮食、借（还）钱（物）等内容，让孩子早明白事理。孩子4岁以后，父母的教育要与幼儿园教育结合起来，家里家外一致，让节约与珍惜扎根在孩子心中。

其二，家史教育不可缺。2岁以上的孩子，父母应适时地给孩子讲家史，可以让爷爷、奶奶、姥姥、姥爷现身说法，帮助父母一起对孩子进行教育，使孩子明白现在过着衣食无忧的生活，是长辈们一代代奋斗的结果，是一种难得的福分，要倍加珍惜。

其三，家长自身要勤俭节约，爱惜物品。父母要给孩子做好榜样，吃饭、穿衣、生活用品要低标准，不做生活和金钱的"奴隶"，不与别人攀比，在家庭营造"勤俭光荣，奢侈可耻"的气氛。

护士长温馨提示

要使孩子懂得，勤俭节约是人生的美德，是人生必须要坚持的；一个人失去了勤俭节约，会颓废。

团结第一，宽让友爱

现在的孩子生活在"蜜罐子"里，父母的过分宠爱，物质生活的过分优越，让孩子本身几乎没有遇到挫折，所以孩子对团结、谦虚、宽让与友爱，根本没有概念，也不知道其中的内涵。

在很多孩子的潜意识里，团结、谦虚、宽让与友爱好像离他们还很遥远，他们认为团结、谦虚、宽让与友爱是大人的事，因此他们总是以自己为中心，总是想让周围的人围着自己转，不知道团结、谦虚、宽让与友爱对自己的成长有多么重要。

一些粗心的父母平时也没有耐心地告诉孩子如何团结、谦虚、宽让与友爱，当孩子出了问题时，只是一味地埋怨孩子不团结、谦虚、宽让与友爱，让孩子感到很迷茫。

事例辨析

4岁的淙淙在幼儿园不能吃一点亏，自尊自大，平时不愿意帮助小朋友，什么事都争第一，如果小朋友不听从他的，就生气，甚至故意欺负小朋友。

一天，小朋友们在玩玩具，他不愿意玩分配给自己的玩具，就去抢其他小朋友的玩具，小朋友不答应，就用手抓坏了小朋友的鼻子，自己的脸也被抓破了。

这件事影响很坏，很多小朋友都不与他玩了。

淙淙不讲团结，与小朋友抢玩具，使自己陷入孤独之中，值得思考。那么，如何培养孩子团结与宽让的好习惯呢？

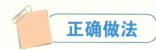

一是通过各种形式，及早开展团结与宽让教育。平时父母在教育孩子时，应通过讲团结与宽让的故事，做团结与宽让的游戏，如《袋鼠的家怎么这么热闹？》《兔子妈妈高兴了》《喜鹊叫得好开心》等，逐步引导孩子形成团结与宽让意识，让孩子知道团结、谦虚、宽让与友爱与人与己密切相关，是幸福生活的基础。要认真地告诉孩子，每个人都离不开家庭与集体，生活在家庭与集体里，就要为家庭与集体做贡献，处处为他人着想才能赢得友谊。要给孩子讲清楚人外有人、天外有天的道理，只有谦虚谨慎，才能进步。

二是教育孩子有吃亏与奉献精神。平时父母注重引导孩子，让孩子早明白道理，与人交流时，不能太计较，要发扬风格，善于倾听他人意见。

三是学会宽让，具有朴素的爱心。父母应积极、热情地引导孩子学会主动关心人、爱护人、理解人、尊重人、帮助人，这样当自己遇到困难时，才能得到周围人的帮助与支持，才能逢凶化吉。无私的爱是反映一个人品德的重要尺度，父母要通过各种形式引导孩子有爱心。要不厌其烦地告诉孩子爱心无价，通过先进人物的事迹，感染孩子，净化孩子的心灵。父母自身也要积极主动地献爱心，同过各种形式（给灾区捐东西、参与公益活动的志愿者）表达爱心，在孩子面前树立良好的形象。

四是使孩子具有平等意识。让孩子知道人与人有差别，但是总体来说是各有千秋，要善于发现别人的优点，不要总是盯着别人的缺点，要用平等的目光看待身边的人与事。

父母切记

　　其一，孩子到了8个月以后，随着大脑神经的迅速发育，记忆功能会有一个大飞跃，此时父母应耐心地给孩子讲故事，不要认为孩子听不懂就不讲，认真编一些适合孩子接受的寓言与童话故事，如《梅花鹿过河》《羊群吓跑了独狼》《南飞的大雁》《老虎的下场》《骄傲的斑马》《喜鹊一家人》《刺猬大家庭》《狐狸最终的结局》等，让团结与宽让的种子扎根在孩子心中。1岁以后，父母要为孩子设计一些以团结与宽让为主题的游戏活动，如《人多力量大》《乘船过河》《孤岛求生》《马路上救护车》等。

　　其二，孩子2岁以后，喜欢涂鸦、画画，要抓住孩子这个特点，专门制作一个适合孩子用的画板，买适合孩子使用的彩笔，引导孩子涂鸦、画画，突出团结与宽让，能起到潜移默化的效果。

　　其三，父母要给孩子做好榜样，处处注意在孩子面前的言语与行为，无论家里家外，都要讲团结、讲友爱、讲风格，让孩子在无形中模仿、学习，最终养成好习惯。

　　其四，适当制定奖惩措施，如鼓掌、肯定、微笑、高兴、生气表情、暂时的孤独、暂时的管制等，使孩子知道做好了得到表扬、奖励与喜欢，做错了得到批评与处罚。

护士长温馨提示

　　团结、谦虚、宽让与友爱的前提条件是心里有他人，明白吃亏是福，先人后己，容人之心，接受他人的道理。

做小主人，热情好客

要使孩子有小主人意识，就要及早、科学地训练，让孩子知道小主人怎么当，都需要具备什么素质，怎么才算合格，如果不早放手让孩子做小主人，可能孩子会成为"大男孩""大女孩"，家长一辈子受累、操心、担心……

少数父母没有这个意识，什么都不让孩子自己担当，见到来人不会接待，不知道该干什么，显得很淘、很小、很闹，"人来疯"的现象明显，这对孩子健康独自成长很不利。

事例辨析

小武4岁了，由于父母照顾太仔细了，什么也不让他做，孩子没有单独说话、办事的机会，脑子里也没有"小主人"意识。

春节期间，家里来人多，小武一句话也不会说，疯子一样乱玩。更不知道让着来家串门的小朋友，父母把好吃的给小朋友吃，他很不高兴，与小朋友抢夺食物。小朋友喜欢他的玩具，他不让小朋友玩，闹得来家串门的客人很不开心，没坐一会儿就带着孩子走了。以后，家里很少来客人了，仔细寻找原因，发现是因为小武伤害了来家串门的小朋友，由于小朋友不愿意来，父母也就不来了。

小武不会做小主人，不会招待客人，导致小朋友与客人不愿意来家串门，值得反思。那么，如何让孩子养成做小主人与热情好客的好习惯呢？

正确做法

一是设计游戏，与孩子"过家家"。孩子到了1岁以后，独立意识显现出来，父母应通过设计"过家家"游戏，如《小花猫来家了》《小兔子敲门了》《大公鸡借东西来了》《小朋友为什么不来家了呢？》等，巧妙地锻炼孩子说话、做事，让孩子担当主要角色，使孩子知道小主人该做什么，该说什么，什么表情与情绪，为什么要大度，逐渐养成好习惯。

二是父母做好榜样，无时无刻不在影响孩子。家里来客人时，父母不要让孩子回避，让孩子看父母怎么开门，怎么问候，怎么倒水，怎么拿水果（小吃），怎么送客人等，把无形的老师做好。

父母切记

其一，父母要有意识地给孩子灌输小主人意识，最简单的直接的方法是讲寓言（童话）故事，把做小主人的意识逐渐渗透到孩子心里。不要认为孩子听不懂，要耐心地讲。大多数孩子爱听寓言（童话）故事，父母要利用这个特点，根据孩子的年龄与接受能力，给孩子讲《为什么小白兔朋友多？》《刺猬家为什么总来人呢？》《狐狸门前为什么冷清呢？》《袋鼠为什么把喜鹊气走了呢？》《小鸭子怎么把天鹅气飞了呢？》等，使孩子逐渐明白做小主人的标准、内容、义务与责任，有了基本的标准以后，就有了规矩，习惯也就逐渐养成了。

其二，敢于放手，鼓励与纠正。孩子到了2岁以后，如果家里来了小朋友，父母要敢于放手，让孩子独自与来家的小朋友交谈、拿食物、送水、共同玩玩具、引导小朋友去卫生间等，不怕孩子做不好，只要孩子认真接待，就要表扬、鼓励，如果看见孩子有做得不足之处，巧妙地告诉孩子改正，不要直接批评，以免伤害孩子的自尊心。

其三，让孩子参与很重要，如果条件允许，可以带孩子一起做小主人，家里来客人以后，与孩子共同做好接待工作，让孩子帮助拿水果，教孩子问候，共同送客等。

护士长温馨提示

孩子从小就有小主人意识，对将来的成长很重要，父母要有耐心、有信心地培养，让孩子尽早明白事理。

不怕吃亏，友善重要

俗话说："3岁看大，7岁看老。"

这句话虽然不全面，但是也能说明从小教育孩子的重要性了。小朋友之间交往，吃亏不是坏事，从长远看是好事，能真实地反映出人的本性与德性，能得到他人的尊重与信赖。有时孩子吃点亏，还能避免祸端，趋利祥和。

由于现在的孩子大多是独生子女，平时在家里都是被大家让着，很少让着别人，所以在他们的意识里没有"吃亏"二字，这就容易产生惯性，总是希望别人让着他，不知道友善是什么，一旦不能达到愿望，就会烦躁、困惑、怄气，或失去理智。

父母应教育孩子从现在开始就要有吃亏意识，友善第一，不能光想着占便宜。

目前，少数父母从不主动、细致地给孩子讲吃亏与友善的道理，甚至还给孩子灌输在幼儿园里不吃亏的"秘诀"，纵容孩子在外面与小朋友争、抢、打，最终受伤害的还是孩子。

事例辨析

小区里，几个四五岁的小朋友在一起玩"捉小鸡"游戏，4岁的小强总是输，只好当"小鸡"，任其他小朋友"捆绑"。

本来是游戏，认输当"小鸡"，吃点亏不算什么事，可是小强气盛，不愿意吃亏，没有友善的姿态，骂其他小朋友抢时间出手，反悔不愿意当"小鸡"，还动手打了小朋友。气得其他小朋友不与他玩了，以后他在小区里很孤独，由于没有小伙伴玩，难过地经常哭，情绪异常，十分躁动，父母很担忧。

　　小强不愿意吃亏，也没有友善之心，导致小朋友拒绝与他玩，感到孤独与痛苦，情绪异常，值得反思。那么，如何让孩子明白吃亏是福的道理呢？

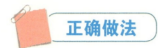

正确做法

　　一是经常给孩子讲古人吃亏的故事，让孩子自觉效仿。孩子喜欢听故事，孩子1岁以后，能听明白很多父母的话，父母要抓住这个"黄金"阶段，给孩子反复讲古人吃亏与友善的故事，如《借半碗米，还一碗米》《借邻居9个鸡蛋，还10个鸡蛋》《借邻居20个铜板，还21个铜板》等，让孩子知道与人交往时，吃点亏才能得到别人的尊重。吃亏是自愿的，是人与人交往的基本规则。父母要逐渐引导孩子有意识地学习古人的交往方式，培养孩子的大气与大度，想着多给别人一点，多帮助别人一点，多为别人想一点。

　　二是父母要以身作则，感染孩子。无论什么时候，父母在孩子面前，要大度，要有吃亏精神，让孩子在父母身上感悟到吃亏的风度、友善的本性，明白做人的道理。平时，父母要主动引导孩子帮助人、关心人、照顾人，急别人所急，想别人所需，帮别人所难，不要斤斤计较，要敢于付出精力、时间和物质，最终才能赢得别人的赞誉和尊重。

 父母切记

　　其一，一代又一代的"过家家"游戏效果最好。孩子1岁以后，根据孩子的年龄与认知水平，父母应认真编几个"过家家"游戏，设计几个"闯关""航海"与"登山"的合作游戏，与孩子一起玩，让孩子动脑思考，通过人物、情景安排，使孩子知道无论帮助别人做什么，或主动想干什么，都要建立在自愿、主动的基础上，不要抱怨，友善最重要，不能心存不满，为了私利去与别人争。争的结果是谁也没有好处，可能都会失败，甚至死亡。

　　其二，漫画教育是不错的选择。孩子1岁以后，对色彩很敏感了，通过一些以吃亏与友善为主题的漫画，如《喜鹊报警，兔子平安了》《小刺猬被火烧了》《三毛的悲喜事》等，告诫孩子吃亏是福，吃亏不能有所图，不要想着回报。

护士长温馨提示

让孩子明白吃亏是一种境界，能直接反映出人心向善的一面，能积累人气，赢得尊敬。

诚实守信，不欺骗人

　　父母要设法让孩子知道诚实、诚信、不欺负人的重要性，如果忽视了对孩子的诚信教育，孩子从小养成了撒谎，借东西不还，骗父母、骗老师、骗小朋友的坏习惯，任其发展下去，失去了他人的信任，最终会很悲惨。

　　如果人们听说孩子不诚实、爱撒谎、欺负人，谁还敢跟你说真话，谁还敢与你相处呢？

　　俗话说："勿以善小而不为，勿以恶小而为之。"

　　父母与孩子都要清楚，在诚实的问题上，在思想上、行为上必须要严肃、认真对待，哪怕一点小事，都要坚持诚信，不能认为今天欺骗了小朋友是小事；明天说谎了也是小事，发展下去，后果严重。

事例辨析

　　4岁的涓涓喜欢小朋友的卡通人，提出借玩3天以后还，可是一个月过去了也不还，小朋友找她要卡通人，她说还了，闹得小朋友对她很有意见，四处说她借东西不还，小朋友们都不愿意与她交往了。

　　一次，她有急事向一个小朋友借东西，小朋友说她不讲诚信，坚决不借，气得她悄悄地哭了起来，再也不想去幼儿园了。父母急得一点办法也没有，只好请假在家照顾她。

　　涓涓借东西不还，失去了诚信，导致小朋友不愿意借她东西了，她也不想去幼儿园了，应该认真反思。那么，如何教育孩子诚实守信，不欺骗人呢？

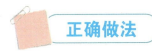

正确做法

一是耐心讲故事，使孩子明白诚信的重要性。父母教育孩子不能有丝毫松懈，要精心选择一些积极健康、趣味性强的故事，如《狼来了》《为什么狐狸饿昏了？》《为什么没有人相信鳄鱼的眼泪呢？》《落水的小白兔》等，时刻告诉孩子做人的根本是诚信，让孩子知道什么样才算是一个真正的人，失信、撒谎只能自取灭亡。

二是参观学习，引导孩子。只要有时间，父母应主动带孩子参观一些有意义的展览、纪念馆、博物馆等，与孩子一起学习伟人、英雄人物、古代贤人是如何坚守诚信的，怎么做人的，让孩子脑子里对诚信形成概念，慢慢地孩子就会模仿古人，持久下去，就会逐渐养成讲诚信、不欺骗人的好习惯。

三是改变教育方式，让孩子在理解中接受。教育孩子力避"拔苗助长"，要有十足的耐心，因为幼儿年龄小，理解能力差，父母应该给孩子创造一个诚实的心理环境，如果孩子犯了错误，真诚地告诉了家长，家长不能劈头盖脸地训斥孩子。其实，劈头盖脸地批评孩子，就等于批评孩子诚实，要先表扬孩子的诚实态度，而后以温和的语气告诉孩子改正错误就可以了，这样在孩子的心中就不会对错误产生恐惧，反而明白了一个道理，犯了错误不可怕，只要诚实面对，如实说明情况，积极改正就可以了，从而养成说实话的习惯。相反，如果孩子隐瞒了错误，主观故意撒谎了，就要认真地指出其问题的严重性，使孩子清楚不诚实的严重后果。

父母切记

其一，对于1岁以上的孩子，可以根据孩子的接受能力，涂鸦、画画很有效，父母应认真、愉快地与孩子一起涂鸦（画）关于诚信的作品，不厌其烦地讲诚信道理。

其二，对于2岁以上的孩子，游戏活动很重要，应设计一些讲诚信、不欺骗人的游戏，如《买东西》《搭积木》《借东西》《救护车来了》

《时间哪里去了》《水里被淹了》《过大桥》等，让孩子从内心深处懂得诚信的重要性。

其三，对于3岁以上的孩子，"过家家"效果不错，要突出重点，巧妙地把现实生活中容易发生问题吸收进来，在"过家家"过程中，使孩子受到警示。

其四，父母的模范带头作用不可忽视，教育是全面的、系统的、持续的、随时随地的，不是单一方面的，单纯教育孩子讲诚信，维持不了多久，关键是父母要永远做一个讲诚信、不欺骗人的人，给孩子做持久的、无形的好榜样，孩子在父母身上找到模仿点，逐渐就会养成讲诚信、不欺骗人的好习惯。

护士长温馨提示

让孩子知道诚信很重要，必须要认真、严肃地对待，不能因为年龄小就放松要求。

孝顺为先，心中牢记

常言说："百善孝为先。"

其实，父母都知道这个道理，但是在教育孩子的问题上往往忽视了孝敬教育，没有把孝敬教育贯穿到生活中的每个阶段和角落，没有与孩子互动起来，人为地让孩子与孝敬"脱离"，使孩子不知道孝敬是什么，为什么要孝顺长辈。

目前，一些父母很疼爱孩子，对孩子大包大揽，不给孩子提供实践孝敬的机会，使孩子成为"孝敬盲"。

另外，少数父母自己也不孝顺长辈，在行为上、思想上给孩子造成了负面影响。长此下去，在孩子的潜意识里就形成了父母是强大的，不需要孩子孝敬；父母怎么做，我就怎么做，慢慢地心中就没有父母了，这究竟怨谁呢？

事例辨析

佳佳的父母在外地，他与姥姥、姥爷住在一起，得到了无微不至的关心与照顾，什么事都要依着他的性子来，姥姥、姥爷一点儿办法也没有。他脑海里根本没有"孝顺"二字，也不知道什么是孝顺。一天中午，他睡不着觉，想玩"骑大马"游戏，把熟睡中的姥爷叫醒了，非要姥爷当马，他骑着玩。

姥爷有高血压病，心脏也不好，他根本不顾及，央求着姥爷答应他的要求。没有办法，姥爷只好当马让他骑，骑了一会儿，忽然姥爷眼睛斜了，嘴角歪了，失去了支撑力，摔倒了，佳佳吓坏了，姥姥发现情况不对，立刻叫了120救护车，医生抢救了1个小时，才保住了姥爷的生命，但是落下了偏瘫。

佳佳没有孝顺老人意识，造成姥爷犯病，教训深刻。那么，如何让孩子做到孝顺呢？

正确做法

一是多带孩子参观、体验，榜样就在身边。现在全社会都在提倡孝敬老人，身边很多可歌可泣的孝顺典型人物，只要条件许可，可以带孩子走出去，拜见当代孝顺明星，观看孝顺人物的电视片。也可以多带孩子参观名人故居、伟人展览和历史博物馆，从名人与伟人身上找到孝敬的影子，从中受到启示。

二是及早进行生命科普教育，使孩子明白生命怎么来的，生命的意义是什么。利用去医院或保育站的时机，请医生给孩子讲一讲生命知识，让孩子知道生命从孕育开始到出生、成长的艰辛过程，知道父母为其付出的爱有多么大、多么深，从而激发出孩子报答父母的意愿。让孩子知道孝顺长辈是美德，鲜活的生命是父母给的，必须要无条件地孝敬长辈。

三是父母要做好榜样，用实际行动教育孩子。要想让孩子孝顺长辈，父母就要先孝敬长辈，让孩子在孝顺的家庭里受到感染，在孩子心里留下父母的高大形象，鼓励孩子继承孝敬的传统美德。

父母切记

其一，根据孩子年龄不同，选一系列孩子能听明白的历史故事，或编成"顺口溜"，让孩子在故事中明白事理。孩子到了1岁以后，喜欢听故事，而我国在古代就广泛提倡孝顺长辈，许多感人事迹催人泪下，如果能经常给孩子讲，告诉孩子孝顺的方式与方法，就能使孩子心里埋下孝顺种子，让孩子知道现代社会提倡什么，树立什么，对待长辈的态度，怎么与长辈说话等，逐渐使孩子养成孝顺的好习惯。为了保证教育效果，父母还可以编一批关于孝顺的寓言、"顺口溜"，使孩子更容易听明白。

　　其二，孩子2岁以后喜欢玩游戏、"过家家"，父母应巧妙地设计一些关于孝顺的游戏，在娱乐中使孩子知道为什么要孝顺，怎么孝顺。父母与孩子玩"过家家"时，应把孝顺的内容融合进去，让孩子担当适合的角色，逐渐把孝顺印在脑海里。

　　其三，留出空间，巧妙地给孩子孝敬机会。孩子3岁以后，父母不要限制孩子孝顺，不要怕孩子干不好，要大胆让孩子干。小事可以放心交给孩子干，让孩子参与到干家务活动中来。如父母生病了，可以让孩子帮助找药、倒水、测体温，甚至买菜、做饭、洗衣服、洗碗、洗筷子，等等，让孩子知道干家务是应该的，是分内的事，不是可有、可无的事。孩子尽孝心时，父母要适当表扬孩子，夸赞孩子，如"宝贝真孝顺……""小宝贝真懂事……""宝贝长大了错不了……"

护士长温馨提示

　　让孩子知道孝敬要发自内心，要从小养成这个好习惯，持之以恒，自觉坚持。

文明用语，人人喜欢

现在少数孩子不会说话，长得很漂亮，穿得也时尚，可是说话却很不雅，甚至很"脏"，让人反"胃口"，很不舒服。怪孩子呢？还是怪父母呢？值得人们深思。

文明用语不仅是孩子个人素养的体现，更是家教的直接反映，父母要在孩子1岁以后就要开始培养，不能放任不管，恶意模仿电视里的脏话，或模仿成人说的脏话，习惯了说话粗俗，或脏话不离嘴时，再纠正就困难了。

事例辨析

> 明明长得又白又结实，谁见谁喜欢。可是，当人们听到明明开口说话时，感到很吃惊，一口一个"傻呀……""丫的……""二啊……""混蛋……""傻老头……""讨厌……"，人们简直不敢相信自己的耳朵，这么脏的话怎么能从一个才几岁的孩子嘴里说出来呢？父母听见以后也不制止，明明更加肆无忌惮了。
>
> 一天中午，明明在小区花园被一个老奶奶碰了一下，明明开口说"不长眼的、老不死的……"
>
> 气得老奶奶高血压病犯了，正好老奶奶的孙子碰见了，抓住明明的胳膊，准备狠狠地打明明，吓得明明哭了起来，被好心的老奶奶劝阻了，嘱咐明明以后说话文明，不能说脏话。

明明说脏话，导致老奶奶的高血压病犯了，差点被人打一顿，值得反思。那么，如何让孩子养成文明用语的好习惯呢？

正确做法

一是提早告诉孩子什么是文明用语。孩子两三岁时，多少懂一些家长的意思了，耐心告诉孩子见人以后如何文明称呼，如姥姥、姥爷、爷爷、奶奶、姑姑、舅舅、叔叔、阿姨、哥哥、姐姐、老师等，不能称呼"老头子""老婆子"，更不能直接叫长辈名字。见到长辈时，称呼时加"您"字，表示尊重的意思，如"您早""您好""您辛苦了"等，家里来客人时，要主动、热情问候，音调要和谐、美好，客人走时主动说"再见""欢迎再来"等。需要别人帮助时，要客气地说"请""劳驾""麻烦您了"，千万不能用生硬或用命令的口气说话，如"嘿""喂""哎"等，别人帮助以后，要说"谢谢"，或"太感谢了"等。当别人谢你的时候，主动说"不客气""应该的""没什么"等。当影响了别人时，主动说"对不起""请原谅""麻烦您了"等。当别人向你道歉时，要说"没有关系""不要紧"等。

二是精心设计游戏。根据孩子的年龄情况，设计一些关于文明用语的游戏，如《小老虎为什么借不来东西呢？》《刺猬的刺怎么被拔掉了呢？》《兔子的牙齿怎么被打掉了呢？》《喜鹊怎么这么有人缘呢？》《为什么小金鱼轻松跳过了龙门呢？》《小蝌蚪的妈妈呢？》《为什么生日会成了"战场"》等，让孩子在游戏中悟出文明说话的重要性，养成文明用语的好习惯。

三是家庭环境和谐，文明用语从家开始。家庭环境很重要，父母的语言对孩子影响最大，父母要以身作则，处处说话文明，不能给孩子带来负面示范效应。在家里，父母可以经常与孩子玩"过家家"游戏，让孩子多说话，逐渐养成使用规范、文明、健康语言的好习惯。

父母切记

其一，对于1岁以内的孩子，说话可能是断续的几个单字，或是憋半天才"跳"出一两个字，父母不要担心孩子说不清楚，更不要笑话孩子说话结巴，要耐心引导，积极鼓励孩子说文明话，甚至引导孩子多说连句。为了让孩子形成说文明话的积极性，父母可以把孩子说的文明话录音下来，而后放给孩子听，让孩子知道说文明话，爸爸、妈妈高兴。

其二，对于2岁以上的孩子，可以采取放录音打分的方法进行训练引导。预先把文明语言录好，采取"一对一"影响法，让孩子明白使用文明语言人人夸，说不文明的话人人批的道理。

其三，管理好家里的电视与网络。现在人们离不开电视与网络了，电视与网络里的一些画面、语言、人物很不好，如果孩子模仿，就会带来很大的杀伤力，父母应加强管理，引导孩子看健康的节目，健康使用网络。别认为孩子小，甚至认为孩子不会说话就不避讳孩子，其实孩子的一些不经意的脏话、粗话都是在无形中说出来的，父母要特别警惕。

其四，监督与批评。平时注意观察孩子的言语表达情况，如果发现孩子说话不文明了，要提出批评，适当"惩罚"，让孩子改正，不能留情面。为了防止出现习惯性说粗（脏）话，父母可以采取追踪的方式给孩子自然录音，让孩子听一听究竟说了什么话，而后自觉改正。

护士长温馨提示

孩子如果能养成文明用语的好习惯，一生都会受益，父母要在这方面下功夫，不能忽视早期的教育与引导。

第四章　学习好习惯

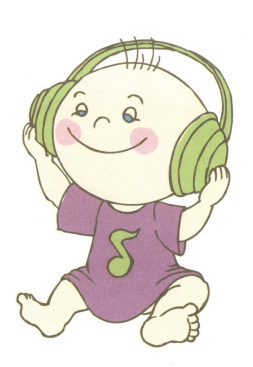

学会算术

算术对孩子的大脑开发有独特的功效，能培养孩子的逻辑思维、运算与推理能力，使孩子思维灵敏，大脑发育迅速，是长知识的重要手段之一。

有些父母不注意对孩子算术能力的培养，孩子都3岁多了，还不知道简单的加法和减法呢。大脑开发慢，对孩子的健康成长很不利。如果父母能认识到这一点，遇到问题，让孩子养成用算术解决问题的好习惯，对孩子的成长很有益。

事例辨析

"儿童节"到了，3岁的小玉参加了一个庆祝活动。参与了现场答题抽奖活动，他抽到了一个算术题目：12加17等于几？

他看着主持人，张口结舌，红着脸回答不出来，憋得很难受，最后竟然难过地哭了起来，之后半个月都不怎么说话，没有一丝笑容。妈妈担心他心理出问题，找来了心理专家帮助疏导，经过6次的咨询，小玉才恢复了正常，有了笑脸，也爱说话了。

小玉回答不出算术题，自尊心受到了伤害，值得人们思考。那么，如何让孩子学会算术呢？

正确做法

一是巧妙借助手指头教孩子算术。孩子几个月大开始就对手指头很敏感了，这是学算术的入门点，不要担心孩子年龄小就不舍得训练孩子算术，父母培养孩子的算术能力前，应充分发挥孩子手指头的功能，让孩子逐个数手指，而后知道数的概念。开始要不厌其烦地教，不怕孩子说错了，不能训斥孩子"笨""傻"，要多鼓励，在轻松愉快中，使孩子对数字形成概念。

二是借助动物算术。年龄小的孩子对动物很有感觉，他们喜欢看小动物，愿意与小动物玩，父母可以利用这个特点，在孩子1岁前后，就可以教孩子数动物，如：1只小猫、2只小猫、3只小猫……1只小白猫加一只小黑猫，是几只猫呢？一只喜鹊加一只喜鹊是几只喜鹊呢？小白兔子吃白菜，又来了一只小白兔，是几只白兔呢？孩子对加数有了概念后，再进行减法训练。

三是借助物品算术。孩子天生喜欢鲜艳的小物件，父母可以根据孩子这个特点，设计一些游戏，让孩子在游戏中，明白加法、减法。如：这是一块小手绢，那也是一块小手绢，加在一起是几块呢？这是一只小花碗，那也是一只小花碗，放在一起是几只呢？你有两只小碗，拿走了一只，剩几只呢？训练时，要多鼓励孩子，给孩子信心支持，孩子喜欢算术了，建立了逻辑推理的概念了，逐渐就能养成运算的好习惯。

四是借助儿童用算盘算术。现在市场上有很多专门为1～4岁的幼儿开发的算盘，主要功能是锻炼孩子的逻辑思维能力，使孩子对运算形成条件反射，掌握运算技巧。父母可以给孩子选择一个环保、质量有保证的、安全的幼儿算盘，通过讲故事、做游戏，引导孩子使用算盘，掌握加减法的规则。

五是心算与口算结合算术。再简单的算术也需要大脑的逻辑思考，开始孩子学算术时，最好引导孩子大声朗读出来，这对孩子的听力、发音功能、语言组织能力的提高都有意想不到的奇妙之处。孩子口算能力提高后，可以训练孩子的心算能力，这对提高孩子的反应能力有事半功倍的效果，同时还能让孩子对数字概念的理解有进一步认知。

父母切记

其一，父母应抓住孩子最佳的形成数字概念的年龄（1岁半～2岁）段。经常带孩子数一数家里的东西，如几个人、几个鸡蛋、几个气球、几个娃娃、几个碗、几个苹果、几个西瓜等，逐渐形成世界是由数字组成起来的概念。数东西时，注意口、眼、手一致起来，精力才能集中。

其二，循序渐进。当孩子熟悉了1位数的加减法后，可以进行二位数的加减法训练，通过合理游戏，巧妙使用数字卡片、画图、物件，借助孩子对动物、花草、植物敏感的特点，逐渐加大算术难度，能极大开发孩子的智力水平。讲故事的方法教孩子学计算很有效，如妈妈吃了一个苹果、姥姥吃了一个苹果、爸爸吃了一个苹果，让孩子说一共吃了几个苹果。不要担心孩子说不出来，不要急着告诉孩子答案，让孩子动脑筋想，自己算出来。

其三，让孩子多实践，多参与数字接触。如让孩子看日历、看闹表、看温度、玩尺子、计算水费、煤气费、测量房屋面积、认识电子秤、买东西找零钱等。

护士长温馨提示

孩子能较早对数字有概念，是孩子早期智力训练的关键，也是重点，父母应把握时机，不能错过最佳时间。

学会写字

　　养成写字的好习惯，对孩子的健康成长好处很多，最受益的就是大脑，字的笔画、顺序、字体、结构都会事先在孩子的大脑里形成一个完整的图形，无形中促进了大脑的发育，既有形象思维，又有逻辑思维，全面锻炼大脑神经系统的功能提高。其次是眼与手，孩子写字时，无论多么简单的字，眼睛要观察，手要按照字的笔画有规律地运动、发力与连接，这对锻炼孩子的视神经系统、肌肉功能、全身神经系统有很大的帮助。

　　如果父母没有意识到提高孩子的写字能力，大脑发育就可能相对迟缓，身体各神经系统的功能也很难保证高水平线上，所以父母要引起高度重视，及早引导孩子养成写字的好习惯。

事例辨析

　　儿童乐园里，3岁的苗苗与3岁的虎子参加了一个写字游戏抢答活动。老师提了20个关于写字的问题，苗苗全部抢答成功，人们对她抱以热烈掌声，她的自尊心得到了极大满足。虎子总是慢一拍，一个问题也没有抢答上，自尊心受到了伤害。

　　事后，老师发现苗苗已经能写出100多个字了，而虎子连几个简单的字都写不出来。

　　早训练孩子写字，早让孩子养成写字的好习惯，对大脑神经的快速反应能力有益。

　　苗苗与虎子同时参加写字抢答活动，苗苗反应速度快，抢答正确，自信心得到了提高；虎子没有写字的训练，反应速度慢，受到嘲笑，自信心受到打击，值得人们思考。那么，如何让孩子养成写字的好习惯呢？

 正确做法

一是要大胆地让孩子接触、亲近笔纸。孩子对外界事物很敏感，一般喜欢玩纸，用笔乱写，根据孩子这个特性，在孩子长到八个月时，父母可以给孩子买一些颜色鲜艳、环保、安全、卡通的笔和彩色纸，引导孩子写横、竖、撇、捺，让孩子认识笔和纸，逐渐喜欢笔和纸，明白笔能在纸上写出，纸上有字的话，别人能读出来，能互相交流。

二是注重无意认字、写字。幼儿的有意识注意时间短，变化快，很难集中一段时间关注文字，孩子在游戏时和阅读画图中，"无意"地认识了一些文字，对这个特定的文字感兴趣了，依据孩子这个特点，可以采取重复写字法，模仿原字，引导孩子练习写字，这样能刺激孩子的记忆。

三是由被动性到主动性的转变，由单一到句子。开始孩子是被动写个别的单字，经过一段时间的模仿、写字，使孩子认识到写字的好处，写字能增长知识，能记录过去的事件，能把心里的话说出来，是长期的、艰巨的任务，不能马虎。由于孩子意识到通过写字可以与人交流，鼓励孩子写句子、写段落，逐渐形成提高写字能力。

 父母切记

其一，根据孩子的年龄不同，以形象为主，遵循由简单到复杂的过程。让孩子养成写字的好习惯不是着急的事，开始要遵循一个基本原则，让孩子对文字有个整体形象概念，从简单的字认起、写起，不能要求孩子写规范的字，更不能写复杂的字。

对于1～1岁半的孩子来说，应从数字写起，如练习写一、二、三、四、五、六、七、八、九、十比较容易，也不至于累着孩子。

对于2岁的孩子来说，正是练习写字的最佳年龄，父母应在孩子掌握握笔、用笔的基础上，逐渐让孩子写稍微难点的字，字要与孩子喜欢的事与物联系起来，便于孩子写与记，如云、风、日、月、水、雨、花、父、妈等简单笔画的字。

　　对于3岁的孩子来说，已经能掌握很多字了，此时要在孩子写字的姿势、用笔的技巧上认真加以指导，所写的字应结合寓言、故事、民间传说里的内容安排，孩子爱听，也就爱写了。

　　对于4岁以上的孩子来说，要加大练习写字的力度，每天固定时间、固定地点、固定标准，要求孩子认真、自觉完成。父母要把中国字的真正内涵讲给孩子听，让孩子知道文字的真正含义，这样才能真正使孩子掌握写字的要领，明白写字的好处。

　　其二，适当表扬激励，给孩子自信心，让孩子在鼓励中对写字产生兴趣。孩子写字时，父母要给孩子一定的表扬和鼓励，可以高声念孩子写的字，可以奖励孩子小笑脸（小红旗、小红花），让孩子在鼓励中持之以恒地写字。

护士长温馨提示

　　孩子早写字，能促进智力发展，培养孩子的观察能、记忆、动手与协调等能力，通过笔纸的互相作用使孩子产生空间感。

学会画画

画画（涂鸦）是孩子的天性，是开发孩子大脑最佳的方式之一，是培养孩子艺术细胞的重要因素，不要认为孩子乱画画（涂鸦）没有任何意义，其实孩子画画（涂鸦）能提高审美水平，提高观察能力，对事物（物体）有立体感和层次感，增强对色彩与光感的敏感度。此外，画画（涂鸦）还能有助于增强记忆和对事物的理解与认识，增长知识，磨炼心志，使人快乐。

如果父母能认识到这一点，早一点引导孩子热爱画画（涂鸦），养成画画的好习惯，并能从画画（涂鸦）中体现出生活原形，感悟出生活的本质，对孩子的成长将会大有裨益。

事例辨析

> 儿童节到了，3岁的巧巧与父母参加了家庭趣味比赛（在规定的时间内给爸爸、妈妈、姥姥和姥爷选配衣服），巧巧又快、又好、又准、又果断地选出了适合人物穿的颜色，最后获得了第一名。评委们问巧巧为什么这么快就选好了颜色，巧巧说喜欢画画，平时爱观察人，对颜色、层次、空间有了感觉，所以很果断地选择好了。
>
> 听完巧巧的话，在场的人们无不惊讶，深深感到画画的神奇魅力。

巧巧参加家庭趣味比赛，由于喜欢画画，能力超强，获得了第一名，值得人们思考。那么，如何让孩子养成画画的好习惯呢？

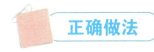

正确做法

一是把孩子置于大自然中，这是孩子画画的源泉和动力。孩子学画画离不开生活，父母要带孩子观察大自然中的万物、万象、万事，根据孩子的兴趣，随时画太阳、月亮、小树、小鱼、小河、山、云、花、猫、狗等，先不要评论孩子画的好与坏，要鼓励、引导孩子画下去，让孩子对画画有信心。

二是认识颜色，有形状概念。开始要让孩子认识颜色，通过与孩子一起观察大自然的景色、动物、植物与特殊的天象（彩虹、云彩、月亮、太阳、星星、流星雨、日全食、月全食、火山爆发、下雪、下雨、下冰雹、雷电、雾气、黑夜、土地、植物、鲜花、兔子、猫、狗、鸽子、燕子、喜鹊、金鱼、热带鱼、鸟等），使孩子认识红色、绿色、黄色、蓝色、米色、白色、黑色，逐渐明白颜色搭配的自然性与对比性，明白颜色代表什么、寓意着什么。通过观察，使孩子逐渐对形状形成基本的平面与空间概念。

三是学会用笔、用纸张。现在市场上供孩子使用的画笔很多，开始可以给孩子选择简单、安全、顺手的彩色笔，让孩子对彩色笔的各种颜色、搭配形成概念，掌握拿笔的方法，用力的技巧等。画画的纸市场上很多，选择结实、耐用、吸附力好、易着色、便于携带的纸张。

四是临摹（模仿）。孩子年龄小，开始不知道怎么画，也不会画，可以让孩子临摹（模仿）现成的图画、自然现象与自然物质，反复画数次，逐渐就能掌握画画的方法了。

父母切记

其一，对于1~2岁的孩子来说，应从小草、云彩、太阳、月亮、星星画起，边带孩子看小草、云彩、太阳、月亮、星星，边让孩子学着画，让孩子在快乐中认识小草、云彩、太阳、月亮、星星……

其二，对于2岁以上的孩子来说，正是练习画画的最佳年龄，父母应让孩子学会观察，如观察鱼儿游水的情景、花开的状态、蜻蜓与蝴蝶飞舞的姿态等，让孩子在观察的基础上画画。

其三，对于3岁以上的孩子来说，要充分发挥孩子的想象力，引导孩子根据想象构图，不要拘泥于眼前的景与物，放开思维去画，才能有童画的味道。

其四，对于4岁以上的孩子来说，是养成画画习惯的最关键的阶段，每天都要让孩子静下心来，通过自己的观察画些东西，并形成系统，逐渐对画画有一个真正的理解。

其五，经常举办家庭画展，家长与孩子的画一起展出。孩子需要鼓励，父母不仅要把孩子的画展示在家里的客厅里，还要把家长本人的画也展示出来，形成一个家庭艺术氛围，无论是抽象的还是具体的画，都要标注上时间、画的内容、表达的意思，客人来家时，可以给客人展示，能激发孩子的自信心。平时，父母可以与孩子一起观看以前孩子画的画，提出一些建设性的意见。

护士长温馨提示

孩子画画，不仅能提高观察能力，对事物（物体）有层次感、色彩感，而且也会逐渐有几何图形的概念，有利于增长知识。

学会朗诵

朗诵对孩子的语言功能提高有好处，对孩子的大脑神经、喉咙肌肉、口腔肌肉、肺活量、完善的性格也有奇妙的好处，亦能增强孩子的记忆力，提高对事物的理解力。

如果父母早着手对孩子朗诵习惯的培养，天长日久，孩子的智力水平、反应能力、语言运用能力就能有显著的提高，对孩子的健康成长好处多多。

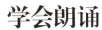
事例辨析

3岁的小蕊快上幼儿园了，需要去医院体检，一起进幼儿园的10个小朋友同时去医院体检，测试肺活量时，小蕊的肺活量最大，医生说小蕊的肺功能好。智力测验时，她的智商指数最高。

经过了解，人们得知小蕊现在能熟练朗诵50多首诗歌、顺口溜、民间歌谣，而且声音洪亮、清晰，每天还能朗诵新歌谣1～2首，有天天坚持朗诵的好习惯，性格开朗，不怯场、不认生、不自卑，沟通力强。另外9名小朋友，没有朗诵的好习惯，在语言能力上明显差于小蕊。

小蕊体检肺活量大，智商指数高，得意于朗诵的好习惯，值得人们借鉴。那么，如何让孩子养成朗诵的好习惯呢？

正确做法

一是耐心引导，不厌其烦。孩子学说话有一个渐进的过程，父母要密切观察，当发现孩子能连续发音时，就要有意识的引导孩子多说，引导孩子连续读句子，不要嫌麻烦，要一字一句地引导，知道孩子能熟练朗读。

二是多编孩子喜欢的"顺口溜"。"顺口溜"押韵、简单、明快、容易记忆，容易掌握，父母根据孩子喜欢的事物（花、太阳、月亮、云等）编三句、四句、五句或多句"顺口溜"，既能保证孩子语言功能的提升，又能增长知识，还可使孩子逐渐喜欢上朗读。

三是古代童谣与现代儿歌是最佳的选择。古代童谣与现代儿歌是经过人们反复实践保存下来的精华，合辙、押韵、朗朗上口，是符合孩子朗读特点的语言，其中的寓意深远，既有做人的语言，又有歌颂大自然的语言，还有歌颂劳动的语言，孩子能坚持朗读，一天学一首，天天朗读，就能触景而动，有感而发，逐渐积累知识，提高综合能力。

四是随机编句子最重要。为了训练孩子的语言组织和朗读能力，父母应有意识的给孩子提供一些编句子、编顺口溜、编歌谣、编诗歌的条件，经常带孩子外出散步、活动、观察，看到云彩就引导孩子编云彩的句子；看到大树（树叶）就引导孩子编与大树、树叶有关的句子；看到小动物就编与小动物有关的句子；看到小燕子就编与小燕子有关的句子……而后让孩子朗读，读多了，也就习惯了。

五是游戏与谜语是训练孩子朗读的最重要的途径。为了提高孩子的朗读能力，父母应与孩子做游戏，如《动物大会游戏》《朗诵比赛游戏》《红绿灯游戏》《龙王与虾兵、蟹将》等，让孩子在充当游戏里的"角色"时很自然地朗读句子，达到锻炼目的。有些谜语很适合孩子朗读，根据孩子的年龄特点，可以给孩子安排一些常用的、与生活有关的谜语，如花生谜语、小猪谜语、火柴谜语、针线谜语等。

 父母切记

其一，孩子长到3～6个月时，知道伸手够玩具了，父母要有意识地将声音与玩具联系起来，提高孩子对语言的辨别能力。

其二，对于8个月～2岁的孩子来说，父母积极进行引导示范，采取多次、重复、口述法，在孩子喜欢的物件上说连续的句子，编一些孩子喜欢的玩具口诀，激发孩子对朗读的兴趣，逐渐使孩子掌握语言的意义和内涵。同时，采取手势"比画法"，把词汇及语言结合起来，如小燕子飞了，双手展开比画着燕子飞的动作；如蝴蝶飞来了，双手比画着蝴蝶飞的姿态，孩子就容易掌握朗读要领了。

其三，对于3岁以上的孩子来说，已经是最佳的朗诵年龄段了，要引导孩子带着感情朗诵，让孩子懂得语气的转换。要有意识地每天安排一定的时间，让孩子单独朗读优美的句子，也可以与孩子一起朗读。

其四，家庭开朗诵会的形式很好，各自准备一些代表性的句子和题目，每周聚在一起朗读，独自、合作都可以，创造家庭学习与朗读的氛围。

其五，发挥现代电子设备的作用，提高孩子的朗读水平。父母可以借助现代电子设备给孩子录音、摄像朗诵的过程，随时给孩子播放，让孩子听自己的声音，看自己的影像，找出不足，及时改正，不断提升孩子对朗诵的兴趣。

护士长温馨提示

提高孩子的朗读能力与技巧，对孩子的智力开发、语言组织能力的提高有着重要的作用。

学习乐器

乐器发出的节奏声响，有极强的感染力，孩子十分喜欢，是孩子最容易接受的一种形式。护理专家认为：音乐对幼儿身心发展的作用是其他方式与方法无法取代的，有着其独特的魅力与影响。

孩子学习乐器演奏，听着奇妙无穷的声音，一能提高审美与欣赏水平，逐渐形成乐感与美感，提高其创造美的能力；二能锻炼大脑功能，使左右脑协调能力增强，促进大脑健康发育，更好地促进听觉、记忆、语言、想象力、形象思维与创造性思维，使孩子感情丰富多彩起来，个性化的发展进入良性的、健康的发展状态之中；三能促进身体健康发育，乐器发出的一些奇妙曲子，能使人愉快，进入佳境，对孩子的五脏平衡大有益处。

父母应有重点地培养孩子对乐器的感觉，依据孩子的年龄特点，有重点地让孩子学习乐器，亲近音乐、喜欢音乐。

事例辨析

幼儿园举办建园庆祝活动，园长即兴邀请刚入园的小班小朋友自告奋勇地上台演一个节目，小班的7个小朋友你看看我，我看看你，没有一个敢上台独奏的。

3岁的思思主动举手，自告奋勇地代表小班上台弹电子琴、打架子鼓、弹古筝……赢得了台下一阵又一阵掌声，老师、家长和小朋友们对思思刮目相看，园长当即颁发给思思一个最佳节目奖，极大地增强了思思的自信心。

散场后，园长问思思为什么会这么多乐器。思思说从2岁开始，妈妈和爸爸天天带她去少年宫听音乐老师的演奏，她被乐器发出的美名曲子感染了，特别喜欢弹奏乐器，听见音乐就快乐，她性格稳重，从不乱折腾，而且记忆力极好，基本上听完一遍就会了，语言表达准确性也高，现在还能听出曲子里的悲、欢、哀、愁……

　　思思的话震动了在场的所有家长和孩子，人们意识到了音乐的重要性，值得人们思考。那么，如何让孩子养成喜欢音乐的好习惯呢？

 正确做法

　　一是接触乐器，逐渐认识乐器。现在市场上给孩子特制的乐器很多，平时应经常带孩子去参观，随时给孩子讲乐器，使孩子知道乐器的种类、能发出什么声音、能干什么用，有什么特点，民族乐器有什么特点，电子乐器有什么特点，西洋乐器有什么特点，使孩子逐渐入门，最后进入喜欢的状态。

　　二是多看、多听，逐渐会欣赏音乐。平时带孩子多看、多听老师演奏乐器，通过看老师的神态、手指、身体、表情与乐器的完美结合，感悟出音乐的力量与神奇。通过听美妙的旋律，感悟出节奏、旋律、节拍、音色、速度与力度等。

　　三是电视是很好的大讲堂。现在电视节目关于孩子的音乐节目很多，动画片、音乐片等都能看到、听到孩子喜欢的乐器与音乐，根据孩子喜欢的节目，有重点地重复播放，使孩子对乐器有进一步的认识，对音乐有进一步的理解。

　　四是置办孩子喜欢的乐器，快乐演奏。父母不要强迫孩子学哪种乐器，而是让孩子根据自己对音乐的感觉挑选合适的乐器，这一点很重要，因为父母喜欢的乐器孩子不一定喜欢，如果孩子不喜欢，买回家，最后可能成为摆设。乐器不一定买太多，开始一两种就可以了，可以给孩子找专业老师，也可以让孩子自己摸索着学习，根本目的就是找到乐感，培养艺术细胞。

父母切记

其一，要抓住对幼儿音乐素质培养的关键，重点培养孩子对音乐的听觉能力、感受能力、节奏感与表达能力。

其二，对于3个月～1岁的孩子来说，对音乐已经有了感觉，要多给孩子放一些欢快的乐曲，让孩子逐渐喜欢上音乐。

其三，对于2岁以上的孩子来说，父母可以耐心地教孩子按照音乐的节拍和性质做简单的模仿动作，如打小鼓、鸟飞、鸭走、马跑、洗脸、开飞机、开摩托车等，让孩子拍手、点头、舞动手臂、进退步等，让孩子逐渐明白音乐的节拍。

其四，对于3岁以上的孩子来说，要让孩子学会欣赏音乐，区分不同的演唱形式，区分出不同乐器的不同声音，对乐器产生好感和认同。

其五，对于4岁以上的孩子来说，是学习乐器的最佳年龄，根据孩子爱好与潜能，在尊重孩子意愿的前提下，建议孩子自主选择钢琴、小提琴、电子琴、手风琴、古筝、古琴等，乐器选好后，鼓励孩子坚持下去，持之以恒地训练才是最重要的。

其六，经常举办家庭音乐会，鼓励孩子使用乐器演奏拿手的曲子，家庭成员一起看孩子的演奏表演，给予鼓励。

护士长温馨提示

孩子对音乐有天生之缘，父母要抓住孩子的特点，早介入、早准备、早引导，让孩子的音乐"花朵"早一天开放。

学会读书

俗话说："书到用时方恨少。"

在父母的引导、教育下，让孩子养成读书的好习惯，会使孩子健康成长，一生受益。做父母的好好想想，当孩子长大成人后，走入社会的时候，为什么总觉得水平不高，其实就是少儿时期读书少，知识储备不足，修养不深，欠账太多。

大凡成功的人、大凡有所作为的人，都有一个共同的优点，就是爱学习，抓紧一切时间读书，从书中找出做人与做事的道理。

父母要恰到好处地告诉孩子，读书并不是死读书本，方方面面的知识都要读，只要是健康的，只要是有益的，文学的、历史的、哲学的、科普的、人物的、民俗的、神话的都读，抓紧一切时间读，这样才能使孩子的知识面拓宽，增大知识点，将来在社会上才能应对自如、游刃有余。

实践证明，提高孩子的综合素质，单靠一时恶补是不可能办到的，必须有一个缓慢的知识积累过程，所以孩子爱读书是好习惯，更是健康成长的根本所在。

事例辨析

有一个真实的感人故事：6个3岁的孩子在小区的花园里玩，看见了一个老奶奶晕倒了，很危险。其余5个孩子无动于衷，继续嬉戏，只有3岁的佳佳跑到30米以外的小卖部，要求店主帮助打120救护电话，几分钟后，救护车来了，医生紧急抢救老奶奶，老奶奶终于得救了。

几天后，老奶奶一家人来佳佳家感谢，人们问佳佳怎么想起去打120

电话了，佳佳说平时读书学到的知识，每天看2本画报，画报里有关于见到危急病人打120电话的知识，她完全记住了，不仅这些，火警怎么打也知道，110电话也会打，红绿灯、斑马线怎么走也知道……

　　在场的人们感到很惊讶，都为佳佳喜欢读书，综合素质高而高兴，值得人们思考。那么，如何让孩子养成读书的好习惯呢？

 正确做法

　　一是共同努力，家长与孩子一定要把爱读书的好习惯坚持下去。父母要做好榜样，在家里创造并形成读书气氛，经常与孩子一起学习、讨论图书（图画书），与孩子一起制订一个快乐的读书计划，多与孩子讨论，多鼓励孩子自己读书，开卷有益，开阔视野，这样就会引导孩子在读书的道路上走得顺一些，掌握的知识面就宽一些。

　　二是学习成功人士读书的好经验，引导孩子孜孜不倦地读书。要让孩子知道知识是健康成长的关键，健康成长是有内容的，不是嘴上说健康成长就健康成长了，健康成长的背后是很艰辛的。很多成功人士，人们看到他们成功了，看到的都是他们辉煌的一面，而他们刻苦学习，努力读书，吃苦受累的地方人们却看不到。

　　三是学会做笔记，便于查阅与整理、总结。父母在积极引导孩子读书时，应把图书里的重要内容记录下来，总结出规律性的东西，反复记忆，以便能指导以后的生活与学习。

　　四是贵在坚持，每天都要拿出一些时间读书。如果孩子没有整块时间读书，父母可以采取积少成多的办法，把孩子零散的时间利用起来，如晚上睡觉前、中午饭后前、看电视前读书，也能达到效果。

　　五是选择适合孩子读的书，突出健康、积极、向上、乐观、系统、趣味。目前，市场上关于孩子看的书很多，家长根据孩子的年龄情况、理解能力、阅读能力，为孩子选择健康的画报、健康的拼音图书、健康的插图图书

（小人书）、健康的简单文字书，让孩子对图书感兴趣，把书当成朋友。

父母切记

其一，要认识孩子大脑发育的三个关键阶段，这对孩子养成读书的好习惯非常重要。第一阶段：从出生到满3岁；第二阶段：从4岁到6岁；第三阶段：8岁前后，这时大脑基本发育成熟了。

其二，对于8个月~1岁的孩子来说，为了让孩子对故事、对书籍敏感，父母应以讲故事为主，父母讲故事时最好拿着书讲，不断告诉孩子我们读书了，而不是我们开始讲故事了，让孩子逐渐意识到故事是从书中来的，这对孩子以后喜欢书有很大的益处。

其三，对于2~3岁的孩子来说，父母要坚持每天拿出一些时间与孩子一起坐在小桌子旁专心看书、读书、讨论书，让孩子明白读书是生活中的一部分，不是可有可无的事。

其四，对于4岁以上的孩子来说，是开始看书、读书最佳的年龄段，此时父母应给孩子创造好的读书环境，让孩子热爱书。

其五，经常举办家庭读书会，每个星期给孩子一点时间，让孩子在家庭的大舞台上读书、谈读书体会，家庭其他成员也可以参与读书、谈体会的活动，让孩子在读书的家庭中成长。

护士长温馨提示

孩子爱读书对大脑发育有益处，能聪明、智慧，可以使孩子明辨是非，可以使孩子从容镇定、机智勇敢。

学会解谜语

谜语是民间流传最广泛的文化，老少皆宜，很多谜语（数字的、动物的、天气的、工具的、植物的、名字的、地名的、神话的、服饰的等）蕴含着很多玄机，知识性强，故事性强，关联性强，能培养孩子的逻辑思维能力、推理能力，增强孩子的记忆力，提高快速反应能力。

孩子都有好奇心，都喜欢猜谜语，如果父母能充分利用这一点，通过与孩子猜谜语，不仅能够增进父（母）子感情，更主要的是能使孩子的大脑神经得到锻炼，开阔视野，早懂事、早成熟、早提高……

事例辨析

春节前夕，4岁的小明随父母去外地旅游，游览名胜古迹，还参加了猜灯谜活动。

猜灯谜活动的奖品多，不仅有成人专区，还专门为孩子设置了谜语专区，小明在短时间内猜出了全部的25个谜语，得到25个奖品，在场的其他小朋友、家长全都很佩服，多次为他鼓掌祝贺，夸赞他聪明、智慧、思维快、反应灵活、推理能力强。

主办方让小明讲体会，他大方地说："我从3岁开始就与父母一起猜谜语，涉及的谜语内容很多，有天文的、地理的、动物的、植物的、数字的、人物的、地理的谜语，越猜越喜欢，大脑反应也灵活了，思维能力也快了，现在联想能力特别强，能发现一些谜语里深藏着的奥秘……"

小明猜谜语得了奖，还得到了人们的鼓励，关键是他自己的知识水平超出同龄的小朋友，值得人们借鉴。那么，如何让孩子养成猜谜语的好习惯呢？

正确做法

　　一是培养兴趣，从简单到复杂。谜语的种类很多，有简单的，更有复杂的，培养孩子猜谜语的习惯应从简单的谜语开始，最好把实物与谜语对照起来。比如花生谜语，父母应拿出花生，而后说花生的谜语——麻屋子，红帐子，里面住个白胖子。比如说火柴谜语，父母要把火柴拿出来，而后说火柴的谜语——平时睡在盒里面，安静又无声，出门就发火，等等。让孩子对照实物，反复思考谜语的关联性，判断出是形象关联、意象关联，还是寓意关联等，逐渐锻炼孩子的逻辑思维能力。

　　二是随机猜谜语，锻炼孩子的反应能力。谜语包含的内容很多，大多与日常生活有关系，父母平时与孩子玩时，只要发现能猜谜语的情景，就应与孩子一起猜。如出门看见小兔子了，就说兔子的谜语——两只长耳朵，一对红眼睛，爱吃萝卜、爱吃菜，蹦蹦跳跳真可爱。而后，让孩子观察兔子，认真猜出来。如出门看见小猪，就说猪的谜语——吃得饱，睡得香，全身都是肉，人们都喜欢。如出门看见喜鹊了，就说喜鹊的谜语——枝头安了家，出门嘎、嘎、嘎，天天来报喜，大家都欢喜。

　　三是根据年龄猜谜语。为了防止孩子猜谜语猜烦了，父母应根据孩子的年龄，依据孩子的接受能力，有选择地给孩子出适合的谜语，既不能太简单，也不能太复杂。数字谜语，应根据孩子对算术的掌握程度出；地理谜语，应根据孩子的地理知识面出；诗歌谜语，应根据孩子对诗歌的理解水平出。父母给孩子出谜语应遵循长知识、锻炼思维的原则，不是故意难住孩子。

　　四是借猜谜语，教孩子做人、做事，提高综合能力。谜语涉及的知识很多，父母不能只是让孩子会猜谜语，还要通过谜语给孩子讲知识、讲历史、讲人物、讲算术、讲地理、讲动物、讲植物等，让孩子通过猜谜语，得到全面提升。

 父母切记

其一，对于1岁以上的孩子来说，谜语要简单，谜底要缓一缓告诉孩子，目的是让孩子思考一会儿，积极锻炼孩子的思维，提高智力水平。

其二，对于2岁以上的孩子来说，父母可以有重点地给孩子编一些生活、娱乐、游戏、动物、气象及日月星辰的小谜语，启发孩子的思维。

其三，对于3岁以上的孩子来说，是培养孩子逻辑推理能力的关键阶段，此时父母给孩子编谜语时，应复杂一点，要有事物与事物之间的逻辑关系，让孩子自己找思路，最终揭开谜底，形成独特的思维习惯。

其四，经常举办家庭猜谜语会，争取每个星期家庭举办一场猜谜语活动，全家人一起猜谜语，尽可能多给孩子出一些谜语，难易程度适合孩子，让孩子在家庭猜谜语活动中充分表现，适当给孩子一些物质与精神奖励。

 护士长温馨提示

经常让孩子猜谜语，可以全面提高孩子的思维能力和快速反应速度。

学会提问

俗话说："嘴勤的人不吃亏。"

事实上很多学问都是问出来的，古代学者大都有不耻下问的精神，学问、学问，一是学，二是问，二者互补，缺一不可。

孩子天生好奇，对各种新鲜事物都感兴趣，爱问是孩子的天性，父母要抓住孩子这一特点，积极主动地、巧妙地回答孩子的问题，不断激发孩子问问题的勇气，逐渐使孩子养成爱问问题的好习惯。

无论什么情况下，父母都不能打击孩子问问题的积极性，要科学引导孩子如何问问题，什么时机问问题，掌握问问题的技巧，一生受益。

事例辨析

4岁的小芳参加全市幼儿园组织的"即兴演讲"比赛，老师出了一个关于水的朗诵题目，她迅速打了腹稿，第一个举手走上台，口齿伶俐地朗诵了《水啊，生命的源泉》，内容包括从水的发源地、生命的由来到水的珍贵与保护水资源，博得了台下所有人的掌声。

人们惊叹到，这么小的孩子，怎么能在极短的时间内，独自编出合辙、押韵的诗歌，而且朗诵得这么好听，精彩得使人真的与水融合在一起了。

经过了解，人们得知小芳有一个特点，特别爱问问题，见什么问什么，正着问、反着问，有时把父母都问倒了。通过问问题，她获得了大量的知识，眼界开阔了，思维能力提高了，交流能力也强了，自信心十足。

小芳平时爱问问题，综合素质提高很快，值得人们思考。那么，如何让孩子养成爱问问题的好习惯呢？

正确做法

一是引导孩子多问，逐渐养成爱问的好习惯。孩子会说话以后，看见什么都要问一问，此时父母要因势利导，不要笑孩子幼稚，要鼓励孩子多问，认真、仔细、耐心地给孩子解答，甚至可以让孩子亲自把问题的秘密揭开。如孩子问盒子里装的是什么，父母可以让孩子先猜，而后让孩子亲手打看一看，眼见为实，孩子就明白了。孩子问问题时，父母要不断地夸赞孩子敢于问问题，甚至还要给孩子一点小奖励，慢慢地孩子觉得问问题有好处，也就养成习惯了。

二是有重点地问，积累知识。当孩子年龄大一点以后，问的问题往往更多、更杂、更尖锐，这是好现象，说明孩子知识面宽了，爱学习了，爱思考了，爱观察了，此时父母应给孩子设置一个问问题本子，把孩子问的问题逐一记录下来，而后反复解答这些问题，使孩子牢记在心，逐渐就能积累知识，运用知识，受益匪浅。父母要注意观察孩子问问题的变化情况，认为孩子有了一定的知识积累后，就要引导孩子有重点地问问题（经过思考以后的问题），而不是轻易开口问问题，这是问问题的本质变化，孩子能认真思考问的问题了，说明孩子真的长大了。

三是掌握问问题的技巧。父母要告诉孩子问问题是有技巧的，遇到了不解的问题时，不能不管"三七二十一"地开口就问，而是要有礼貌地打招呼，以尊敬的口气问问题。同时，还要根据时间情况问问题，不能人家睡着觉的时候、吃饭的时候、与客人谈话的时候也去问，这样很不礼貌，也容易使别人反感。无论什么情况下，问完问题后，无论结果是什么，都要说声谢谢，不能扭头就走，这样很不礼貌。

父母切记

其一，6个月以上的孩子，开始有了意识萌芽，此时是训练、培养孩子提问的好时机，不要认为孩子不会问，要通过引导，使孩子有提问的欲望，观察孩子问的形态，如咿呀语、笑、张嘴、舞手、蹬脚、哭、闹等。

其二，对于1岁半以内的孩子来说，可以增加孩子提问的欲望，用孩子平时喜欢吃的、用的、喝的、看的东西逗引孩子，耐心地问孩子要不要啊？好不好啊？喜欢吗？为什么要啊？为什么喜欢啊？为什么吃啊？

其三，对于2岁以上的孩子来说，父母要采取特殊的"自然式"训练法，培养孩子提问题的好习惯。2岁以上的孩子，语言能力提高很快，大脑已经具备了基本的思维能力，模仿别人讲话的能力也很高，家长要有意识地培养孩子的提问习惯。为了让孩子对提问产生兴趣，父母要多带孩子去大自然中去，看见蚂蚁搬家时，让孩子问一问为什么；听见蛐蛐叫时，让孩子问一问为什么；看见桃树开花了，问一问为什么；看见月亮升起时，问一问为什么；看见下雨、打雷时，问一问为什么。

其四，对于3岁以上的孩子来说，要培养孩子提问的能力与水平，多引导孩子自己分析问题、解决问题。

其五，经常举办家庭提问辩论会，让孩子充当问手与辩手，多让孩子表现，既能锻炼孩子的胆子，还能提高孩子组织语言的能力。

护士长温馨提示

父母引导孩子问问题，应避免大包大揽，让孩子自己面对问题，自己思考，主动开口问问题，最终得到答案。

多动手体验

俗话说："勤动手者，聪慧、体健、发达……"

孩子喜欢动，对什么都感兴趣，这是孩子的天性，父母不要拦阻，应鼓励孩子多动手体验，只要安全有保证，没有危险，孩子又愿意动手体验，父母就应配合好。

孩子在动手体验的同时，还锻炼了双手的灵活性，锻炼了观察能力，大脑功能及协调能力也有提高。

 事例辨析

　　3岁的小海喜欢搭积木、玩魔方、看万花筒、玩拼图、玩随身倒，每天把家里搞得乱七八糟，父母不但不说他，反而表扬他聪明、勤快、活泼、有创意，天天听父母的表扬，他更有积极性了，搭积木、玩拼图、玩随身倒很有创意，反应极快，空间感强，看上去比同龄的小朋友综合能力强。

　　一天，他参加少年宫组织的一个比赛活动，看谁搭积木搭得快、搭得好、搭得有新意。老师的哨音刚落，20个小朋友开始比赛，他在思考的同时，双手飞快拿出积木，摆好位置，第一个完成了任务。另外19个小朋友不是手慢，就是图形设计不好，差距很大。最后，经过评委们打分，他得了第一名。人们都对他投以赞赏的眼光。

小海平时爱动手，在搭积木比赛中得了第一名，值得人们思考。那么，如何让孩子养成爱动手的好习惯呢？

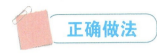

正确做法

　　一是引导、鼓励孩子动手。父母不要担心孩子动手会累着，或伤着，只要安全有保证，能让孩子自己动手的，就引导孩子自己动手体验，可以通过与孩子玩"过家家"游戏，让孩子在角色中得到锻炼。比如：让孩子自己打开水龙头，自己给鱼喂食，自己洗碗，自己叠小手绢，让孩子模拟做饭，模拟开汽车、模拟打电话等，如果孩子动手了，父母一定要积极肯定孩子的动手能力，提出恰当的表扬，并适当给以物质奖励。

　　二是提倡与孩子一起劳动。劳动是勤劳人的本色，平时可以给孩子适当的劳动机会，父母择菜时，叫孩子一起择，边择边给孩子讲蔬菜知识，蔬菜是怎么种的，怎么长的，怎么收获的，怎么吃的，有什么营养。让孩子在动手劳动的过程中增长知识，得到锻炼和提高。如果外出到农村旅游时，可以让孩子亲自动手体验收获红薯、土豆、水果、西红柿、黄瓜、葫芦、豆角的过程，让孩子翻地、割草、喂猪、喂鸡等，不要担心孩子干不好，干不好是正常的，熟练了就会干了，在动手劳动中感悟劳动的快乐，体会劳动的辛劳与收获的幸福。父母包饺子时，可以让孩子一起包，孩子亲手参与了包饺子，吃起来也肯定香甜。

　　三是根据孩子年龄设计动手方案。为了让孩子喜欢动手，愿意动手，敢于动手，父母应根据孩子的年龄、智力水平、承受能力，专门为孩子设计动手方案，1岁左右，让孩子玩适合的小玩具；2岁左右，让孩子玩动脑筋的玩具；3岁左右，让孩子动手参与简单的家务劳动，孩子动手的过程，其实也是锻炼思维、提高身体协调能力的过程。

 父母切记

　　其一，对于6个月以上的孩子来说，动手意识就有了，此时父母要及早训练孩子的动手能力，故意逗引孩子抓东西、要东西、摆弄东西等，一是锻炼孩子的大脑神经；二是锻炼孩子双手的协调能力。

其二，对于1岁以上的孩子来说，父母应该有重点地训练孩子的主观动手能力、按照自己的想法玩玩具。

其三，对于2岁以上的孩子来说，训练孩子动手能力的重点应强调"创意"二字上，让孩子通过玩搭积木、堆沙子、盖房子、建大桥、划船等游戏，品尝到成功的喜悦与成就感，使孩子对动手产生极大的兴趣。

其四，经常举办"家庭动手创作"展示会，全家人各自把自己动手创作的作品展示出来，解释创作的过程，说明作品的含义，让孩子在"家庭动手创作"活动中充分表现，同时适当给孩子一些物质与精神奖励。

其五，借助现代设备，随时为孩子录像。孩子参与动手活动时，在条件允许的前提下，父母最好给孩子录像、照相，让孩子在录像与照片中看自己动手的过程与成绩，激发孩子动手参与的兴趣。

护士长温馨提示

孩子多动手体验是长知识的最佳途径，父母应精心设计，耐心引导，热情鼓励，让孩子在动手参与中找到快乐，健康成长。

学会观察人

现在独生子女大多以己为中心，只知道自己，很少考虑别人。为什么呢？主要原因是孩子不知道观察人，也不知道怎么观察人，体验不到别人的辛苦与付出。

很多孩子对身边的人已经麻木不仁、熟视无睹了，身边的人无论怎么关心、爱护、付出、谅解、照顾、宽容、流汗，孩子总是无动于衷，好像别人应该关心他。时间久了，人们对孩子可能也就没有耐性了，当孩子自知无趣的时候，已经错过了很多机会。

现在很多几岁的孩子站起来像个小大人似的，可就是不懂事，不理解家长、不理解亲人、不理解老师、不理解别人……

父母很着急，看着孩子不懂事的样子，暗自伤心流泪，还没法说孩子。孩子为什么不懂事呢？除了孩子自己的原因外，还因为父母没有告诉孩子用心观察身边的人，孩子根本体验不到做父母的艰难与爱心，体验不到别人的难处，导致孩子内心缺失很多人性本质的东西，出现"浑不讲理"的现象。

其实，父母与孩子身边所有的人都有特点，都有值得尊敬的地方，都有学不完的知识。只要引导孩子睁大眼睛，慢慢寻找，仔细观察，就能发现身边人的伟大之处。

事例辨析

4岁的小百上幼儿园了，早上起晚了，他埋怨妈妈没有叫他，还摔门、摔东西向妈妈表示不满。妈妈气得高血压与心脏病犯了，必须住院治疗。晚上，姥姥带小百来到医院看妈妈，医生把妈妈的病情告诉了小百，小百看着躺在病床上的妈妈（脸色惨白，眼神发呆），顿时眼泪流了下来，因为他平时根本不知道妈妈有高血压和心脏病，便抱着妈妈，哭着说以后再也不气妈妈了，要孝顺妈妈……

小百以前不观察妈妈，所以不尊重妈妈，现在知道妈妈有高血压和心脏病，顿时醒悟了。那么，如何让孩子养成观察人的好习惯呢？

 正确做法

一是认真观察父母。通过恰当的游戏，使孩子知道父母养育孩子的艰辛，让孩子认真观察父母每天的生活、工作和身体（头发、面色、体重、饮食、衣服）等各个方面，从细微之处发现父母的伟大，知道父母对孩子的爱有多么深，为孩子付出了多少，从中感悟出生命的意义和爱的真谛。

二是观察亲人。亲人是孩子生命中重要的人，父母要引导孩子多观察爷爷（姥爷）、奶奶（姥姥）、姑姑、舅舅、叔叔、姨妈、表姐妹、表兄弟的情况，知道他们是干什么的，事业如何，身体情况，学习如何，生活如何，不能只是一味地从他们身上得到爱（关心），你也要为他们付出爱（关心）。

三是观察老师。要让孩子知道老师好比父母，对孩子的成长极其重要，要尊重老师，认真观察老师的一举一动，了解老师的内心世界，明白老师的良苦用心。

四是观察小朋友。小朋友是孩子一生中非常重要的人，一要团结好，珍惜友谊；二要认真观察，看小朋友怎么学习、怎么说话、怎么处理事情、怎么与家长交往、怎么生活等，从中发现小朋友的优点和可学之处。

五是观察与你有关的人。平时应该做一个有心人，多观察与你有关系的人，发现他们身上的闪光之处，从中受到感染，学到更多的知识，明白更多的做人道理。

父母切记

其一，对于5个月以上的孩子来说，表情开始丰富起来了，对周围的事物表现得特别关心，只要一见到东西，眼睛跟着转、头也跟着转，眼神里已经流露出见到父母时的亲密神情。甚至有些孩子能根据对方的表情、手势猜测出对方的意图。父母要抓住这个关键年龄点，多引导孩子观察，特别是观察细微的地方。

其二，对于1岁以上的孩子来说，父母可以采取"随机"观察法，增加孩子对各类人员的辨别能力。如带孩子去公园玩时，看到身边的老奶奶，让孩子观察老奶奶的表情、衣服、鞋、帽子、头发等。为了保证观察效果，父母可以与孩子一起观察，父母大声地把观察的情况说出来，如老奶奶的头发是白的，老奶奶的牙齿没有了，老奶奶的腰弯了等，让孩子边听边观察。

其三，对于2岁以上的孩子来说，训练孩子观察的方法很重要，让孩子注意观察人物的特点是什么，观察顺序是先外到内、由上到下，学会观察对方的表情（喜、怒、哀、乐、愁）。

其四，对于3岁以上的孩子来说，训练孩子观察的耐性很重要，观察人物需要时间，不是看一看就能了解对方的，需要耐住性子，此时正是磨炼孩子性子的好时机，让孩子能安静地坐下来，在独自思考的前提下观察人。训练孩子的观察耐性应该采取示范法，事先父母应告诉孩子观察某人，而后规定观察时间，开始计时，不到时间，不能干其他事，逐渐让孩子有耐性。

其五，家庭要经常开展观察交流活动，为了帮助孩子提高观察水平，平常父母与孩子一起对一周内观察到的人进行交流，多让孩子说出观察的体会与感受，特别要挖掘孩子内心深处的东西。

护士长温馨提示

要让孩子知道，不要只是想着自己，要睁大眼睛多看看周围的人，要多关心身边的人。

学会观察社会生活

21世纪的社会，科技高度发达，信息传递快，使人们视野大开，足不出户就能看见社会生活的丰富多彩，由于多元文化交织在一起，各色人生活在一起，构成了五彩斑斓的世界，令人眼花缭乱，对未来充满希望。

任何事物都有本质和外表，当孩子会观察后，就会看到很多本质的东西，就会准确地认知世界和社会，感悟到很多亲情及生活的乐趣。观察生活需要用心，透过现象看本质，用发展的眼光观察生活，善于换位思考，学会理解人，多体谅别人的难处，才能客观地发现事情的本质。

观察能明事理，还能出灵感。为什么现在好多孩子不懂事呢？其实就是没有观察生活的好习惯，感悟不深，很难明白事理。

事例辨析

阳阳把食品袋随手扔在公园里的草地上，妈妈批评他不能乱扔垃圾，他不予理睬，继续乱扔。妈妈很生气，继续训斥他，阳阳脸皮厚，根本不在乎，妈妈一点儿办法也没有。

一位好心人路过发现这个现象后，指着前面打扫卫生的叔叔，温和地告诉阳阳认真观察一下卫生是怎么打扫的。阳阳仔细观察，发现打扫卫生的叔叔推着车、拿着扫把，在烈日下扫人们丢弃的垃圾，汗流浃背，双手黑粗，气喘吁吁，阳阳内心受到了触动，主动把扔在草地上的垃圾扔进垃圾桶，低声向妈妈道歉，表示以后再不乱扔垃圾了。

妈妈喜出望外，忽然明白了让孩子观察生活的重要性。

阳阳没有观察之前，乱扔垃圾，不接受批评，在观察打扫卫生的叔叔劳动后，深受触动，主动改正错误，做自我批评，值得人们思考。那么，如何让孩子学会观察社会生活呢？

 正确做法

一是鼓励孩子多看，不能怕耽误时间。俗话说："只要留心，处处皆学问。"不能只是认为幼儿园里、学校里能学知识，其实社会才是真正的大课堂，可学的知识无边无际，一辈子也学不完。生活是实际的，谁也脱离不了。所以，无论父母带孩子去什么地方，都要鼓励孩子睁大眼睛看，只要与生活有关系的事、人与物，都要放慢脚步观察（妈妈如何操持家务的、工人如何工作的、麦子如何生长的、馒头怎么蒸出来的、饺子怎么包出来的、猫怎么抓老鼠的、出租车司机是怎么开车的、警察叔叔怎么值勤的等），孩子看多了，也就明白了生活是什么了，知道事物的逻辑关系了，知道人情世故了，也就热爱、珍惜生活了。

二是鼓励孩子多问，不能担心别人笑话。孩子年龄小，只有多问才有利于大脑的发育，父母要引导孩子多问、敢问，遇到不明白的事物，不要憋在心里，要大胆向人请教，问明白了，就了解了其中的奥妙，知道为什么这样，为什么那样，逐渐增长才干。有时孩子可能听不进父母的解答，别人的解答往往使孩子记忆深刻。

三是嘱咐孩子多听，不能打断对方的话语。告诉孩子为什么人有两个耳朵，目的就是多听，听得越多，信息越丰富，越能解开疑惑、开阔视野，对生活的实质才更加掌握。另外，多听对孩子的思考能力也有帮助。

 父母切记

其一，对于5个月以上的孩子来说，已经具备了观察周围事物的行为与表现了，这个阶段父母要积极主动带孩子多观察社会中的各种事物，看见什么都要对孩子说，或用手势比画，孩子看什么都新鲜，正是刺激大脑、视力、听力与神经系统发育的良机，也是形成良好观察习惯的最好的、最直接的途径。

其二，对于1岁以上的孩子来说，孩子观察事物的欲望很强，对什么都觉得新鲜，特别是观察到某一事物时，甚至还会自言自语地说出几个字，或嘟囔半句话，这是好现象，父母要看清楚孩子这一点，可能孩子在这方面有特长，要不厌其烦地陪伴孩子观察，甚至与孩子交流观察心得，让孩子的内心得到满足。

其三，对于2岁以上的孩子来说，父母应设法让孩子把观察到的事物表达出来，不怕孩子说不出连句，哪怕只说一个字、半句话也要鼓励，也要配合，让孩子知道父母在与他互动，也在观察同样的事物。

其四，对于3岁以上的孩子来说，孩子的大脑很活跃了，已经有了一点点独自观察与判断事物的能力了，父母应引导孩子"专注"观察事物，让孩子安静地观察，从不同的角度观察，边问边观察，对养成观察习惯很有裨益。

其五，家庭要经常开展观察交流活动，最好每天都与孩子交流观察体会，问一问孩子观察到什么了，有什么收获，而后告诉孩子自己的观察体会，与孩子互动。

其六，对于4岁以上的孩子来说，应引导孩子多记，不能嫌麻烦。俗话说："好记性，不如烂笔头。"人的记忆是有限的，而且容易遗忘，孩子观察社会生活时，可以让孩子使用现代记录器材记录（录音笔、录音机、摄像机、数码照相机等），便于查阅，从而找出规律性的东西来，也可以让孩子用笔记（画）在本上。

护士长温馨提示

只有学会用心观察社会生活，生活才能对你笑，才能让你真正懂得生活，明白事理，感悟快乐，健康成长。

学会观察日月星辰

孩子天生喜欢看星星和月亮，聪明的父母应因势利导，尽早引导孩子观察日月星辰，使孩子知道生命的起源来自茫茫宇宙，宇宙是人类探索的终极梦想。目前，人类对太阳系和银河系的认知少得可怜，甚至连我们居住的地球究竟是怎么回事也没有完全弄清楚，所以观察宇宙的变化规律，观察自然的天体现象，观察日月星辰的运动规律，对于人类发展与生存至关重要。

其实，只要父母是有心人，就应早早训练孩子的大脑神经与思维能力，观察日月星辰就是最好的办法。夜晚，轻轻打开窗户，与孩子一起遥看茫茫宇宙中的星星、月亮、流星是多么快乐的事啊，不仅能让你与孩子的距离拉近，而且孩子与父母的心情都会舒畅起来，还会让孩子对未来充满无限的遐想，大脑轻松了，情绪稳定了，睡觉也香甜了，成长发育也快了。可是有的父母根本没有意识到引导孩子观察日月星辰的重要性，让看电视、玩电脑游戏占去了孩子的宝贵时间，失去了很多梦想，很遗憾。

事例辨析

小强特别好动，不爱学习，什么也不知道。最近上幼儿园了，由于"太闹"，幼儿园里的小朋友都不喜欢他。

一天，老师问小朋友一个问题：太阳在宇宙里是最大吗？将来会不会消失呢？小强很勇敢，举手抢着回答说："太阳是宇宙里最大的，永远也不会消失。"

小朋友们哄堂大笑，老师告诉他回家以后，认真观察日月星辰。晚上，他让妈妈陪着到阳台看星星，让妈妈讲《十万个为什么》里关于日月星辰的介绍，知道了太阳是恒星，也是有寿命的，在宇宙里不是最大的，比太阳大的星星多着呢。

从此，小强喜欢观察日月星辰了，也爱读科普书籍了，知识面广了，大脑思维明显快了，变得很稳重了，成了幼儿园里的"小百科"，老师和小朋友们都喜欢他了。

小强爱玩、爱闹，没有观察日月星辰的习惯，回答老师的问题不正确，同学不喜欢他。他喜欢观察日月星辰后，知识面广了，得到了小朋友与老师的喜欢。那么，如何让孩子学会观察日月星辰呢？

正确做法

一是父母与孩子一起观察星星。夜间如果天气良好，父母应与孩子站在视野开阔的地方，抬头看天空，可以清晰地看到广阔无垠的天空中闪烁着无数颗星星，星星的形状大小不一，亮度也不一，有时还有发着闪光的流星，让人心旷神怡，浮想联翩，陶醉在其中，感悟着宇宙的神奇与力量。如果能顺便给孩子讲关于星星的寓言故事，效果更好。

二是父母与孩子一起观察月亮。民间关于月亮的美丽传说最多，父母应该结合民间故事，给孩子讲月亮，使孩子知道月亮不仅夜间有，有时白天也会出现（日月同辉现象）。月亮有时圆，有时半圆，有时成月牙儿，有时完全消失了，让人琢磨不透，只有不断地观察，才能了解月亮。

三是父母与孩子一起观察太阳。要让孩子知道太阳是生命的根本，没有太阳，生命无从谈起，所以太阳是生命的象征、希望的象征。天文现象出现时，父母与孩子一起科学、安全地观察太阳，能使孩子逐渐变得勇敢、坚强、斗志旺盛。对于人类来说，太阳至今是个谜，人们根本无法知道太阳内部究竟发生着什么变化，太阳黑子、太阳风暴、日全食等现象，始终吸引着人类去探索，使人的视野开阔，永不止步。

四是父母与孩子一起观察天文现象。遇到特殊的天文现象，父母应先给孩子讲科普知识，让孩子了解一些基本天文现象、规律，使孩子明白人类面对宇宙简直是太渺小了，能在有生之年观察到奇特的天文奇观，是多么幸福的事啊。父母要耐心引导孩子关注宇宙，多了解宇宙，有的宇宙奇观几十年、几百年才一次，很难得看到，一旦遇到了，不要错过，因为这是增长知识的最好的课堂，耽误不了孩子的玩。其实，观察天文现象是另一形式的"玩"。

父母切记

其一，只要天气良好，气温合适，父母就应把孩子带出去观察，要耐心地指着日月星辰给孩子讲，使孩子对日月星辰产生条件反射，产生观察的欲望。观察太阳时，要保护好孩子的眼睛，避免阳光强烈时直接让孩子用肉眼观察。

其二，对于1岁以上的孩子来说，对大自然不陌生了，可以把日月星辰编成"顺口溜"、儿歌，给孩子朗读，让孩子仰望天空，对日月星辰说"娃娃语"，产生美好的记忆与联想，对锻炼孩子的大脑思维很有帮助。

其三，对于2岁以上的孩子来说，要鼓励孩子把观察到的日月星辰感受说出来，或让孩子涂鸦，或鼓励孩子画出来，加深对日月星辰的印象。

其四，对于3岁以上的孩子来说，应给孩子提出具体观察要求，规定观察时间与地点，让孩子形成观察日月星辰的条件反射。

其五，对于4岁以上的孩子来说，可以采取观察—记录（画图）的观察法，每天把观察到的日月星辰变化情况记录（画图）下来，而后认真对比，找出日月星辰的变化规律，让孩子放飞思维的翅膀，才能锻炼孩子灵活的思维。

其六，家庭要经常开展观察交流活动，与孩子观察完日月星辰以后，多问孩子观察到什么现象了，而后分享孩子的观察喜悦。

护士长温馨提示

宇宙是人类的大家园，人们有义务观察宇宙、了解宇宙、探索宇宙，这是人类的责任。

学会观察天气

　　1岁以后的孩子，大脑发育迅速，求知欲望高，思维能力提高快，对什么都好奇，父母如果能充分调动孩子的求知积极性，意义深远。平时，父母应通过给孩子讲故事、讲寓言、做游戏、看电视节目，巧妙地把天气知识灌输给孩子，使孩子喜欢观察天气情况，知道人生活在大自然中，就应该与大自然融为一体，不能与大自然隔离，看清楚大自然最真实的一面。

　　大自然的天气变化很奇特，一会儿风，一会儿雨，一会儿阴，一会儿晴，一会儿雾……变化无穷，只要父母与孩子多留点心，多去户外走一走，多看看自然环境，感受一下大自然季节的变化情况，不仅能增长知识，还能促进身体发育，增强体质。

事例辨析

　　夏天的中午，小米独自在小区里玩。突然，一片乌云飘过来，电闪雷鸣，很恐怖。她很害怕，慌乱中，躲避到一棵大树下。乌云向大树方向迅速移动，快要把大树笼罩住了。妈妈着急地找她，发现她站在大树下，急忙冲出来把她拉进楼门里，1分钟后，一个闪电从乌云里冲出来劈向大树，"咔嚓"一声巨响，把大树劈倒。劈倒的大树正好倒在她刚才站立的位置，吓得她直冒冷汗。

　　妈妈当即给她讲了预防雷电的知识，她知道了夏天打雷是常见的事。雷电是由带电云团引起的，通常伴有强烈的闪光、雷鸣、阵雨、大风，有时还伴有冰雹。雷电是自然现象，危害极大，甚至可以伤害人的生命，损害建筑物，造成物资的损失。有一种闪电能在空中跳跃，经常随着导线流动。如果跳到人身上，会被击中，导致死亡与伤害。有时可以钻进门缝与窗户缝，十分危险。夏天，雨季经常会出现雷电，应该认真做好防护工作。

一是要注意收听天气预报，尽量不要冒雨行走，以免增加雷击的发生率。应该选择待在房屋里、商场里、地铁站内、涵洞下等安全之处避雨。

二是要关闭好门窗，关闭用电器。特别是电视机、收音机、电脑要关掉。最好不使用手机接听电话。不要躲在高大的金属建筑物下面，也不要躲避在大树下面，因为高大金属建筑物下、大树下是电子云团容易集中的地方，特别容易发生雷击。

三是不要在高压电线、独立高大建筑物、电线杆下、电视天线下、变电器旁边行走，因为这些东西距电离层较近，电流容易通过它们，常常会出现雷击。

四是不使用金属架伞，也不带着金属物质在外行走（铜、铁等），要穿上雨衣，防止衣服被雨水淋湿，因为金属和湿衣服最容易导电。要注意河边是容易发生雷击的地域，不要停留过久。

小米对雷电有了认识，第2天下午，她与几个小朋友在外面玩，又赶上了下雨，雷电频频，几个小朋友在大树下避雨，她劝小朋友立刻离开，进入小区楼门里躲避，雨停了才出来。

小米通过观察知道了雷电的厉害，再次遇到雷电后，主动劝小朋友躲避到安全地点，值得表扬。那么，如何让孩子学会观察天气呢？

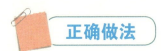

正确做法

一是与孩子一起观察雨，同时详细讲关于雨的知识。雨是大自然赏赐给人类的宝贝，要结合讲寓言故事与民间传说故事，让孩子知道下雨是正常的天气现象，万物生长离不开雨水，下雨时要注意安全，躲避在安全地点。引导孩子认真观察雨的大小，思考雨的形成原因，下雨的好处与坏处，人工降雨是怎么实施的，雷电是怎么形成的，冰雹是怎么形成的，孩子通过观察与思考，明白天气的变化规律，了解雨的独特之处，开阔视野，提高大脑的思维能力。

二是与孩子一起观察风，使孩子认识风。风是最常见的天气现象，风的种类很多，小风、中风、大风、狂风、沙尘暴、龙卷风、飓风等，刮风时应躲避在安全地点，观察风的大小、方向，思考风的形成原因，问问自己为什么要刮风，刮风的好处与坏处，为什么说风是生命的传播使者等，提高孩子的思维能力。

三是与孩子一起观察雷电，使孩子了解雷电。打雷时，躲避在安全地点，观察闪电的大小，思考闪电形成的原因，雷声为什么在闪电后出现等。

四是与孩子一起观察雪。下雪时，观察雪花的大小与形状，思考雪的形成原因，问问为什么要下雪，下雪的好处与坏处，下雪对空气有什么好处等。

五是与孩子一起观察雾。出现雾时，观察雾的大小，思考雾形成的原因，问问为什么会出现雾，雾的危害等。

六是与孩子一起观察彩虹。夏天的雨后，由于太阳光被空气中的水分子折射，产生特殊的光学折射现象，有时会形成美丽的彩虹。

父母切记

其一，父母带孩子进行户外活动时，应适时、主动、积极、耐心地与孩子说天气的事，边说边比画，尽量让孩子明白。如有风时，与孩子说风来了，同时用手势比画着刮风的方向。如遇到小雨时，与孩子说雨来了，雨是生命之水。如下雪了，与孩子说雪来了，美丽的雪花、堆雪人了……

其二，对于1岁以上的孩子来说，父母应主动带孩子感受天气情况，让孩子置身于风中、雨中、雾中、雪中，亲自感受肌肤、体温、光线的变化情况，特别是有彩虹出来时，要与孩子一起观察，彩虹形成、存在与消失的过程，与孩子分享快乐。如果夏天遇到雷雨天气，要与孩子在房间里，可以隔着玻璃观察闪电，听雷声，同时给孩子讲雷电与闪电的形成过程。千万不要吓着孩子，要与孩子一起观察，始终爱抚着孩子，让孩子有安全感。

其三，对于2岁以上的孩子来说，要引导孩子把观察到的天气情况画出来，加深对雨、雪、雾、彩虹、闪电、打雷的印象。

其四，对于3岁以上的孩子来说，应重点训练孩子观察天气的方法与方式，知道各种天气出现的规律，让孩子知道雪是冬天有，雷电是夏天有，雾气是早晨有，彩虹是雨后有，风一年四季都有（冬天西北风多，夏天东南风多），在观察中增长知识。

其五，家庭要经常开展观察交流活动，每天与孩子观察完天气以后，主动问一问孩子今天是什么天气、风多大、什么方向等，下雨时的情景，雪后的景色如何等，让孩子用自己的语言描述出来，或画（涂鸦）出来。

护士长温馨提示

大自然十分奇妙，还有很多自然现象（如地震、海啸、霜、龙卷风、台风、沙尘暴、洪水等）都需要观察了解。

学会观察植物

身心发育优秀的孩子，其共同的特点是能善待植物，喜欢观察植物，喜欢把自己融入植物的王国之中。父母要按照自然规律教育、引导、发掘孩子的内在潜质，让孩子接近植物，认识植物，了解植物，爱护植物。

其实，植物有灵性，孩子喜欢它们，它们就会成倍地回报孩子的爱，给孩子以无限的快乐。

要让孩子懂得，人不是孤立的人，要把自己看成植物园中的一物，与之共处。人不是单个的人，是与植物有着密切联系的，只有和谐地与周围的植物共处，不仅能容忍周围的植物存在，不伤害植物，还要为周围的植物献爱心，要学会欣赏周围美好的植物，千万不要孤芳自赏，最终会使自己走向孤立。

事例辨析

小蓝患肝炎以后，没有小朋友找他来玩了，他感到很孤独，变了一个人似的，整日愁眉苦脸，不爱说话了，不爱吃饭了，也不愿意出门了，病情十分不稳，父母很着急，担心他憋出心理疾病来。

一天，妈妈买回来一棵小松树和一盆竹子，耐心地给他讲关于松树与竹子的故事，使小蓝知道了松树与竹子是属于什么科的植物，起源地在哪、生长环境如何、品种有哪些，松与人、竹与人的精神共同点，小蓝逐渐对植物感兴趣了。

他让爸爸妈妈买来有关植物的画册，每天翻阅，掌握了很多关于植物的知识，他心情好了，食欲也增加了，性格开始有了变化，每天都发出朗朗的笑声，对肝炎的较快康复起到了一定的作用。

小蓝生病后很孤单，心情也不好，病情不稳，自从喜欢上植物以后，性格改变了，心情好了，身体康复得也快了。那么，如何让孩子学会观察植物呢？

 正确做法

一是让孩子认识植物。父母应给孩子创造一个与植物接触的环境，开始可以精心选择一些关于植物的图片、图书与画报，耐心细致地给孩子讲各种植物的形状、叶子、树干、花蕾、果实、生长环境等。如果条件允许，可以带孩子外出参观植物园，与植物密切接触，使孩子明白植物是大自然生命力的象征，地球上的植物数百万种，既神奇又神秘，每种植物都有独特的地方，如果没有植物，人类与地球将无法想象。

二是用心去善待植物。要让孩子明白植物都有灵气，不可随意摧残。世间植物经过几万年的演化，生存在地球上。有的植物比人类出现在地球上的时间还长，它们有自己的语言，有自己的情感，它们与大自然是那么和谐。人不能违反大自然的规律，随意摧残它们，甚至破坏了生物链，最终必然得到报应，害人害己。平时，看到歪倒的小树，主动扶起来；不能随意砍树、折树枝等。

三是与孩子交流观察体会。家庭要经常开展观察植物的交流活动，与孩子观察完植物后，应引导孩子在植物身上寻找快乐，发现问题，而后让孩子提问，最终喜欢上植物，在植物身上品出做人的道理来。

父母切记

其一，父母可以有意识地让孩子观察植物，无论是在家，还是在户外，都应主动让孩子靠近植物，让孩子用眼睛认真看植物，父母应耐心地为孩子介绍植物，不要担心孩子听不懂，要从小向孩子灌输植物与人的关系，让孩子形成喜欢植物的条件反射。如杨树是我们的朋友；松树是长青的；香椿树芽能吃；丁香树开的花香；槐树开的花香，还能吃，还是药材；竹子里面是空的，竹笋是能吃的美味……

其二，对于1岁以上的孩子来说，父母应每天与孩子观察植物，不要认为这是可有可无的事，这是孩子健康成长，提高情商与智商的重要途径。每天清晨吃完早饭后，就要与孩子说我们找植物朋友玩去了，我们给植物朋友浇水、施肥去了，我们看望植物朋友了，我们问一问植物朋友夜间睡好了吗？早晨吃饱饭了吗？喝好水了吗？冷不冷呢？热不热呢？让孩子形成观察植物、植物是朋友的条件反射。

其三，对于2岁以上的孩子来说，可以让孩子感悟植物的生命力量，在适当的季节，可以与孩子一起种植物，让孩子把植物种子埋在土里，精心浇水施肥，数日后，种子发芽，幼苗破土而出时，孩子观察到这一情况后，心情会为之一振，能给孩子增添无比的快乐。父母应与孩子每天同时观察植物幼苗的生长情况，让孩子陪伴着植物生长，当孩子看到植物每天生长时，会使孩子心旷神怡，体味成长的快乐，感悟到生命的力量与意义。

其四，对于3岁以上的孩子来说，应重点让孩子用心欣赏植物，与植物对话、研究植物。平时，父母应有意识地与孩子漫步在植物丛中，千万不要让孩子急匆匆地走过去，一定要引导孩子用心赏阅植物。耐心告诉孩子关于植物的一些知识，绿色的植物里面有神奇的世界，给人以美好的感觉。让孩子掌握欣赏植物应从以下几个方面入手，如姿态、树干、树冠、叶子、根系、颜色、花与香气、气质与韵味等。孩子通过观察，深刻领悟植物的品格、姿态与气度，逐渐使心与植物融为一体，该热烈起来，就热烈起来；该坚毅起来，就坚毅起来，达到净化心灵的目的。只要父母有心，引导孩子用心观察各种植物，孩子的心情一般都会变得很愉悦，甚至会独自发现植物身上有很多惊奇的景象。如植物的生长周期、种子的发芽与生长、花与果的形成过程等，只要孩子热爱生活，看什么都觉得新奇，都觉得有意思。如果孩子对植物有兴趣，可以试探着让孩子多点精力研究植物，如松树、槐树、杨树、梧桐树、樱花树、柳树、竹子等生长习性，收集植物标本，让孩子明白植物世界比人类历史长得多，植物王国里奇妙无穷，令人陶醉，令人难解其谜。

护士长温馨提示

不仅要善待植物，更要与植物交朋友，主动、积极、勇敢地爱护植物、培植植物、欣赏植物，从中学到植物的一些精神。

学会观察花草

俗话说："寿者乐花，贤者阅花，圣者知花，孩童喜花……"

父母要明白一个简单的道理：鲜花与绿草能使孩子产生很多美好的联想，在花与草的海洋里，与花草为伴，能让孩子心旷神怡，思绪万千。

养花、赏花、种草是高雅的行为，历史上很多名人雅士对花草情有所好，他们不仅会赏花草，还能亲手栽培花草，培育出很多新奇的品种，并从中感悟出很多做人的道理。

要让孩子知道在我们的生活中不能没有花草，要把养花草、护花草、赏花草当成生活中的一件大事。

要让孩子懂得鲜花与绿草是人类最好的朋友，你喜欢鲜花与绿草，花草就喜欢你，会主动告诉你很多自然界的"秘密"。

事例辨析

毛毛摔伤严重，需要躺在床上治疗很长时间，开始他还能忍受住寂寞，后来情绪就不怎么好了，闹起来很难控制……

一位有经验的护士长建议在毛毛的屋里摆放一些花草，能稳定情绪，调节心情。

毛毛妈妈半信半疑，立刻买了十多盆花草（兰花、文竹、米兰、茉莉、无花果、石榴、君子兰、家竹、菊花、仙人草、马尾草、吃蚊草，等等）放进了毛毛的屋子里。

奇怪了，毛毛每天看着鲜花与绿草，发新芽了，他高兴；有花蕾了，他高兴；开花了，他高兴；结果了，更高兴……他的情绪逐渐稳定下来了，性格也温和了，每天都要观察鲜花与绿草的生长情况，喊妈妈、爸爸给鲜花、绿草浇水，特别上心。

毛毛摔伤后，情绪难以控制，摆放了鲜花后，每天观察花草，情况立刻好转了，经验值得推广。那么，如何让孩子学会观察鲜花与绿草呢？

正确做法

一是让孩子认识花草。平时让孩子多接触花草，因为花草是大自然的精华，是生命力的象征。当孩子亲手把花草的种子埋在土里，精心浇水、施肥，数日后，种子发芽，幼苗破土而出时，孩子的心情会为之一振，增添无比的快乐。每天观察幼苗的生长情况，陪伴着花草生长，当看到含苞欲放的花蕾，绽放的鲜花，花味飘香时，会使人心旷神怡，体味快乐。真正感悟到生命的力量、生命的意义。

二是引导孩子精心养花草。其实，花草的历史比人类历史长得多，鲜花与绿草奇妙无穷，令人陶醉，令人难解其谜。喜欢花草，就要认真研究花草，了解花草的生长习性。在室内养花草，可以选择兰花、文竹、吊兰、米兰、茉莉、石榴、仙人掌、水仙、家竹，等等。阳台养花草，可以选择月季、菊花、金橘、君子兰、仙客来、杜鹃、仙人球、倒挂金钟等。庭院养花草，可以选择腊梅、葡萄、菊花、芍药、牡丹、美人蕉、串红、地雷花、马尾草等。

三是与孩子交流观察体会。家庭要经常开展观察花草的交流活动，与孩子观察完花草后，应引导孩子在花草身上寻找快乐，发现问题，而后让孩子提问，最终喜欢上花草。

父母切记

其一，父母应主动地带孩子观察花草，让孩子亲近花草，用眼睛观察花草，父母应耐心地为孩子讲解花草，使孩子对花草产生好感。观察过程中，父母应简单、快乐地对照着花草实物告诉孩子花草是朋友，小草是绿色的，是春天的使者，鲜花有红的、黄的、蓝的、紫的、白的、粉的、黑的……

其二，对于1岁以上的孩子来说，父母应每天与孩子观察花草，应当成一件大事，这样容易让孩子对花草产生亲切感。如每天数次与孩子说我们去找小草玩了，小草特别喜欢我们，我们去看漂亮的鲜花去了，鲜花喜欢我们……

其三，对于2岁以上的孩子来说，可以让孩子知道花草是怎么长出来的，给孩子讲解阳光、种子、土壤、水与空气，与孩子一起种花草（晒太阳、浇水、施肥等），让孩子亲自观察花草的生长过程，能使孩子心情愉悦，眼光敏锐，感悟到生命的意义。

其四，对于3岁以上的孩子来说，应重点让孩子用心赏花草。当父母与孩子一起漫步在鲜花与草丛中时，不要急匆匆地走过去，要用心赏阅鲜花与绿草的姿态。万紫千红的花卉，绿色小草中蕴含着神奇与生命，给人以美好的感觉。使孩子知道赏花草要从四个方面入手：颜色、香气、姿态与韵味。通过孩子的认真观察，深刻领悟花草的品格、姿态与气度，逐渐使孩子的心与花草融为一体，保持快乐的状态。

其五，对于4岁以上的孩子，应教育孩子用心去善待鲜花与绿草。平时与孩子多交流，让孩子明白鲜花与绿草都有灵气的，不可随意摧残。其实，鲜花与绿草比人类出现在地球上的时间还长，它们有自己的语言，有自己的情感，它们与大自然是那么和谐。人不能违反大自然的规律，随意摧残它们，甚至破坏了生物链，最终必然得到报复，害人害己。让孩子牢记，平时不要随意折花草，更不能践踏花草。

护士长温馨提示

不仅要观察花草，还要用心赏花草，教育孩子用心善待鲜花与绿草，体会花草的语言、情感。

学会观察动物

人是高级动物，所以与动物有着天然的"亲密"联系。大多数孩子喜欢动物，愿意与动物接触，喜欢与动物玩，喜欢看动物"表演"。

心理学家认为：认真观察动物的习性与生活状态，能让孩子大脑思维得到锻炼，能使孩子长知识，对健康成长很有益处。

事例辨析

楚楚最近感到眼睛看东西模糊，去医院检查，医生说是因为用眼睛不卫生，导致眼睛疲劳，患上了假性近视，需要休息，少看电视、电脑，多看远处，多看绿色、多看飞翔的鸟……

舅舅喜欢养鸽子，送给她一对漂亮的鸽子，告诉她天天看鸽子在天上飞，对眼睛、对大脑有好处。

楚楚以前没有近距离接触过鸽子，看着眼前的白鸽子，心情愉快，喜欢得不得了。每天听鸽子咕噜、咕噜地叫，给鸽子喂食、喂水，最高兴的时刻是放飞鸽子，看着鸽子在天上飞翔，眼睛跟着鸽子转动，蓝天、白云尽收眼底，心里美滋滋的。

奇迹发生了，几个月后，楚楚的眼睛康复了。从此，楚楚更加喜欢鸽子了。

楚楚的眼睛患上假性近视后，在治疗的同时，观看鸽子飞翔，心情好了，很快恢复了健康，经验值得推广。那么，如何让孩子学会观察动物呢？

正确做法

一是熟悉动物，认知动物。父母可以对照动物图片、动物世界画报，给孩子讲动物的知识，使孩子知道动物与人类共同生活在地球上，多数动物是人类的好朋友，是互相依赖的关系。地球的上动物种类很多，陆上跑（爬）的、水中游的、天上飞的、地里藏的，到处都有，孩子经常能看到的动物是马、驴、牛、羊、猪、猫、狗、猴子、梅花鹿、兔子、鸡、鸭、鹅、麻雀、喜鹊、燕子、大雁、鸽子、啄木鸟、乌鸦、金鱼、蚯蚓、蛇、蝉、蛐蛐、蚂蚱、蝴蝶、蜻蜓、蜜蜂、马蜂、蜘蛛、螳螂、苍蝇、蚊子、蜗牛、老鼠、刺猬、狐狸、青蛙、蟾蜍、甲鱼等，每种动物都有其不同的特点，要认真观察，才能体验其中的奥妙。

二是观察动物的形态，了解动物习性。平时，只要有时间，父母就要有意识地引导孩子多去动物园参观，多与动物接触，细心观察各种动物的生活情况，重点观察动物的形态（体形特征、长相、眼睛、嘴、耳朵、翅膀、腿、毛色、吃什么、怎么睡觉、怎么拉（尿）、怎么走、怎么跑、怎么跳、怎么飞、怎么游、怎么爬、怎么钻、怎么上树、怎么喝水等）。通过观察，开阔孩子的视野，训练孩子的思维能力，让孩子逐渐喜欢上动物。

三是听动物的声音，训练听力。很多动物都会叫，叫声五花八门，各有不同，只要认真辨别声音，就会发现动物的"声世界"里的奇妙之处。通过认真听动物的叫声，让孩子熟知各种动物的叫声（知了、麻雀、猫、狗、喜鹊、马、蛐蛐等），不仅能使孩子的大脑记忆力提高，而且还能提高孩子对声音的辨别能力，促进脑神经与听力系统的发育。

父母切记

其一，父母应主动带孩子观察动物，让孩子亲近动物，这是孩子认识动物，与动物建立感情的重要阶段。无论是家里还是户外，遇到动物后，父母应耐心地为孩子讲动物，最简单、有效的方法是指着小动物说，如小金鱼会游泳、小鸭子也会游泳、小燕子飞来了、青蛙呱呱叫、蝌蚪找妈妈等，使孩子对动物产生好感。

其二，对于1岁以上的孩子来说，父母应从每天给孩子讲有关动物的故事入手，让孩子对动物产生亲密感。通常情况下，孩子大都喜欢动物，父母应见缝插针地给孩子讲关于动物的故事，如《小狗救主》《海豚救人》《乌龟与兔子》《狐狸与乌鸦》《松鼠的故事》《猫与老鼠》《十二属相的来历》《牛的家园》《狡猾的狼》《农夫与蛇》《老马识途》《四害的由来》《传染病与动物》等，通过讲故事，使孩子认识动物，熟悉动物，热爱动物，增加健康卫生知识，保持爱心常在。给孩子讲故事的同时，父母应每天与孩子定时观察动物，让孩子把故事中的动物与现实中的动物比较，对动物形成条件反射，帮助孩子建立与动物的密切关系。如每天数次与孩子说我们去找小花猫玩了，小麻雀找我们来了，喜鹊叫着欢迎我们呢，蚂蚁搬家了，蜜蜂采蜜去了……使孩子对动物感兴趣、愿意主动、积极地观察动物。

其三，对于2岁以上的孩子来说，重点应让孩子观察动物的形状体征，动物是怎么走的、飞的、跳的、爬的、叫的、吃东西的、拉的、尿的等，条件允许时，可以把小动物带回家，让孩子近距离观察，或拿着玩，以便对动物有一个全方面的认知，从而更加喜欢动物，热爱动物。要认真、严肃、不间断地告诉孩子有危险、有毒的动物是什么，不能随意抓、抱、拿、玩的动物是什么，形成安全防范意识。

其四，对于3岁以上的孩子来说，应重点让孩子用心观察动物，全面了解动物的特点。父母与孩子观察动物时，让孩子独自思考，不要急着把动物的特点告诉孩子，如果孩子着急知道动物的特点，父母应让孩子看着动物，说出动物的特点。如鸽子有认识家的本领，燕子有知天气的本领，小花猫有吃老鼠的本领，蝌蚪长大后变成了青蛙……

其五，对于4岁以上的孩子，应教育孩子用心去善待动物。平时与孩子多交流，让孩子明白动物与人一样，也是生命，不可随意伤害。动物有自己的语言、情感，它们也是大自然的一部分。人不能违反大自然的规律，随意伤害它们，破坏了生物链，最终人也会付出代价。

护士长温馨提示

观察动物其实是孩子学习知识的最佳途径，要想方设法地多给孩子创造条件，敢于让孩子与动物接触。

第五章　健康心·理好习惯

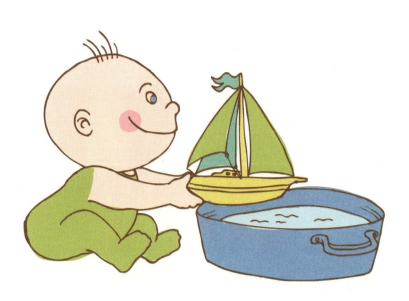

不多疑

　　多疑是孩子比较常见的心理问题之一，多疑就是疑心，也就是俗话说的疑神疑鬼，不相信别人与自己的行为与言语，是没有自信心的表现。

　　一些年幼的孩子多疑心理突出，为了别人的一句话，其实人家没有说自己；为别人做的一件事，其实人家没有针对自己，就爱往心里去，心事重重，怀恨在心，甚至不想吃饭，也不想睡觉，整日没有笑脸，很郁闷……

　　有的孩子对自己的行为没有信心，总是怀疑与否定自己，在外面玩的玩具已经拿回家了，吃饭时，忽然又慌慌张张地看玩具拿回家了没有；把零钱已经放进了存钱罐里，一会儿的工夫，又感觉没有把钱放进去，再跑到存钱罐前看钱是否已经放去进了；明明已经把"压岁钱"放在抽屉里了，半夜以为被谁拿走了"压岁钱"，睡不着觉，不放心，爬起来拉开抽屉，检查一下"压岁钱"在不在抽屉里。有的孩子怀疑窗户外面有坏人，惊慌得要命……

　　父母最了解自己的孩子，孩子有了多疑心理后，要认真地帮助孩子解决，不能放任自流，任其发展，否则可能会导致孩子多疑，给孩子的身心健康造成伤害。

事例辨析

　　洋洋下午睡醒了，到小区的花园里玩爸爸新买的遥控汽车。回家吃晚饭时不专心，他总左右看看，自言自语说："坏了，遥控汽车丢在了花园里。"他飞跑出去，找了半天也没有发现。姥姥气喘吁吁地追来，说他把遥控汽车拿回家放沙发下面了。回了家，看到沙发下的遥控器汽车，他才放心了。

半夜1点，他起来上卫生间，蹑手蹑脚地来到沙发前还想看遥控汽车，没有发现，瞬间脑子乱了，觉得遥控汽车还在小区花园里没有拿回来，准备开门出去找，姥姥哈哈一笑，说晚上打扫房间卫生时把遥控汽车放到装玩具的柜子里。他打开柜子，看见了遥控汽车，心才踏实了。

由于夜间没有睡好觉，第二天早上头晕、疲倦、没有精神，饭也不想吃了，难受了好几天。

洋洋总怀疑遥控汽车丢在花园里，影响了休息，影响了健康。值得思考。那么，如何让孩子不多疑呢？

 正确做法

一是让孩子开阔眼界，提高明辨是非的能力。一些孩子平时不喜欢学习，只是乱跑着玩，看问题简单，发生了问题以后比较爱计较，凭着主观想象，甚至是凭着个人的好恶判断问题，容易出现怀疑心理。因此，父母可以结合寓言故事、民间传说、心理游戏，用鲜活的人物与事，引导孩子举一反三，养成勤于思考的好习惯，不断拓宽孩子的知识面，使孩子的思维活跃起来，学会客观地分析及对待问题。

二是教育孩子宽容待人，不胡思乱想。在现实生活中可以发现，性格内向、不善交流、心胸狭窄的孩子，遇到问题就容易出现多疑心理。根据孩子的接受能力，父母可以给孩子讲经典的《丢斧》的故事，说的是王老汉丢失了斧头，胡思乱想，怀疑是邻居张三偷的，越想越觉得像张三偷的，连张三走路、说话、笑都觉得是张三偷了斧头，正要去找张三打架，忽然在自己家的草堆底下找到了斧头，这下再看张三的行为举止，也不觉得是张三偷了斧头。让孩子从这个故事中受到启发，遇到事情不乱想，不凭主观表面现象去怀疑人，平静地看待发生的问题，学着思考分析事情的缘由、判断事情的真相。

三是帮助孩子及时澄清事实，消除误会。当孩子与其他孩子有了矛盾以后，不要让孩子闷在心里瞎猜想，把事情闹复杂，不利于问题的解决。如果负面情绪长时间得不到排解，还可能引发心理疾病，甚至出现报复行为。父母应该引导孩子学会主动与人交换意见，如果孩子自己不方便的话，可以通过其他人交换意见，使矛盾双方坦诚相见，消除隔阂，相互间取得信任，就不会再胡乱猜疑了。

四是引导孩子主动向家长说明情况。通过讲寓言故事、民间传说，玩"过家家"游戏时，引导教育孩子，当发现自己有了多疑、瞎想现象时，应该主动向家长说明事情的具体情况，在家长的帮助下，及时把多疑问题解决好。

 父母切记

其一，1岁以上的孩子，对周围发生的事情开始能察觉了，半夜醒了如果发现妈妈不在身边，会感到恐惧与孤独，哭得很厉害，这个年龄段对孩子健康心理的形成很关键，平时父母要多爱抚，多安慰，多和孩子进行语言交流。如妈妈抱孩子时，就说妈妈抱着你呢；爸爸来到孩子身边时，就说爸爸来了；牛奶准备好后，与孩子说吃奶了；水准备好以后，就说喝水了；月亮出来后，让孩子看月亮，就说月亮出来了……让孩子能看得见，感受得到，心里感到踏实。

其二，2~3岁的孩子，能直观地觉察到别人对自己的情绪，此时父母对孩子的影响很大，要鼓励孩子自己办事，相信孩子，表扬孩子。如让孩子从果篮里拿出苹果来，用鼓掌或语言表扬孩子拿得对、拿得准。如让孩子摆放玩具，要肯定孩子摆放位置正确，让孩子认可自己的行为结果是对的，得到父母的肯定，逐渐增加对自己行为能力的认可度。不要讥笑、训斥孩子笨、动作慢、东西放得不对、拿得不正确，这样会打击孩子的自信心，使孩子容易出现否定自己的心理，疑惑心理就容易形成。

其三，对于4岁以上的孩子来说，是形成良好心理素质的关键时期，父母首先要给孩子做好榜样，不多疑、不否定自己的言行，在孩子面前表现得从容、坚定与自信。比如与孩子一起出门时，关好门以后，大声说门关好了，我们可以走了，而后就不再疑惑门关好没关好，就不要再回来检查门是否锁好，要让孩子知道门确实已经关好了，不能再有疑心。通过一些小的事情让孩子感受到自信与肯定的做事方法和行为，就会逐渐建立起肯定自己的良好心理素质。

护士长温馨提示

多疑是干扰孩子的"瘟疫"，感染得越多，疑心越重，心理阴影越大，最终会导致内心不堪重负，影响健康。

不嫉妒

现在大多是独生子女，家长过于宠爱导致一些孩子出现"嫉妒"心理。如有的孩子听说小朋友去游乐场了，心里就别扭，跟父母闹着也去游乐场玩；有的小朋友看到其他小朋友穿的名牌衣服好看，心里就不是滋味，也闹着父母买；有的小朋友知道其他小朋友去吃麦当劳了，也闹着父母带自己去吃麦当劳……

孩子一旦有了嫉妒心理，如果父母不加以引导、干预、解决，任其发展下去，会导致严重后果。

嫉妒心扰乱了人与人之间的友谊，使本来自然、朴实、无私的关系出现畸形，产生了无法逾越的隔阂，相互间没有了信任与支持。嫉妒让孩子感到冷淡与恐惧，孩子自己也常常感到孤独与可悲。嫉妒严重时，可能会导致暴力事件发生，个别孩子嫉妒之火强烈，甚至对被嫉妒的目标产生仇恨，情绪异常躁动，最终会丧失理智，以暴力的方式攻击对方，引发严重后果。

事例辨析

午饭后，5岁的小勇与幼儿园的小朋友玩"搭积木""盖房子"游戏，别的小朋友搭得快，他接连输给其他小朋友，一赌气，把积木摔了，不与小朋友玩了，还生气地说赢他的小朋友故意破坏他的积木，被说的小朋友报告了老师，也不与他玩了，老师严肃批评了他们几个人，耐心引导他们要正确对待输赢，搞好团结，友谊第一。

小勇认识到自己错了，主动向小朋友道歉，接着与小朋友玩"五子棋""跳棋"，无论什么结果，都没有红过脸、生过气，笑哈哈的，与小朋友的关系越来越好了，小朋友们也开始喜欢他了。

那么，如何让孩子不嫉妒呢？

正确做法

一是讲寓言故事，明白事理。父母应及早认识到这一点，根据孩子的年龄、接受能力，经常为孩子讲相关的寓言，如《小刺猬过河为什么淹死了？》《小兔子为什么被狐狸吃了？》《大公鸡为什么被雷劈死了？》，孩子在听寓言的过程中，明白嫉妒的行为害人、害己。为了增强孩子对嫉妒的理解，父母可以结合现在社会的特点，编几个小游戏，在游戏中，让孩子充当合适的角色，明白嫉妒的严重后果，改变思维与交往方式，以自己为突破口，克服事事高人一等的错误想法，不盲目地与人家比，团结第一。

二是学古人之风，明白谦虚是德。父母应有选择地给孩子讲一些古代人处世为人的品格，使孩子知道谦虚使人进步，谦虚使人大度，谦虚使人开明，谦虚能使人淡泊名利，谦虚能搞好团结。人贵在有自知之明。与人相处，既要知道自己的优点与缺点，又要看到人家的优点与缺点，取人之长，补己之短才是上策。既不要妄自尊大，也不能妄自菲薄。

三是感受集体的温暖，不特立独行。父母要认真、经常地告诉孩子只有生活在温暖的集体里，才会明白生命的意义，才会感到快乐。团结出力量，友谊出智慧。小朋友们生活、学习在一起，是缘分，应该互相帮助，共同进步。无论谁有了困难，都要尽力帮助；无论哪个小朋友有了好事，要真心为其高兴。

四是正确对待输赢、得失、荣誉与表扬。父母可以给孩子讲一些科学家、伟人正确对待嫉妒的故事，让孩子明白做人的道理，谁也不能总是第一，也不可能总是第一。有成功就有失败，有输就有赢，有第一就有第二，明白"天外有天，山外有山"，失败是成功之母的道理。

父母切记

其一，对于1岁以上的孩子来说，正是自我意识萌芽期，如果要求得不到满足，就爱哭闹、摔打东西，甚至在地上打滚、动手打父母，此时是健康心理形成的关键时期，如果父母一味迁就孩子，无原则地满足孩子的要求，孩子尝到了"哭闹"的甜头以后，就会形成不良的心理，很容易把嫉妒心理的种子埋在心中，以后就很难办了。因此，遇到类似的情况，父母要耐心给孩子讲道理，稳定孩子情绪。

其二，2～3岁是孩子的心理动荡期，嫉妒心理已经有了"雏形"，如父母表扬别的小朋友好，自己就表现得不高兴，甚至哭闹。如父母给别的小朋友吃的、玩的、用的、看的、穿的，孩子会觉得比自己的好，自己就生气，甚至疯狂地去抢夺父母已经给小朋友的东西。如孩子与小朋友玩耍时，看见好东西就想要。如自己的玩具不愿意给别人玩，嫉妒心理、自我心理开始出现。这个年龄段的孩子父母要积极引导，认识到孩子到了3岁时，心理上会出现"第一次"反抗期的高峰阶段，此时给孩子创造一个良好的生活与心理环境极其重要，父母要尊重孩子的合理要求，不能以大欺小，更不能以打骂方式对待孩子，这样会使孩子心灵受到创伤，发生扭曲。平时多鼓励孩子与小朋友玩健康、互相帮助、互相配合的游戏，让孩子体验合作与成功的快乐。

其三，4岁是孩子形成健康心理的最关键时期，父母首先要给孩子做好榜样，不嫉妒别人，以健康文明的言行影响孩子，在与朋友、同事交往的过程中，在孩子面前表现得大度、大气、合作、团结、鼓励与信任，孩子受到父母健康心理的感染后，一般长大以后也会不轻易嫉妒别人。

🔖 **护士长温馨提示**

克服嫉妒最好的办法是，加强学习，提高修养，扬长避短，让心平静下来，团结第一，友谊无价，心底无私天地宽。

不说谎

说谎就是为了实现个人的目的，利用语言欺骗的方法或其他方式，取得他人信任或同情的一种心理或行为活动。

说谎心理是不健康的心理活动，不利于孩子成长，破坏小朋友们之间的团结，影响家庭和谐。

医学试验证明：说谎对身体健康也不利，容易使血压升高，消化系统紊乱，使人精神紧张，导致失眠、烦恼和后悔。

说谎让别人对你失去信任，你没有真正的朋友和友谊，别人不愿意接近你，你会感到孤独与痛苦。

孩子有了说谎心理以后，要坚决改正，不能纵容自己，更不能屡教不改，或今天改了明天犯，要真正做一个诚实的人。

事例辨析

小军家住在小河附近，最近有几个小学生因为在河里游野泳淹死了，附近的居民十分紧张。

爸爸再三嘱咐他不能出去玩水，他口头答应了，但趁爸爸不在家时，骗奶奶说是去门口的小卖部买画报。其实，他是和门口的小刚约好了想去下河捉蝌蚪，他俩玩得很高兴，一会儿的工夫就捉了一小瓶蝌蚪，他俩准备上岸，小军却脚下一滑，不小心陷入淤泥里，情况万分危急，幸亏被过路的好人救了上来。

奶奶听说此事后，吓得高血压犯了，突发脑溢血，昏迷过去了，被120救护车送进了医院。一家人的生活从此乱了套。

小军因为说谎，差点淹死，还导致奶奶突发脑溢血，后果严重。教训深刻，值得思考。那么，如何让孩子做到不说谎呢？

正确做法

一是给孩子精选寓言故事，让孩子明白说谎的后果。古代寓言故事有很多是关于说谎的，父母在适当的时机讲给孩子听，如《狼来了》《落水了》《说谎的小猪误入狼群》等，让孩子从故事中明白道理，鄙视说谎，表里如一。

二是告诫孩子克服侥幸心理，不要图一时之快。孩子说谎一般有侥幸心理，自作聪明，要小花招，父母在这方面不能迁就孩子，要让孩子明白撒谎不能瞒住事实真相，反而容易引发大祸端。可以结合电视动画片、画报、民间故事，让孩子明白一个最简单的道理："要想人不知，除非己莫为。"

三是嘱咐孩子正确接受批评教育。人生的道路很长，教育孩子把目光放长远，诚实守信，表里如一，才能得到老师、小朋友和家长的信任和尊重。人难免犯错误，无论出于什么目的（特殊情况除外），也不能说谎，更不能为了掩盖错误而说谎，这是错上加错。犯了错误应主动承认，不能害怕被批评，就故意撒谎。要实话实说，是什么就是什么，这样反而会赢得人们的尊重与信任。

四是主动与家长交换意见。平时父母要多与孩子交流，鼓励孩子主动与自己说心里话。家长要以温和的方式教育孩子，不能让孩子惧怕家长，以免为了躲避挨打、被骂、被罚，而故意撒谎。孩子应敢于正面告知家长不能用暴力对待自己的错误。

父母切记

其一，1岁以上的孩子有了一定的模仿能力了，此时不要让孩子模仿一些低级、欺骗的行为，要让孩子模仿正义善良、讲诚信的行为。

其二，对于2岁以上的孩子来说，撒谎心理已经有了点"影子"，如东西没有吃完，还想吃，故意把东西藏起来，闹着向大人要；如欺负小朋友了，反而自己哭得更厉害，让父母以为是小朋友欺负他了呢。此时父母要耐心听孩子讲述事情的缘由，引导孩子说真话，不要让孩子的"小花招"得逞，让孩子知道没趣，以后就逐渐不使"小花招"了。

其三，对于3岁以上的孩子来说，是养成诚实守信的最佳年龄，此时父母应从各个方面教育、引导孩子怎么做、说，才是诚实的孩子，让孩子知道什么是正确的，什么是不正确的，什么是可耻的，多以讲故事、做游戏、"过家家"的方式让孩子从游戏中受到教育，受到潜移默化的影响。如东西打破了，就如实承认是自己打破的；自己弄丢了东西，就如实告知是自己不小心弄丢的东西……不要让孩子因为害怕批评、责怪、被打而被迫撒谎。

其四，对于4岁以上的孩子来说，为其确立诚实的标准非常有意义，父母一定要做好诚实的表率，任何时候都要教育孩子不说谎，让孩子看得到、听得到、感受得到父母诚实的言行，父母不但自己不能说谎，更不能在孩子面前说谎，真诚待人、处事，一定要给孩子做个好榜样。

护士长温馨提示

孩子如果撒谎形成习惯，以后将很难与别人相处，很难得到他人的信任与友谊。

不冷漠

冷漠是对人、对事表现得很冷淡，不热心，甚至是无情无义，缺乏活力，对任何事都无动于衷，仿佛与现实生活失去了联系。

冷漠是逃避现实，畏难退缩的一种自我保护防御性质的心理反应。孩子是天真无瑕的，应该是热情的、开朗的、自然的，应该远离冷漠。少数孩子如果受到小朋友歧视，如果受到父母严厉训斥（挖苦），就会感受到侮辱。长期遭受到不公正待遇，没有被亲热与被关爱感，预想的目标达不到，心灵上遭受严重创伤，甚至是连续的创伤以后，自己不能把心态调整过来，心灰意冷，对任何事情没有了兴趣。

父母应密切观察孩子的心理状态，一旦发现孩子有了冷漠心理后，要认真加以对待，不能麻木不仁，否则会引发极端的后果。

事例辨析

某小区里居住的人多，很杂乱，6岁的小兰性格原本活泼开朗，但是近些日子经常受到小区里的一些调皮的小朋友欺负，甚至遭到个别小朋友的辱骂，她不敢和父母说，只有忍气吞声，不愿意与小朋友多发生冲突，慢慢地人们发现她的性格发生了异常变化。每天没有笑容，很少说话。

进幼儿园时，她见到老师、小朋友就躲开，甚至和小朋友一起游戏时，她也面无表情，令大家难以理解。

小兰的父母正在闹离婚，天天吵架，谁也顾不上照顾她。她在家里也不愿意说话，只是默默地玩玩具。后来，她很害怕见人了，也不愿意去幼儿园了。父母这下子着急了，带她四处投医，并去看心理专家，知道小兰冷漠心理问题已经很严重，和他们夫妻关系紧张有很大关系，父母追悔莫及，加倍补偿以往对小兰缺失的关爱，疏导了几个月才有所好转。

小兰就是因为长期得不到周围人尊重，得不到父母的关爱，出现了冷漠心理。那么，如何让孩子不冷漠呢？

 正确做法

一是带孩子参加社会关爱活动与亲子游戏，让孩子在参与中进入角色，感到温暖。孩子的心理健康是大事，父母应重视起来，不能认为是可有可无的事。为了保证孩子远离冷漠，父母应多带孩子参加一些亲子游戏，如《孤独的小猫找到妈妈了》《可怜的乌龟被鹰抓上了天》《狡猾的狐狸下场悲惨》《孤岛求生》等，通过游戏中的角色，让孩子体会亲情、友情、集体的重要性，感悟到温暖。

二是与孩子一起读有益的书，让孩子开阔眼界，提高明辨是非的能力。读有益的书可以使孩子精神振奋，头脑冷静，客观地看待挫折与困难，使自己在"牛角尖"里转出来。换个角度看，或站在更高的位置看，也就不算什么问题了。自然心情就轻松了，精神也就愉快了。父母多给孩子温暖，与孩子一起静下心来进行沟通交流，多抽出时间和精力，告诫孩子遇到困难、挫折、打击没有什么可怕的，怕也没有用，怕字当头解决不了问题。要引导孩子树立坚定必胜的信念，适应环境，积极改变自己，勇于接受各种挑战。对人、对事保持积极的兴趣和乐观向上的态度。嘱咐孩子遇到不愉快的事，或受到别人的欺负、打击报复，要主动向老师和家长说，不要憋在心中，否则心里积压的"垃圾"越多，心中闷闷不乐，也感受不到别人的关爱，就会容易出现冷漠问题。

父母切记

其一，对于2岁以下的孩子来说，是让孩子感受各种亲情最好的阶段，此时父母应多给孩子以肌体的温暖，无论是孩子睡觉，还是孩子活动时，都应经常、主动、自然、温柔地做出一些亲昵动作，说一些亲昵的话，做一些亲昵的手势，让孩子能真正感受父母对自己的爱与温暖，安全感、满足感就会占据心中，冷漠就会被排斥掉。

其二，对于2岁的孩子来说，父母应多带孩子去户外活动。因为孩子在大自然里心情会十分舒畅。平时只要有时间，多带孩子去公园、郊区、植物园、游乐场、农场、牧场、草场、养殖场等，让孩子大胆地参与活动（劳动），感受到父母的爱、大自然的爱等各种爱的存在，知道爱是互相的，只有互相的爱才有意义，在户外活动（劳动）中得到心理的滋养与爱的升华。

其三，对于3岁的孩子来说，是远离冷漠最关键的时期，此时父母鼓励孩子主动寻找自己的兴趣爱好，主动与人接触，主动帮助别人，主动与别人说话，干自己喜欢的事，真正找到属于自己的生活乐趣，就不会被冷漠困扰了。

其四，对于4岁以上的孩子来说，父母的养育态度对孩子的性格影响很大，父母自己首先要不冷漠，做一个"热心肠"的人，做一个兴趣爱好多样的人，做一个热爱生活的人，让孩子从父母身上找到"热心肠"的影子，明白兴趣爱好对个人生活有多么重要。

父母一方或双方因精神原因，使家庭功能受损，使孩子心理上长期焦虑，影响其正常成长。父母死亡、父母离婚和父母争吵，这三种情况对孩子来说都是不幸的，父母离婚比父母死亡对孩子的个性形成影响更大而经常吵架的家庭又比父母离婚对孩子的个性影响及伤害更大。这是因为经常吵架的家庭使孩子感到始终潜在着未解决的冲突，致使孩子处于持续焦虑和紧张的状态，有的孩子也会被卷入冲突。在这样的家庭氛围中成长的孩子，经常处于没有欢乐和无所适从、缺乏关爱的状态，容易形成孤僻、抑郁、冷漠的个性。因此，家长要从孩子身心健康角度出发，慎重处理好夫妻关系，不能因此而疏忽对孩子的关爱。良好和谐的家庭气氛对孩子的健康成长起着其他任何形式无法替代的作用。

护士长温馨提示

　　家庭、社会与幼儿园的温暖是治疗冷漠的"良药"，营造温暖的内外部环境，建立和谐的家庭关系，能有效预防孩子出现冷漠、抑郁的心理。

不恐惧

　　恐惧是指人对某些事物，或特殊的情境产生十分强烈的害怕感觉。当恐惧症状出现时，孩子不能自我控制，严重时还伴有烦躁不安、焦虑、呼吸急促、心慌、出汗、浑身无力、哆嗦、说不出话来、头昏、面色苍白、手足无措，甚至是昏厥、休克等。

　　一般恐惧可分为五种情况：一是对动物恐惧，如害怕虫子、蛇、老鼠、壁虎等；二是对疾病恐惧，如害怕打针、害怕做手术、害怕患病、害怕与传染病患者接触等；三是对旷野、视觉恐惧，如害怕登高、害怕经过无人的楼道、胡同、隧道、山路，害怕一个人在家里，害怕黑天、阴天、下雨、打雷等；四是对社交恐惧，如害怕见陌生人、害怕到公共浴场洗澡、游泳、上卫生间、在台上讲话，害怕家长、老师、流浪汉、警察等；五是对考试恐惧，如害怕进考场、被提问、公布分数等。

　　一般来说，恐惧问题多见于女孩，男孩现在出现恐怖问题的也很多，此病有长时间的潜伏期，有的人可能1年、2年不发病，10年、20年以后发病了，正所谓"一朝被蛇咬，十年怕井绳"，应该引起家长足够的重视。

　　孩子恐惧问题的发生原因比较复杂，如体弱多病，天生胆小、敏感、脆弱、多疑；还有的孩子受到不良刺激，如家庭火灾，同学意外伤亡，目睹惨烈的事件，被猫抓狗咬，看恐怖的影视剧，也会引发恐惧；有的孩子受到家长吓唬，或严厉的惩罚，心灵受到沉重打击，也容易出现恐惧问题。

事例辨析

　　小红今年6岁了，就是胆子小，晚上不敢一个人睡觉。也不知道为什么，只要自己单独睡觉，就浑身上下哆嗦个没完，大汗直冒，心慌得要命。父母带她看心理专家，心理专家耐心询问后，知道小红非常爱看动画片和录像片，满脑子都是会飞的机器人、变形金刚、可怕的恐龙、鳄鱼、鬼和神的影子。5岁的时候，爸爸借朋友一盘录像带，讲的是一个"吸血鬼"专门吸小孩血的故事，恐怖极了。爸爸不让她看，她偷着看，结果真的吓着了。晚上一闭眼，就想象着吸血鬼从窗户进来，吸她的血。

　　心理专家认为小红被刺激画面吓着了，有了严重的恐惧心理，需要系统、长期、有针对性的治疗。

　　那么，如何让孩子克服胆小恐惧呢？

正确做法

　　一是讲寓言故事，让孩子从英勇人物中获得勇敢。为了消除孩子发生恐惧现象，父母应经常给孩子讲与勇敢有关的故事，如武松打虎、孙悟空、女娲补天等，给孩子正面激励，让孩子学英雄，逐渐勇敢起来。

　　二是讲如何自我保护、防备的知识。有孩子胆小，很害怕黑暗、巨大声响、小动物及陌生人等，生理及心理学家认为：这是人类天赋的自我保护本能。孩子在刚出生一个月内，强光刺激时就会把眼眯起来，受到大的声音刺激也会哭出来，以后随着年龄的增长，逐渐知道了碰到冷、热把手缩回来，看到生人或好奇的物体就害怕等，这些都是孩子的自我保护本能。父母可根据孩子的这些本能表现，向孩子讲明碰到事物应该怎么去防备，怎样保护自己免受伤害。如孩子害怕黑暗，可以带领孩子到完全黑暗的地方做游戏，耐心给孩子解释为什么会有黑暗，使孩子逐渐明白道理，消除恐惧。

三是堵住恐惧源，尽量减少孩子被吓着的机会。父母平时千万不能给孩子讲鬼怪、杀气腾腾的故事，更不能随意把不适合孩子看的VCD光盘拿回家，如果保管不善，让孩子看了，容易造成严重后果。夜间，最好不让孩子单独外出，阴天、打雷、下雨、刮风时要主动、及时安慰孩子，给孩子讲天气知识，让孩子知道自然现象没有什么可怕的。平时，父母要多给孩子讲科学知识，耐心讲道理，不信迷信、不怕鬼神，多疏导，要有意识地培养孩子的唯物主义观，形成勇敢、坚毅的意志品质。

四是培养孩子加强自信心，暗示自己是最勇敢的。孩子应对自己有信心，知道人是最勇敢的，任何动物都怕人。平时让孩子多看儿童版的《百科全书》，以便掌握更多的科普知识，认识恐惧的根源，对恐惧对象有正确的认识，心中有数以后，就不害怕了。遇到突发情况，让孩子觉得自己是最勇敢的，要学会控制情绪，保持镇定，提高自信心，积极培养自己坚强的意志，通过恰当的训练，使自己勇敢、坚定、有毅力。

 父母切记

其一，对于1岁以内的孩子来说，要让孩子时刻有安全感，父母经常用手摸抚孩子的头、脸、手、腿、脚等，不要大声训斥、打骂孩子，在行为、语言上一定要对孩子温柔一点、亲近一点，让孩子感受到父母的关爱，就不会产生恐惧感。要特别注意，千万不要对孩子做鬼脸，或吓人手势，让孩子看到后，会在大脑里留下不良烙印，最终会给孩子埋下恐惧的种子。夜间，最好与孩子同床或同屋睡觉，以免孩子醒后找不到人，而感到孤独、害怕。

其二，对于2岁的孩子来说，父母应让孩子多接触新鲜事物，给孩子介绍植物、野生动物、天气、地理、海洋、轮船、飞机、汽车、火雷电等知识，让孩子明白其中的奥妙与道理，就不害怕了。带孩子外出时，最好把可能发生的意外情况预先告诉孩子，以免因为惊吓而受到刺激，留下恐惧的后遗症。如春节带孩子外出，可能会遇到突然燃放的鞭炮，要预先提醒孩子有爆竹声，孩子预先知道爆竹点燃后要响，就不会被突然的响声惊吓了。

其三，对于3岁的孩子来说，要给孩子帮助，给孩子支持，使孩子摆脱恐惧心理，健康成长。孩子不是在真空中长大，在自然的环境中生活，偶尔会遇到壁虎、蛇、蜈蚣、癞蛤蟆、刺猬、毛毛虫、蚯蚓、小狗、猫、黄鼠狼，一旦受到意外刺激，引起恐惧时，不要讽刺挖苦孩子胆子小，更不要训斥孩子，应该耐心地给孩子讲动物知识，告诉孩子动物是人类的朋友，一般不攻击人。发现孩子特别害怕动物、恶劣天气，甚至出现幻想，就不能任其发展了、忽视孩子害怕的问题了，应及时请心理专家帮助解决，系统治疗，使孩子早日摆脱恐惧的阴影。

其四，对于4岁以上的孩子来说，父母的影响很重要，尤其是父亲要做出勇敢的榜样，父母自己首先遇事不恐惧，特别是当着孩子的面，不说怕蛇、怕壁虎、怕蚯蚓、怕老鼠、怕黄鼠狼、怕癞蛤蟆、怕蟑螂、怕蜘蛛等之类的话，更不能当着孩子的面，听到雷声、看到闪电时，吓得哆嗦，或把头捂起来，以免给孩子造成负面心理效应，长大后也效仿父母的样子害怕闪电、打雷。

其五，家长教育孩子要得当，不得吓唬、恐吓孩子。在日常生活中，有些家长往往企图借助孩子的本能恐惧，以达到教育孩子的目的。如告诉孩子"不要到外边去，外边有大灰狼""不听话就给你打针""不好好吃饭，警察叔叔会来抓你"等这些威胁的言词，会使孩子产生恐惧反应。父母过度忧虑，当着孩子的面议论有关疾病、死亡或凶杀等，都能使孩子产生强烈的恐惧感；家庭中的矛盾或不良教育，也会加重这种恐惧感，因此家长可以利用游戏形式，温和耐心地给孩子讲明道理，引导孩子消除恐惧感，使孩子保持平静的心情。父母的爱是帮助孩子消除恐惧的良好条件，千万不要用吓唬的方法教育孩子。

护士长温馨提示

　　帮助孩子一起克服恐惧是不能忽视的大事，父母要认真对待，在预防上下功夫，一旦孩子出现恐惧心理，应马上帮助寻找原因，耐心引导帮助孩子逐渐克服恐惧。如果在小时候恐惧感未被消除，成人之后，容易形成缺乏自信和多疑等不正常的性格。

不孤独

　　孤独是一种消极的、抑制性的心理状态，独生子女本来就缺少伙伴，如果长期孩子在特定的环境里（一个人在家，或与隔代人在一起），孤独感会尤其明显，严重时会导致冷漠，甚至精神问题，必须引起广泛的重视。

　　现实生活中，引发孩子孤独心理的因素多，原因复杂。独生子女没有人陪伴玩，父母工作忙，顾不上天天陪伴孩子。

　　有的孩子因为父母感情不融洽，得不到关心与爱护，每天只有待在自己的世界里，孤独感会陡然产生。

　　有的孩子父母离异，与姥姥、姥爷，或爷爷、奶奶生活在一起，"代沟"严重，孩子只能默默忍受着，慢慢地会感受到难以忍受的孤独。

　　有的孩子生了病以后，需要隔离治疗，失去了与小伙伴游戏与娱乐的机会，更没有亲人陪伴在身边，也会产生孤独感。

　　有的孩子看到父母把重点转移到了生病的姥姥、姥爷、爷爷、奶奶身上，莫名其妙地会产生孤独感。

　　不要轻视孩子孤独的问题，孤独心理严重的孩子，性格会发生扭曲，逐渐对事物失去兴趣，严重时会出现抑郁心理；有的孤独孩子，还会出现行为异常的现象，变得行动迟缓，面无表情，闭口无语等。所以，父母千万不能忽视孩子孤独的问题，要从思想上引起高度重视，认真地对待。

事例辨析

　　最近，6岁的小新父母闹离婚，吵架、打骂，谁也不管她了。她只好自己躲到房间玩玩具，到了吃饭喊饿的时候，妈妈就让她自己吃饼干，睡觉也不管洗漱了，也不管铺被子了，早上去幼儿园得自己走，父母没有一句安慰与温暖的话。

2个月的时间过去了，父母依然吵闹离婚，她孤独得要命，整个人都变了样，幼儿园也不想去，每天没精打采，就爱睡觉，饭也不想吃，水也不怎么喝，澡也不洗，人消瘦得如"萝卜干"，全身散发着异味。

姥姥来家看望她，发现她出现了严重问题，带她去医院，医生说是孤独引发的轻微抑郁，需要系统治疗。

如何让孩子不孤独呢？

 正确做法

一是培养兴趣，广交小朋友。孤独的孩子，往往缺乏生活情趣，缺朋少友，生活单调。必须积极改变这个现状，培养广泛的兴趣，文体活动样样参加。带孩子主动走访邻居家的小朋友、幼儿园的小朋友，鼓励孩子多结交新的小朋友，一起娱乐、嬉戏、读书、比赛，让孩子的生活丰富多彩。

二是让孩子找喜欢的事做。很多孩子都是独生子女，要摆脱事事都依赖父母的心理，家长可以给孩子安排他喜欢的事情做，如画画、写字、弹琴、猜谜语、看书、朗诵、唱歌、搭积木、玩机器人等，孩子有事做了，孤独感就会消失了。

三是带孩子去户外活动，感受大自然的魅力。户外阳光灿烂，只要安全健康有保证，就不要憋在屋子里，别把孩子局限在室内、院内狭小的天地里，经常带领孩子到户外，如河边、公园、林中玩耍、嬉戏，在户外多观赏自然界中的蜻蜓、蝴蝶、燕子、昆虫、喜鹊、麻雀、知了、蛐蛐、猫、狗、螳螂、蜗牛、鲜花、树叶、竹子、高楼、立交桥、塔、汽车、马车、小商贩叫卖等，调节生活情趣，让孩子充实起来。

父母切记

其一，对于1岁以上的孩子来说，要尝试慢慢训练孩子的独立意识，不要事事总是宠着孩子，更不能什么都以孩子为中心，也不能让孩子黏上父母。如带孩子去公园玩时，可以让孩子独自玩一会儿，在孩子安全有保证的前提下，故意藏起来，或找个适当的借口离开孩子一会儿，让孩子独自玩，当孩子玩一会儿发现父母不见时（还不回来时）一定着急寻找，大喊或哭闹，此时不要急着现身，可以让孩子忍耐一段时间，直到孩子停止过激行为，适应为止，逐渐训练、提高孩子的忍受力。

其二，对于2岁以上的孩子来说，父母应逐渐培养孩子有主见，有独自排解的能力。如孩子睡醒后发现父母不在身边，大多会哭闹，目的是引起父母的关注，此时父母可得忍着，不要马上出现，等孩子哭过了、闹过了，平静下来了，父母再出现也不迟。让孩子明白一个道理，哭闹没有用，只有靠自己。

其三，对于三四岁的孩子来说，父母应重点教给孩子一些战胜孤独的方法，首先让孩子能独自玩（看）一些时间，教孩子掌握一些克服孤独的小技能，让孩子有一些健康的兴趣爱好，书籍、乐器与玩具是消除孤独感最好的"朋友"。比如在孩子学习读书时，全家都应保持安静的气氛，不开电视。孩子不喜欢一个人学习，父母可以陪读，孩子一有问题，就能随时解答。等孩子养成了读书习惯，自己能坐住了，父母就可以做别的事了。

父母要当好榜样，注意自己的言行，不能当着孩子的面，说孤独、没有人管、没有意思、寂寞等表达负面情绪之类的话，要给孩子以积极的心理引导与心理感染，让孩子从小学会自寻快乐，自寻"朋友"，长大以后孩子的独立能力就强。

家长把孩子从幼儿园接回家后，全家可聚在一起，讲讲每个人一天的见闻，问问孩子在幼儿园的情况。如果家长对孩子所学习的东西表示感兴趣，给予鼓励的同时，把自己的相关知识也讲出来，孩子会感到特别亲切。如果孩子正在做手工，父母可以问问进展情况，看看是否需要帮忙。如果他正在看一本儿童读物，父母可以针对内容与孩子交谈。如果父母不去过问孩子所学的东西，孩子就会以为家长对他漠不关心。

护士长温馨提示

　　家长要引导孩子消除孤独感，关键的是要让孩子学会主动寻找生活乐趣，多接触大自然，多结交新伙伴，家长多给关爱，让孩子从多个角度品味亲情、友情，就不会感到孤独了。

不焦虑

焦虑是一种内心紧张不安，预感到将要发生某种危险或不利情况来临之前而又难以应付的不快情绪，严重时还会变成惊恐，出异常的行为。

如果孩子有暂时的、轻微的焦虑，不必紧张。如果孩子焦虑过度了，就应该引起父母们重视了，及时咨询心理专家，及时纠正。有些孩子心事重，很小的问题都郁积在心里，如担心尿床、担心父母批评、担心老师批评、担心起晚了、担心收不到压岁钱、担心父母不给买新玩具、担心父母不带着去游乐园、担心父母不喜欢自己、担心父母不给买好吃的等，导致产生一定的心理压力，出现头痛、心慌、出冷汗、大小便失控、颤抖、失眠、血压升高、没有胃口等。

孩子有了焦虑过度问题以后，父母应要认真对待，积极帮助孩子解决，否则会严重损害孩子的身心健康造。

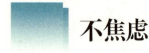

事例辨析

小美在幼儿园总希望得到老师的表扬，特别希望老师关注自己，总怕自己违犯幼儿园的纪律得不到表扬，也不知道为什么，只要见到老师就紧张，莫名其妙地烦躁，接着就出现全身哆嗦，小便失禁，呼吸急促，痛苦不堪，严重影响了生活。

妈妈担心小美有严重疾病，带她去看医生，医生检查后认为没有病，建议去看心理专家，经过心理专家的测验，小美的焦虑问题很严重，需要系统治疗与调整。

小美特别期望老师表扬自己，又担心违犯纪律得不到表扬，焦虑心理问题严重，严重影响了生活与健康，教训深刻。那么，如何让孩子不焦虑呢？

 正确做法

一是多给孩子讲道理，把焦虑消灭在萌芽之中。父母平时要多给孩子讲心理健康知识，使孩子明白简单的道理，遇到问题干着急没有用，只能增加烦恼。人一生中会遇到很多问题，只有通过努力，克服困难，积极地解决问题，把焦虑转化为有意义的行动，才有实际意义，心理压力就会逐渐减少。如果自己无法解决，可以与小朋友、老师和家长说，请求大家帮助一起解决问题。要让孩子知道，焦虑问题在开始阶段，父母积极介入，自己积极调整，很容易克服掉。

二是给孩子讲寓言故事，在故事里找到自信。民间有很多关于焦虑的寓言，如《着急的猴子》《兔子晕倒了》《斑马怎么哆嗦了？》等，通过故事，找到焦虑的根源，使孩子知道焦虑是多余的，没有必要的。

三是多想好事，做一个乐观主义者。父母应主动与孩子交流，在交谈中，把人生的道理讲给孩子听。让孩子明白生活中很多问题本来没有那么严重，不要把问题想得很坏。事情的发生、发展与结果是有规律的，该发生的事情，你拦也拦不住；不该发生的事情，怎么着也发生不了。心胸要宽广起来，做一个乐观主义者，多想好事，多预测好结果，把问题往好处想，心情就会变得安静。要善于用开明的眼光看问题，就能发现问题其实不是问题，是人生的必经之事。不经历问题的人生是不存在的，也是没有意义的。

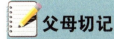 **父母切记**

其一，对于1岁以内的孩子来说，父母要多给孩子温暖与关爱，不要让孩子饿（喝）得太久、尿（拉）得太久、等待（渴望）得太久，让孩子总能感到父母的存在，总能听到父母的肯定、表扬、肯定与鼓励，总

能及时得到父母的帮助，使孩子在爱的环境中成长，打下良好的心理成长基础。

其二，对于2岁以上的孩子来说，父母应学会与孩子平等地交朋友，不要训斥、打骂孩子，更不要说一些"狠话"吓唬孩子，如你不吃完饭，大马猴子把你抓走；你不好好睡觉，吸血鬼来抓你了；你再尿床、拉裤子，狼把你叼走……容易让孩子产生犯了错误，就有可怕的结果发生，无形中埋下焦虑的种子，所以千万一定要用温柔的言行与孩子平等交流，让孩子在温暖与尊重的环境中成长。

其三，对于3岁以上的孩子来说，父母应适时与孩子做预防焦虑的游戏，增强孩子的自信心，学会自我肯定，保持自然的心态。平时，父母可以与孩子一起游戏，把可能引起孩子焦虑的情景巧妙地设计进去，让孩子知道焦虑是没有用的，只能增添烦恼，在游戏中增强战胜焦虑的勇气与信心。生活中，一旦遇到让孩子焦虑的事，不要紧张，要开动脑筋想办法解决，不怀疑自己、不轻易否定自己，敢于战胜自己、不断地安慰自己，设法使自己稳定下来，不断地运用语言或手势暗自己着急没有用，一切都会好起来的，世界上还是好人多，不会发生不好的事……也可以用笔写一些增强自信的话，还可以画（涂鸦）一些增强自信心的画，如松树、竹子、雄鹰等。

其四，对于4岁以上的孩子来说，父母要有良好的心态，首先自己不焦虑，遇到突发的事情以后，不能当着孩子的面，满头流汗，捶胸顿足，唉声叹气，哭天抹泪，坐立不安，无形中会影响孩子的心理，让孩子埋下焦虑的种子，这就得不偿失了。

护士长温馨提示

焦虑由眼而入，由心而发。克服焦虑一定要眼静、心静，二静合一，顺应自然，焦虑便会无影无踪了。

不"小心眼"

　　"小心眼"说白了就是心胸狭窄，不大度，素质不高，斤斤计较，容不得他人，是一种不良的心理。

　　有的孩子个子很高，但是心眼却很小，因为一句不经意的话，也会很气愤、很暴躁；有的孩子因为一件不起眼的小事，竟然郁闷好几天；有的孩子因为其他小朋友不小心触犯了他，就会怀恨在心，伺机报复等。

　　孩子"小心眼"看似小事，实则是大事，任其发展下去，会影响人际关系，造成心理失衡，严重危害身心健康。

事例辨析

　　二姨出差了，临时把4岁的小弟弟抱到小琴家照顾。开始几天，小琴没有反感，后来妈妈经常给二姨家的小弟弟买漂亮衣服，天天夸赞二姨家的弟弟好，她觉得自己受到了冷落，心理发生了变化，生起了闷气，睡不好，吃不香，感到了极度的痛苦，最后竟然趁小弟弟睡觉时掐小弟弟的脸、耳朵、脚，疼得小弟弟在睡眠中惊醒，哭泣起来。

　　妈妈以为小琴与弟弟闹着玩，可是接连几天，天天如此，小弟弟全身都是伤，红一块、紫一块，总是哭泣，还闹着要找妈妈，回自己的家。妈妈觉得不对劲，追问小琴，才知道是小琴故意的。妈妈十分惊讶，很害怕，不知道该怎么教育小琴，只好找来心理专家帮助解决。

　　心理专家经过耐心疏导，半个月后，小琴"小心眼"的问题基本解决了。

小琴看到小弟弟受宠后，不能接受这个事实，不仅生闷气，还有报复行为，后果严重，教训深刻。那么，如何让孩子不"小心眼"呢？

 正确做法

一是编游戏，使孩子认识到"小心眼"的严重后果。预防为主，当孩子具备了一定的接受能力时，父母应结合我国民间传统故事、寓言故事，编几个经典的关于"小心眼"的游戏，如《癞蛤蟆的肚子怎么鼓暴了呢？》《乌鸦的嘴怎么扎在石头里出不来呢？》《3个小朋友掉入洞穴里以后》等，游戏的角色应适合孩子的年龄，便于记忆，让孩子一辈子也忘不掉"小心眼"的严重危害是什么。

二是明白健康成长最重要。父母要给孩子讲道理，让孩子真正明白生命健康是第一位的，活着就要讲究生命质量，而生命质量的关键是健康的身体、愉快的心情。心情愉快，快乐自然，才是健康的根本保证。因为一点小事就生气、郁闷、伤感，耽误了生活与健康成长，影响了团结，确实不值。按照中医来讲，生闷气时，体内的气血必然不顺畅，脏腑各器官的功能就会随之下降，疾病很快就会找上门来，会严重影响发育。

 ## 父母切记

其一，对于1岁以上的孩子来说，父母要重点教孩子学会分享，让孩子有分享意识，不要让孩子太"独"了，太以自己为中心了。让孩子知道东西不是自己专有的，别人也可以使用或占有。如孩子用奶瓶喝奶时，妈妈认真地与孩子说，小宝宝我也想喝奶，于是伸手向小宝宝要奶瓶子，当小宝宝示意要把奶瓶子交给你时，应大声表扬孩子，或用手势表示赞成，鼓励小宝宝这样做是对的。如小宝宝玩东西时，向孩子要着玩，当小宝宝给你时，要立刻表扬孩子的行为，让小宝宝从小养成与人分享的好习惯。

其二，对于2岁以上的孩子来说，父母要恰到好处地设计几个互通有无的"过家家"情景剧，让孩子充当合适的角色，孩子需要东西时必须与父母交换，否则得不到，即便是哭闹也无济于事，这样容易在孩子心里埋下分享的种子。

其三，对于3岁以上的孩子来说，父母要主动、积极地引导孩子与小朋友交往。俗话说："近朱者赤，近墨者黑。" 3岁孩子的性格与心理是变化无常的，父母应鼓励、引导孩子多与心胸宽广的小朋友交往，遇到问题以后，由于别的小朋友的大度，问题就会化为乌有。由于别的小朋友大度，孩子没有生气的机会，心情也就轻松了，逐渐自己也会大度起来，遇到事情也会让着别的小朋友了。其实，人心都是肉长的，多么"小心眼"的人也是有情的。当看到对方总是谦让自己、原谅自己时，会逐渐地受到熏陶，思想境界也会随之提高，心胸就逐渐宽广起来。

其四，对于4岁以上的孩子来说，父母自己不能"小心眼"，与孩子共同学习，多读书，多参观名人、伟人的事迹展，把问题看淡，随遇而安，让孩子感受到父母是心宽、自然、亲和、大度的，逐渐也被感染，心胸也会豁达起来。最终使孩子感悟到生活中本来没有什么大问题，只要加强学习，提高分析问题的能力，不胡乱猜想，不随意与别人计较，不争名夺利、不嫉妒，对别人宽让一些，善于换位思考，一切不愉快的阴影会迅速消失，换来的就是阳光与快乐。

护士长温馨提示

"小心眼"与看问题的方式有关系，必须抛弃片面、单一、武断的方法，站在一定的高度，多角度、客观、公正地看待问题。

不"认死理"

认死理也可以说是"钻牛角尖",看问题容易走极端,在没有全面了解事情来龙去脉的情况下,就自认为正确,与人争论起来绝对不轻易服输,非要论个高低;与别人的意见不一致时,坚持自己的意见,根本听不进别人的意见。甚至还认为别人的水平低,故意与自己过不去。往往因为人际关系紧张,常常感到孤独、郁闷,出现心理异常。

认"死理"的孩子,脾气一般比较倔强,情绪也不稳定,心胸也比较狭窄,度量也不大,爱生闷气,应该努力改变这种不良的心态。

事例辨析

5岁的小绢养了几条金鱼和几只小乌龟,每天精心喂养,十分开心。一天早上,她看到1只小乌龟死了,伤心地哭了起来,妈妈提出把小乌龟扔到外面的垃圾箱,她执意不答应,坚持说小乌龟还能活,小心翼翼地把小乌龟放在沙发边,静静地守护着小乌龟,睡觉也不离开小乌龟。

几天后,小乌龟开始腐烂,散发出异常的臭味,妈妈要把小乌龟拿走,小绢坚决不答应,依然坚持说小乌龟有9条命,还能活过来……

妈妈、爸爸没有办法,请来了心理专家帮助解决。心理专家与小绢交流了几次,小绢才答应把小乌龟扔掉。

如何让孩子不"认死理"呢?

正确做法

一是寓言故事不可少，经常给孩子讲。寓言里包含着很多大道理，孩子一般喜欢听寓言，利用孩子的这个特点，在孩子年龄较小的阶段，父母应有重点地挑选经典寓言讲给孩子听，如《黄牛为什么撞在岩石上呢？》《冬天，小松鼠为什么没有粮食呢？》《青蛙怎么进了蛇的嘴里呢？》《蚊子与蜘蛛》《小马为什么被河水淹死了呢？》等，让孩子牢记于心，提高认知能力。

二是教育孩子正确看待自己，真正了解自己。"认死理"的孩子，一般对自己没有充分的了解，总是过高地估计自己。要使头脑冷静下来，就要学会理性地看待问题，一分为二地分析问题，客观地评价问题。

父母切记

其一，对于1岁左右的孩子来说，父母要以各种形式多与孩子交流，不要担心孩子听不懂、看不懂，语言上以商量的口气为主，手势应明确表示出赞同或反对、高兴或不高兴，让孩子接受别人的意见，养成习惯了，就不会认死理了。

其二，对于2岁以上的孩子来说，父母应学会与孩子平等地讨论问题，孩子是在好奇、疑惑、询问中成长起来的，父母要耐心解说，多以商量的口吻与孩子讨论、交流与辩说，不要训斥孩子说错了，或者异想天开，这正是孩子童心的体现。

其三，对于3岁以上的孩子来说，耐心教育孩子勤于思考，深思熟虑，不要急于争论。当孩子遇到问题以后，要引导孩子开动脑筋，认真思考，弄清楚事情的来龙去脉，不要在没有把握的前提下，草率开口、发表意见，与别人叫板。其实，沉默未必是坏事，一时的沉默会换来长久的快乐。要鼓励孩子多读书，学会"一分为二"地看问题。要读有用的书，读书可以增长见识，使人明白事理。遇到疑惑的事，千万不能固执，更不能偏激，积极地改变思维习惯；要多学习，多进行社会实践，增长见识，开阔视野，见多了，也就不"认死理"了；要学会宽容，心胸宽广，就不会太较真儿了。

其四，对于4岁以上的孩子来说，父母首先自己不认"死理"，遇到事情以后，不能当着孩子的面与人大吵大闹、争论不休，甚至使性子、发脾气，这会使孩子内心受到不良刺激，埋下心理不健康的伏笔。要采取走出去参观、学习、实践的方法，设法使孩子知道"让人三分，主动退一步"的道理。"认死理"的孩子，往往坚持的意见没有什么道理，有些"死理"没有任何意义，但是为了面子，与人家争论得面红耳赤，心情压抑，很不划算。对于非原则的事情，让孩子明白忍让一下，双方不伤害感情，大家都愉快，才是最好的结果。

护士长温馨提示

孩子多学习，多积累知识，多拓宽知识面，改善知识结构，丰富阅历，综合素质提高了，看问题深刻了，就不"认死理"了。

不占"小便宜"

　　爱占"小便宜"是狭隘自私的利己行为，是心胸狭窄、侵犯他人利益、自寻烦恼、目光短浅的表现。

　　有的孩子就是不能吃亏，占了便宜心里才觉得平衡，才觉得快乐，反之则闷闷不乐，心中异常痛苦，甚至寝食难安。

　　爱占小便宜的行为危害很大，它会破坏人与人之间的感情，使人们变得自私，互相设防；它会使人的心灵发生扭曲，物欲与私欲严重膨胀，淡忘了人情与友情，发展下去会造成严重的后果。

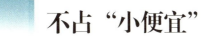

　　6岁的小花家庭环境很富裕，但她却因为经常贪吃小朋友的零食，要小朋友的玩具、橡皮、铅笔、转笔刀等，导致小朋友都不与她玩了，闹得她心情很郁闷。

　　一次，幼儿园组织小朋友外出参观，因为一个小朋友没有给她巧克力吃，她当着那么多人的面，与小朋友吵架，严重影响了幼儿园的声誉、团结与风气，受到了老师的批评。

　　小花爱占小朋友的便宜，与小朋友吵架，形象受到损害，受到老师批评，教训深刻。那么，如何让孩子不爱占"小便宜"呢？

正确做法

一是主动给孩子讲关于占"小便宜"的寓言的故事，让孩子自己去感悟占"小便宜"的危害。一般情况下，孩子能听进寓言里讲的道理，古代关于"占小便宜"，吃大亏的寓言很多，有重点的挑选几个，会让孩子一生受益。如《乌鸦嘴里的肉怎么被狐狸吃了呢？》《小松鼠的家里粮食怎么丢了呢？》《小花猫怎么被老鼠戏耍呢？》《兔子的窝怎么被狐狸盯上了呢？》《梅花鹿怎么被狼吃了呢？》等，要把寓言故事掰开了讲，让孩子明白做人的道理。

二是告诉孩子，吃亏是福的道理。人生一世，最关键的是要健康、快乐、友情与名誉，物质是换不来快乐与名誉的。目光短浅，斤斤计较蝇头小利，就会滋生苦恼与郁闷。占"小便宜"的欲望越大，将来的结果必定是苦恼越大。如果孩子能深刻领悟吃亏是福的道理，将是最大的幸事。

三是教育孩子，心胸宽广是为人处世的根本。人是有感情的，情义重于金钱，人与人之间的交往应该宽广为本。心宽就会有好心情，用好的心情与人交往，就会保持温和的态度、和谐的言行，也就不会苛刻地限制对方，要求对方，计较对方了。

 父母切记

其一，对于1岁的孩子来说，父母应适当延迟满足孩子的需求，不宜把孩子的一些过分要求当成立刻要办的事，即便孩子哭闹也不要随意满足其过分的要求，让孩子知道被拒绝也是正常的事。如孩子手里已经有好吃的了，还向你要的话，父母要委婉拒绝，跟孩子说不给了，你已经有了，或采取摆手拒绝的手势，让孩子不能过分地占有东西。

其二，对于2岁的孩子来说，父母应学会与孩子做一些平等交换的游戏，如买卖东西的游戏，是多少就是多少，不能多要，也不能少给；

如交换东西，谈好的了交换条件，交换后就不能后悔，这样可以让孩子消除占有心理，淡化过分的要求与想法，明白公平交换、利益共享的道理。

其三，对于3岁的孩子来说，父母应随时随地地引导孩子多学习，提高修养，增长知识。学习可以使孩子的思想得到升华，孩子的思想认识提高了，个人的修养也就上层次了。站在高层次上看爱占"小便宜"的问题，就觉得以前做得不对了，就会逐渐地厌恨占"小便宜"的人与事了，自己也就克服了占"小便宜"的坏毛病了。

其四，对于4岁以上的孩子来说，父母首先自己不占"小便宜"，用实际行动给孩子做好榜样，为人处世大方一些、宽让一些，不贪财，给孩子以大气的形象感染。

护士长温馨提示

要让孩子知道，占小便宜吃大亏，千万别认为占"小便宜"是好事，兴许更大的陷阱在等待着你呢。

第六章　安全好习惯

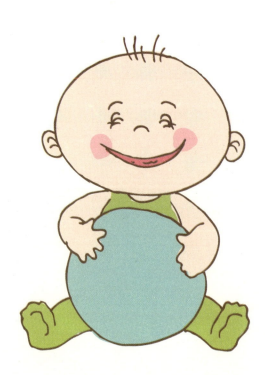

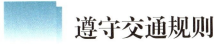

遵守交通规则

现在大街上飞驰的汽车、工程车、无人看管的火车道口、飞驰的摩托车、改造的三轮车和拖拉机，都是诱发交通事故的因素。

孩子喜欢玩耍，由于没有专门的活动场地，大多聚集在马路边嬉戏，少数孩子根本没有交通安全意识，随意翻越马路护栏，甚至冒着风险在马路上滑轮滑，歪歪扭扭地骑着儿童自行车，一旦遇到紧急情况，几乎没有一点防范能力，惊慌失措，反应不及时，很容易发生严重交通事故，追悔莫及。

因此，父母应经常、认真、耐心、全面、系统地教育孩子认真遵守交通规则，不能麻痹大意，要让孩子的大脑里记牢交通规则，直到养成遵守交通规则的好习惯。

事例辨析

周末中午，5岁的小强睡不着，喊妈妈带他出去玩足球。不小心，足球滚到了马路上，他没有看马路上的情况，猛跑上马路拿球，被一辆飞驰而来的摩托车撞出了5米远，被紧急送医院抢救，身体多处骨折。

小强猛跑上马路，交通意识淡薄，导致身体多处骨折，教训深刻。那么，如何让孩子养成自觉遵守交通规则的好习惯呢？

正确做法

一是为孩子设计几个简单易懂的交通安全游戏。孩子天生对做游戏有兴趣，很多孩子喜欢车、喜欢娃娃、喜欢当医生，利用这些特点，父母根据交通规则，围绕孩子容易发生的交通事故行为设计一些深刻、经典的游戏。如《小白兔过红绿灯》《松鼠过斑马线》《袋鼠翻越公路隔离栏》《小猫在马路上睡觉》《警察的电子眼》《摩托车怎么了？》《"120"救护车来了》《瘸腿的小狐狸》等，让孩子担当重要角色，学到交通安全知识，认识到可怕的交通事故，最终达到自觉遵守交通规则的目的。

二是教孩子交通安全歌谣，看交通安全宣传栏。为了让孩子从小牢记交通规则，父母可以根据孩子的年龄情况，为孩子编一些交通安全歌谣，便于孩子记忆。如《走步三原则》《斑马线前要当心》《过马路有规定》《立交桥里不迷糊》《火车道口睁大眼》等。平时，在街道、小区里有很多交通安全宣传栏，父母不要匆匆忙忙地带孩子过去，要驻足一会儿，给孩子讲一讲，加深印象。

三是给孩子讲交通规则，让孩子听进去、听得懂、记得住。父母是孩子一生的安全员，更是孩子一生的老师。一定要耐心、细致地告诉孩子，人的生命是宝贵的，每年因交通事故夺走了很多人的生命，要时刻警醒，不能当儿戏。让孩子意识到，遵守交通规则就是爱护生命，是很大的事，只要外出，就要自觉遵守交通规则，不能麻痹大意。步行时，走便道；如果在没有便道的马路上行走，要靠右边最里侧行走；过马路时，要当心，不猛闯，不与机动车争路；骑儿童自行车时，不上马路，不带人，不打闹，不斗气，不超速，不猛拐；只要看见有红绿灯的路口，就要自觉按照信号灯的指示行动；路过没有红绿灯的路口，要牢记"宁停三分，不抢一秒"。过立交桥时，要认真辨别方向，不能逆向行走。

父母切记

其一，对于1岁的孩子来说，父母应利用带孩子户外活动的机会，给孩子讲交通道路情况，认知自行车、三轮车、机动车、牲畜车、拖拉机、摩托车、吊车、火车、红绿灯、斑马线、急转弯等，耐心细致地给孩子讲有关交通安全事项，不要认为孩子不明白就不讲，一定要经常、耐心地讲。

其二，对于2岁的孩子来说，父母应有意识地安排与孩子共同体验正确的交通行为，如与孩子一起站斑马线、等红绿灯、观察路口及道路情况、一起排队等公共汽车、一起走过街天桥、一起过地下通道等，让孩子亲历交通的过程，逐渐形成正确的条件反射，最终养成好习惯。

其三，对于3岁的孩子来说，父母应经常给孩子敲"警钟"，外出时，随时给孩子上安全课，让孩子对交通安全保持一定的敏感度，使孩子知道公路上危险多，要特别谨慎小心。走路时要集中精力，不要分散精力，要耳听八方，眼观六路，不能几个小朋友并排走，以免把马路占满，给他人的行动造成困难；不要在马路上玩球、玩轮滑，更不能追逐打闹；不能在火车道上停留，更不能坐卧，以防发生意外；无人看管的火车路口很多，通过时要遵守"一停、二看、三通过"的原则，不能逞能，认为火车的距离远，轧不着自己；如果遇到不良的天气，要特别谨慎，因为视线不好，影响司机正常驾驶，兴许交通事故会主动找上你；看见牲畜车要当心，不要招惹牲畜，看见摩托车、拖拉机、特种车（救火车、救护车、大型运输车）要远离，以免发生意外。

其四，对于4岁以上的孩子来说，父母要带头遵守，给孩子做好榜样。父母带孩子外出时，首先要自觉遵守交通规则，让孩子看到人人都要遵守交通规则，谁也不能搞特殊化。

护士长温馨提示

要让孩子知道遵守交通规则，就是珍惜生命。让孩子脑子里始终装着安全与生命，来不得半点马虎。

防火

近些年，火灾事故频发，给人民的生命财产带来了巨大损失。火灾猛于虎，防火常识要牢记，父母一定要反复提醒孩子增强防火意识，掌握防火方法。

一般情况下，孩子可能遇到的火灾有三种：一是孩子自己引起的火，如模仿成年人，或电影中的镜头（画面），乱玩烟火、打火机、随意点蜡烛，或使用火不当，或乱放点燃的蚊香。二是室内电器、电线短路，厨房意外着火。三是外出乘坐机动车时遇到机动车燃烧，遇到雷电、森林自燃、太阳照射容易燃烧的物质，遇到农民烧秸秆、杂草等。

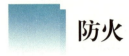

事例辨析

> 6岁的小米在家看电视，在动画片里看见"过生日的小兔子点蜡烛"画面，心血来潮，立刻翻找出生日蜡烛，摆放在茶几上，用火柴点燃了。
>
> 他欢快地跳起了舞蹈，哼着生日歌曲，忽然有尿意了，立刻去卫生间方便。一会儿，就感到有呛人的烟味，客厅火光冲天，他没有拉完大便，就跑出卫生间，见了大火很害怕，战战兢兢，瘫在地上，眼看就要被大火吞灭了。妈妈回来了，立刻用水灭火。

小米模仿电视画面点燃生日蜡烛，导致客厅着火，差点发生生命危险，教训深刻。那么，如何让孩子养成防火的好习惯呢？

正确做法

一是防火演练，让孩子掌握防火技能。根据孩子的年龄特点，在孩子能接受的前提下，父母应定期与孩子一起进行防火演练，如起火的物品、地点与原因，怎么灭火、怎么报警，怎么逃生，一一演练。不能认为防火是可有可无的事。从小就要把防火意识印记在孩子的大脑里，让孩子知道防火重在预防，任何时候都不能疏忽大意。

二是教会孩子安全使用家用电器，有备无患。父母应随时给孩子上防火教育课，让孩子知道电器着火的原因与疏忽大意、电器设备质量差、使用不当有关系，告诉孩子不要在雷电天气里看电视、用电脑，防止被电流击穿，造成电器设备短路失火。告诉孩子不要在一个小插板上，插很多插头，以免造成插板负荷过重，温度过高，导致着火。告诉孩子不要长时间使用电器，以免电器零件过热烧毁。告诉孩子睡觉前，注意点燃的蚊香。

 父母切记

其一，对于1岁的孩子来说，父母应寻找机会，主动给孩子讲火，如遇到抽烟的人，告诉孩子这是烟火；用火柴点东西时，告诉孩子这是火柴；燃气灶点燃后，告诉孩子这是天然气火；热水壶烧开了，告诉孩子火可以烧水、做饭，能点燃东西；看到有人放花（鞭炮），告诉孩子这是火药引起的火……通过让孩子观察各种与火有关的情况，使孩子能较好地认知火。

其二，对于2岁的孩子来说，父母应与孩子共同管理火，与孩子把火柴、火机管理好，告诉孩子不能玩火柴、火机；大人吸完烟以后，与孩子一起把烟头熄灭，告诉孩子小小烟头是大火的元凶，随意玩火很危险。

其三，对于3岁的孩子来说，父母应教育孩子不能与烟火打交道，不能模仿成人（电视画面）抽烟，更不能随意玩与火有关的游戏。认真嘱咐孩子在室外不能随意点火，特别是在丛林、杂草多的地方更要严禁烟火，以免引起火灾。限制孩子买鞭炮，随时监控着孩子放鞭炮，不能大意。告诉孩子厨房里的燃气灶不能随意拧动，以免发生泄露。

其四，对于4岁的孩子来说，应教孩子掌握正确的逃生技能，通过演习与教育，使孩子具备一定的防火知识与技能，知道一旦遇到大火，头脑应清楚，行动应迅速，不能坐以待毙。因为大火会消耗掉大量的氧气，严重威胁人的生命安全，必须争分夺秒，不能有半点差错。在火、烟小的时候，及时呼救，争取逃出去，火势蔓延开以后，不要六神无主，东撞西逃，要设法先保护好眼、口、鼻、皮肤等暴露多的地方，以防止烧伤。着火后，防止中毒是最要紧的，要采取正确的方法，用湿毛巾，或湿衣服把鼻子、嘴捂好，实在没有水的话，紧急时尿液也可以。门出不去，不要盲目地堵在门口，以防止被烧伤。应选择窗户、备用安全通道逃生。实在出不去，也不要紧张，要力争把身体用水浇湿，躲在相对安全的地点，注意保持空气的通畅，等待救援人员的到来。另外，父母千万要嘱咐孩子遇到突然断电的情况下，可能有的电器开关、闸盒会突然复电，不能随意去触摸，以防止发生意外触电。提示孩子发现大火已经蔓延严重了，不能盲目跳楼，会造成严重后果。正确方法：在确实无人救援的情况下，立刻找一根能承受人体重力的绳子，拴在牢固的地点，而后借助绳子，缓慢往下爬。也可以抓紧排水管道，往下爬。还可以踩踏窗台、空调支架、防护窗等物体，逐渐往下爬。另外，只要有条件，就要迅速报警，不能只会哭闹，贻误时机。

其五，父母要带头防火，给孩子做好榜样。父母平时要严格管理好火源，不随意用火，让孩子看到大人都认真管理火，就会认真严肃起来。

护士长温馨提示

让孩子了解遇到大火不要惊慌失措，不能丧失理智，更不能绝望和鲁莽，坚持到最后，肯定会有逃生的希望。

防溺水

多数孩子喜欢玩水，父母要严肃、认真地教育孩子在遇到野水时，千万不能忘乎所以，以防酿成悲剧。

目前，幼儿园、小学、社会都在呼吁孩子防水安全问题，父母要严格管理，告诫孩子千万不能私自去"野水"里玩，可是有的孩子我行我素，看见"野水"，跳进去就游；有的孩子发现河边有蝌蚪下去就抓，不小心掉进了河里；有的孩子站在水库放水口前、干枯的河道里玩，导致不幸事件发生，令人痛心。

事例辨析

> "三伏"的第一天，5岁的小雪让姥姥带她去门前的小河边捞蝌蚪。姥姥走得慢，嘱咐她慢走，她不听姥姥的话，跑得很快，由于刚刚下过雨，河边很滑，脚下一滑，小雪跌进水中，雨水导致小河水面上升，她不会游泳，挣扎着，姥姥用力把她拉了上来。

小雪不听姥姥的话，不慎掉入水中，教训深刻。那么，如何让孩子养成防溺水的好习惯呢?

正确做法

一是设计溺水游戏，让孩子明白溺水的严重后果。溺水的后果很严重，甚至是无法挽回的，为了更直接、更有效地教育孩子不发生溺水事件，父母应认真设计几个适合孩子理解与学习的预防溺水的游戏。如《贪吃的麻雀》《小馋猫抓鱼的下场》《兔子吃水草的结局》等，让孩子在游戏中，明白溺水的严重后果。

二是给孩子讲真实案例，可以对照照片、电视节目、画报给孩子讲随意玩野水的危险，让孩子在幼小的心灵中埋下不能随意玩"野水"的种子。

三是嘱咐孩子在水边活动要小心，一定听家长的话，走路稳当，不着急，不下水玩。

 父母切记

其一，对于1岁的孩子来说，父母应利用各种机会主动让孩子熟悉水，如给孩子买个大澡盆，让孩子在里面玩水，同时告诉孩子水是什么。如带孩子外出看游泳池、看河、看江、看湖、看海、看水族馆里的鱼类，告诉孩子江河湖海是什么，鱼儿为什么能在水中游泳，让孩子观察各种水及水中动物，增长见识。

其二，对于2岁的孩子来说，父母应与孩子一起与水接触，如与孩子一起游泳，一起在小溪里抓鱼虾，一起在水中嬉戏，使孩子熟悉水，不恐惧水，对于以后安全接触水有好处。如果有条件，可以教孩子游泳，让孩子尽早熟悉水，克服对水的恐惧，以便以后求生使用。

其三，对于3岁的孩子来说，父母要时刻提醒孩子管住自己，远离野水。耐心、细致、严肃地告诉孩子防水安全知识，使孩子知道无论是平时，还是假期，要记住几点：一不能独自去野水边玩；二不能随意下水捞鱼、虾、蝌蚪和水草；三不能在水库的下游玩，即便没有水的河床也不能久留；四不能在船上、桥上打闹，更不允许在船头、桥头的安全护栏上坐、站、或照相；五要预先告诉孩子小心"野冰"面，防止掉入。孩子喜欢滑冰，冬天千万不要在危险的"野冰"面上活动，以免冰面破裂，掉入水中。

其四，父母要带头不去"野水"里游玩，给孩子做好榜样。让孩子知道父母有安全观念，很有纪律性，远离"野水"，孩子自己也会认真、自律起来。

 护士长温馨提示

遇到"野水"以后，绝对不能大意，更不能冒险逞能，在不知野水深浅的情况下，不要轻易下水嬉戏。

防电

电给人类送来了光明，但是电的另外一面也很危险，电也能把人电死。父母千万不要轻视孩子的用电安全，时时刻刻提醒孩子安全用电。

现在触电概率增大，家里、家外到处都是用电设备，各种插板、插头，电线也比较乱；户外的电线、变压器、电灯、临时照明设备、发电机随处都有，孩子要睁大眼睛看清楚，当心触电。

孩子平时在家里玩，经常会遇到突然停电的情况，很多孩子不知道该怎么办。有的孩子用湿手插插销、乱动电线与插座；有的孩子发现停电后，用手去试探保险丝；有的孩子发现有人触电，惊慌失措，伸手就拉触电者，结果自己也触电了。

事例辨析

一天中午，6岁的小林在家看电视，发现了一个蜘蛛钻进了插座里，他好奇地用金属镊子伸进插座夹蜘蛛，突然触电，昏迷过去，爸爸立刻急救，才保住了生命。

小林用镊子夹蜘蛛触电的惨痛事例值得人们思考。那么，如何让孩子养成防电的好习惯呢？

正确做法

一是设计用电游戏，结合实物，从基础知识给孩子讲起，让孩子认识到电的"可怕"一面。父母应与孩子一起做防电游戏，设置的情况多一些，以常见的为主，找来电流表、电器、电线给孩子讲安全用电常识，使孩子知道不能随意用手触碰电线、插座、插头，特别是不能用湿手触摸电器设备、更换灯泡，更不能随意拆卸用电设备。使用电器插座要当心，千万不能插多了，要注意插座的有效承受力。不管走到哪里，都要养成善于观察危险情况的好习惯，远离裸露的电线、断电线、户外照明器材、高压变压器。户外活动中，不要随意触摸电线及其他用电器等。家里最好全部使用儿童专用保险插座与插销。

二是告诉孩子发现停电后冷静观察，不能轻易动手。孩子独自在室内，应保持冷静，不能惊慌，从窗户向外看看情况，如果都停电了，就不要着急了，耐心等待，也可打电话通知父母。如果发现只是自己家停电了，最好不要自己乱动，应及时通知妈妈、爸爸，让他们来处理。无论什么原因，注意安全，保持镇静最重要。

父母切记

其一，对于1岁的孩子来说，父母应借助家里、家外的电器设备，认真给孩子讲解，如这是电视、这是变压器、这是高压线、这是插销、这是电线、这是电灯、这是电话、这是电脑、这是电暖气、这是电线插座、这是电线插销、这是洗衣机等，让孩子观察各种电器设备，认知电器。

其二，对于2岁的孩子来说，父母应与孩子一起接触电器，耐心讲解与操作，如与孩子一起开电视，一起接电话，一起插电源插座，一起开关电灯，一起开关空调等，一起检查电器安全情况，边与孩子一起体验，边给孩子讲解安全用电常识，使孩子从由不熟悉电器，害怕电器，到认识电器，正确使用电器，而且明白电的危险，自觉远离危险电器及设备。

其三，对于3岁的孩子来说，父母应关注孩子户外预防触电的问题。

适时通过一些沉痛的例子说明户外用电设备的隐患，经常发生问题的电器是什么，告诉孩子在户外玩时，什么情况都可能遇到，一旦发现断电线时，因为无法判断是否有电，要保持安全距离。遇到高压线、变压器、户外照明设备、发电车、探照灯、装饰灯要远离，不能靠近，逐渐让孩子养成安全防电的好习惯。

其四，对于4岁的孩子来说，教孩子自救与互救很有必要，告诉孩子一旦发现有人触电后，应正确处置，不能恐慌与盲目。有的孩子发现有人触电后，脑子都木了，呆呆地发愣，或惊恐大叫，或大声哭泣，不知道自己该干什么。结果白白地错过了大好时机，眼看着触电人的生命结束了。发现有人触电后，不能用手去拉人，因为人体是导电的，自己也会引电流上身，触电身亡。不但救人不成，自己也搭进去了。如果当时离电闸近，要以最快的速度，关掉电闸，切断总电源。如果找不到总电源，要用木棍子，或绝缘的物体，用猛力把电源拔开。如果情况紧急，什么工具也没有找到，可以用带木把的斧子，把电线砍断。如果被救人停止了呼吸，立刻打120电话。

其五，父母要带头安全用电，给孩子做好榜样。无论是插销、使用电器，或遇到突然的电器故障，一定要采取正确的方法，让孩子知道父母是大人，都自觉安全用电，受到感染后，自己也会认真起来。

护士长温馨提示

遇到突然的"电情"，应确实保证自己的人身安全，机智反应，不能乱了阵脚。

防烫

有很多孩子好动，每天乱跑、乱闹，无视暖瓶、饮水机、水壶的存在，安全意识几乎没有。

还有一些孩子爱劳动、爱模仿、爱逞能，总喜欢模仿大人下厨房烧饭、泡茶叶、泡方便面、烧水等，由于孩子对开水烫人的危险程度没有预知，也不知道严重后果，麻痹大意，一旦发生了烫伤以后，急救措施又不当，使伤情进一步加重，后悔不已。

事例辨析

前不久，6岁的小辛在家看电视，学电视里的人物，模仿特殊动作，不小心把暖瓶碰倒了，开水把脚全部浸湿了，痛得她大哭起来，妈妈立刻送她去医院

医生处理完以后，告诉她烫伤很严重，必须住院治疗

小辛模仿电视里的人物，精力不集中，烫伤了脚，教训深刻。那么，如何让孩子养成防烫的好习惯呢？

正确做法

一是父母为孩子设计一些关于防烫伤的游戏，让孩子充当角色。游戏是孩子最喜欢的活动，在游戏中让孩子明白烫伤是怎么发生的，怎么预防烫伤，怎么处置烫伤，怎么治疗烫伤。游戏设计要科学、简单、趣味，要

符合孩子的年龄特点，让孩子进入角色快，学到的知识多。如《小兔子怎么瘸腿了呢？》《120救护车怎么开进了小区呢？》《小白猫怎么变成小花猫了呢？》《刺猬的刺怎么没有了呢？》《小老鼠的嘴为什么进了热油锅里？》，游戏要把生活中可能遇到的烫伤尽可能地包含进去，让孩子在娱乐中掌握防烫伤的知识与技能。

二是父母要嘱咐孩子保持冷静，及时处理。父母要嘱咐孩子，一旦被开水、热汤、热粥、热油、热茶、热咖啡、蒸汽等烫伤，应保持冷静，不能乱闹，更不能过度恐惧，轻度烫伤只是皮肤表面发红，可以自然痊愈。烫伤较重时，就必须认真对待，让父母送去医院诊治，不能耽搁。

三是父母要手把手地教孩子学会紧急处理的小方法、小窍门。孩子一旦被烫伤了，立刻把被热水（粥、汤、茶、咖啡等）浸湿的袜子、鞋与裤子脱掉，看烫伤情况。如果不是很重，没有起泡，可以把烫伤的部位浸入干净冷水里，以减轻疼痛。可以用冷毛巾敷烫伤处，也可以用干净的单子包裹好，注意千万不要把皮肤表面起的水疱弄破，也不要把表皮弄破，以免引起细菌感染。为了防止起泡，可以马上往烫伤处涂抹醋，也可以涂抹一些芝麻油、凡士林油、止烫膏等，还可以把烫伤部位浸泡在食盐水中，能起到消炎止痛的作用。

民间常用的办法：生鸡蛋清与蜂蜜各一半混合在一起，均匀涂抹烫伤处，能止痛消炎。如果很重，已经起泡，在保护好皮肤完整的前提下，用冷水浸泡后立刻去医院治疗。

 父母切记

其一，对于1岁的孩子来说，父母应利用给孩子喝水、喂奶、洗手、洗脸、洗脚、洗澡的机会，给孩子讲水温与热源的事，如这是开水，烫手了，同时做出被烫的示范手势，显示出痛苦的表情。如这是火，同时做出被烧时的痛苦手势，显示出痛苦的表情。通过耐心地讲解，让孩子观察热源是什么，被烫（烧）后有什么表情，会发生什么危险，慢慢地就会远离火源。

其二，对于2岁的孩子来说，父母应与孩子一起感受热源，如让孩子亲手摸冷水，逐渐加热水，让孩子感到水热了，有烫手的感觉了。如与孩子一起观察热源，冷水壶里的水怎么被加热烧开的，火是怎么燃烧的。如让孩子观察生饭、菜、肉是通过热源（火、电）加工而成为美味食物的，从而知道热源的用途与危害。

其三，对于3岁的孩子来说，父母应经常教育孩子小心谨慎，以预防为主，控制好热源，以免发生意外。日常生活中，由于家里的空间比较狭窄，父母要与孩子一起把"热源"管理好。让孩子参与管理热源的行动是最好的教育，重点与孩子一起管好热水壶、电炉子、炉子、电暖气、电熨斗、热水淋浴、厨房灶具、热汤、热粥、暖水瓶等，不仅让孩子会管理，还要教会孩子使用，告诉孩子厉害与危险，不能让孩子随意触动、使用，或当玩具玩。与孩子一起把家里的"热源"放到安全的地方，而且固定牢靠，以免被孩子无意中碰倒。

其四，对于4岁的孩子来说，可以借助惨痛案例教育孩子，不要吓着孩子，与孩子一起看画报、照片、电视教育片，甚至可以去烧伤医院请医生给孩子讲预防烫（烧）伤的重要性，规范孩子的行为。

其五，父母要带头防烫（烧）伤，给孩子做好榜样。平时家里的热源要管理好，放置有序，轻拿轻放，不能冒失，孩子能从父母身上感受到预防烫（烧）伤有多么的重要，逐渐会养成预防烫（烧）伤的好习惯。

护士长温馨提示

烫伤很痛苦，千万不能麻痹大意，尽量避免烫伤的发生。一旦发生烫伤，要迅速给烫伤处降温，把伤害降到最低限度。

防摔伤

　　孩子在室内外活动中，经常上下床、爬桌子、站椅子、走路、上下楼梯、过马路、跑跳等，有可能会发生意外摔伤，具体的伤情是：手腕骨折、脚腕骨折、腿部骨折、胳膊骨折、颈椎骨折、腰椎骨折、头骨骨折、肋骨骨折、皮肤出血、内脏出血等。

　　孩子摔伤发生的原因主要有以下几个：一是不稳重，慌张忙乱，容易发生摔伤。二是意外失控，造成人体重心偏移。活动中，特别是在高处活动时，稍微有点闪失，很容易出现突然摔倒的严重后果。三是疲劳过度，造成的意外摔倒。孩子活动时，体力消耗大，有时还可能熬夜活动，发生意外摔倒的情况很多。四是为了追求效果，逞能心理作怪，忽视了安全问题，不慎摔倒。五是意外失足。户外的广阔天地中，特别是户外地形复杂，有许多天然与人工开凿的"陷阱"，在活动中很难发现这些"陷阱"，稍微不注意，就容易摔倒，掉入"陷阱"里，需要特别加以提防。

事例辨析

　　夏天的一天下午，6岁的小马与姥姥一起出门去买雪糕，准备过马路时，发现一条新挖开的沟，他不愿意绕道，学着电视节目里的人物，高喊一声："飞过去了……"

　　话音刚落，人就不慎摔在沟里，胳膊骨折了，十分痛苦，需要治疗3个月，严重影响了身心健康。

　　小马看见新挖的沟，没有绕行，逞能跳过，意外摔伤，教训深刻。那么，如何让孩子养成防摔伤的好习惯呢？

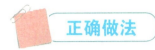

一是讲寓言故事，让孩子明白预防第一，稳重一点的重要性。父母应经常提醒孩子预防摔伤，适时根据孩子的年龄、接受能力，给孩子讲寓言故事，如《小马的腿怎么了？》《梅花鹿怎么跑不动了？》《峡谷里，狐狸的哀号声》《逞能小熊的代价》等，在故事中，使孩子长知识，提高警惕，不麻痹大意。活动时要小心，确实安全了再活动，不要冒险，不能逞能，不能乱跑，稳稳当当的行为举止，是避免摔倒的最好办法。

二是做一些关于摔伤的游戏，设计一些与孩子生活密切相关的情景，让孩子担当适合的角色，在游戏中感受到摔伤的痛苦与危险。

三是父母要带头防摔伤，给孩子做好榜样。平时在家里坐有坐相，站有站相，走有走相，在行为方式上引导孩子、感染孩子，使孩子稳重，有规矩。

父母切记

其一，对于1岁的孩子来说，父母应利用玩具、食具、用具给孩子演示被摔的景象，让孩子明白被摔后有什么结果。如把小塑料玩具假意摔下地，损坏了，给孩子看整个过程，同时说摔坏了，对不起，怎么办呢？而后做出惋惜的手势，表现出难受的样子。如把小塑料娃娃假装摔下地，父母模仿娃娃发出痛苦的声音，做出痛苦的表情，同时说太疼了，让孩子感受到东西能摔坏，很痛苦，以后会很小心。

其二，对于2岁的孩子来说，父母认真看管好孩子，限制孩子乱闹乱玩，万一孩子意外摔倒后，让孩子体验被摔的感受，孩子哭闹不要急着抱、哄、扶，让孩子独自感觉一下疼痛，总结一下被摔的经验教训，明白不能乱跑、乱走、乱爬、乱滚、乱蹬高爬墙，要稳当，要谨慎，要小心。

其三，对于3岁的孩子来说，父母教孩子正确应对摔倒的问题，防止"二次"伤害。孩子意外摔倒，必须及时、正确做出判断，科学处理，才能保证安全，把伤害减少到最低。一是不要让孩子马上爬起来，感觉一下身体的情况，再决定下一步怎么办。仔细检查身体表面，看有无流血、血肿。二是看有无木刺、铁钉之类的东西扎在皮肤里。如果感到情况不对，应及时处理。三是自己张开口，感觉一下牙齿有无松动，或摔掉，舌头有无破损或流血。四是轻轻地左、右扭头，如扭动灵活、无疼痛感，证明没事，如果扭动困难，且疼痛难忍，说明有问题，应立刻去告诉父母，去医院做进一步检查。五是来回屈伸胳膊，同时活动手指和腕子，如果非常轻松和自如，证明没事；如果出现困难，要去医院做进一步检查。六是起来后，做弯腰、起立动作，反复几次，看有无异常；缓慢下蹲起立，看关节、腰部是否轻松、灵活、无疼痛，如果不能下蹲或起立，说明有问题，要仔细检查，发现情况严重时，要及时告诉父母去医院检查，或原地不动，向人呼叫，送医院处理。七是要重点让孩子检查一下双眼，看有无外伤或其他异常。八是要嘱咐孩子观察2天至3天，观察大、小便情况。如果大便有血或发黑，小便赤红或发浑浊，说明内脏可能有问题，应及时告诉父母去医院检查，要注意自己的饮食情况有无异常和睡觉有无异常。

其四，对于4岁的孩子来说，父母可以找机会带孩子去医院急诊科、骨科看摔伤患者的治疗与抢救情况，甚至让摔伤病号以身说法，提醒孩子要重视预防摔伤，不能麻痹大意。

护士长温馨提示

孩子意外摔倒，千万不要忽视，要认真对待，按照科学规律办事，否则会造成难以挽回的严重后果。

防头顶与脚下

父母与孩子在大街上活动时，可以看到大街小巷周围，高楼林立，风景很美，在美丽风景的背后，暗藏着危险，千万要当心头顶上的危险物品。

其实，高楼大厦越多，其隐含的危险越多。平时父母与孩子仔细向上观察，会发现很多"定时炸弹"。如花盆摆放在高楼外侧的阳台上，晾晒的衣物，悬挂的杂物，外挂的空调换气机，各种天线架子、信号接收"锅"，各种悬挂的宣传标语架子，快要掉下来的烂窗户、碎玻璃等。

现在城市建设飞速发展，很多地方都在建楼房，施工现场很多，脚手架一层一层架得很高，塔吊在街边作业，万一发生问题，很有杀伤力。

平时父母与孩子还要仔细向下观察，大街小巷的马路，虽然宽广整洁，但是也有很多"马路杀手"，要引起重视。认真观察危险情况很重要，现在城市里有个怪现象，新修的马路上，经常被人重新挖开施工，重新埋设管道及电缆等，有时白天还是好的，晚上马路上就开口子了，口子附近警戒标志也没有，危险提示灯光也见不到。

事例辨析

一天中午，5岁的小坤与姥姥在小区里玩"藏猫猫"游戏，他藏在一栋11层楼的侧面，忽视了头顶安全，一个花盆从5层楼处坠落下来，正好砸在小坤的小腿，当场就骨折了。

他痛苦万分，被人送进医院，因为打了石膏，需要在床上"吊"一个多月。医生嘱咐他以后千万要当心头顶与脚下，到处都要留心意想不到的"杀手"。

小坤忽视了头顶危险，被高楼坠物砸伤，教训深刻。那么，如何让孩子养成防头顶与脚下危险的好习惯呢？

正确做法

一是给孩子设计游戏，教育为先。通过与孩子玩"头上与脚下"游戏，让孩子知道现在户外的危险"杀手"很多，为了生命安全与健康，必须养成观察"头顶与脚下"危险的好习惯，才能避免危险发生，保证安全。

二是告诉孩子眼观六路，耳听八方。平时，父母可以给孩子演示一下高楼坠物的危险过程，使孩子看到坠物的可怕。要经常嘱咐孩子尽量避免在高楼群里穿行，必须穿行时，不要只顾走路。应该留心观察四周的安全隐患，特别要注意头上的"杀手"。自觉做到五不要：一不要只顾低头行走，脑子里不想"安全"二字。二不要粗心大意，四处乱打乱跑。三不要靠近施工现场，更不能进入施工安全警戒线。四不要在广告牌子下面、悬挂物品、摆放物品多的楼下久留，以防止发生意外。五不要冒险出行，当气候突然发生变化时，如刮风、下雨、打雷时，尽量不要外出，也不能在隐患多的高楼附近避风挡雨。

父母切记

其一，对于1岁的孩子来说，父母应训练孩子的观察能力，特别要注意训练孩子的向上与向下观察的能力。父母可以采取特殊的方法，如可以在孩子的头顶上方合适的距离，放一些色彩鲜艳的、安全的玩具（小挂件），或放置一些能发出优美声音的玩具，根据孩子的情绪、休息情况，适时引导孩子，让孩子自己寻找，直到发现头顶的东西。如可以在床下、小车下放置一些孩子喜欢的东西，通过声音、色彩、形状引导孩子寻找、观察、锻炼孩子向下观察的能力。通过长久的训练，使孩子形成对上对下的观察意识，有了条件反射。

其二，对于2岁的孩子来说，父母应与孩子一起做试验，如让孩子观察挂在屋顶的东西突然坠落下来的情景。如让孩子观察门口的下水井，假意把一个小东西滚进去。如让孩子观察树叶从树上掉下来，观察雨、冰雹、雪从天上下来的情景，使孩子建立高低的概念，知道头顶与脚下有时是盲区，要特别警惕。

其三，对于3岁的孩子来说，父母应时刻嘱咐孩子不能只顾低头走路，而不认真看路，应注意上方与下方的情况。利用带孩子户外活动的机会，父母应与孩子一起观察头上与脚下，甚至让孩子主动观察，提醒父母注意安全。可以结合楼上广告牌、空调排气机、电线杆、下水井盖、挖开的地沟给孩子讲头上与脚下的危险"杀手"，让孩子知道户外头上与脚下"杀手"多，而且复杂，避免遇到"杀手"的关键是细心，走路时看清道路情况，想着"安全"二字。千万不要放任自己的行为，随意打闹追嬉后果严重。

其四，对于4岁的孩子来说，要重点让孩子知道下水井盖不翼而飞的问题，少数下水井盖被人偷，或被汽车轧过后，造成位置错乱，或因意外情况，造成松动，根本没有支撑作用了，有时人走过去还有下水井盖呢，走回来可能就没有了，也可能发生了位移现象，令人防不胜防。还有路面上的砖头瓦块、钢筋、碎玻璃等危险物品会时常冒出来，有时还有施工人员遗弃的废弃物、撒落的垃圾等。

护士长温馨提示

观察危险是反映孩子自我保护能力强弱的重要指标，会观察头顶与脚下危险的孩子，往往是综合素质较高的孩子。

防危险游戏

　　游戏是孩子最喜欢的活动，传统的游戏可能不适合孩子玩了，父母要及早意识到这一点，告诉孩子自创游戏的原则。如果父母不提前告知孩子，孩子在设计游戏时，就可能"胡作非为"了，后果不堪设想。

　　现在很多孩子善于动脑子，点子多、花样多，特别聪明，不满足一般的游戏，富有创造性，喜欢自己创造个性化的游戏活动。

　　孩子创造了健康的游戏活动，父母应该鼓励发扬，但是创造了刺激性、危险性大的游戏，父母就应该制止了。

事例辨析

　　6岁的小乐平时爱看动画片，特别好动，尤其爱玩动脑筋的网络游戏。一天，他根据网络中的刺激游戏——"72条命的猫"，设计了一个"勇士与吸血魔王"的游戏。他手拿假刀，追砍"吸血魔王"。

　　由于游戏很逼真，小乐一不小心，砍到了自己的小腿，鲜血直流，被家长送到医院。

　　小乐自己创造刺激游戏，自己伤了小腿，教训深刻。那么，如何让孩子养成防危险游戏的好习惯呢？

正确做法

　　一是让孩子看清楚危险游戏的危害后果。父母可以根据孩子的接受能力、年龄情况，专门设计几个玩危险游戏的游戏，如《小老虎的鼻子怎么流血了呢？》《医院急诊室里奇怪的病人》《小红找牙齿》《马大哈的耳朵怎么没了呢？》，通过游戏中的角色，使孩子知道危险游戏害人害己，后患无穷。

二是磨炼性格，让孩子稳一些。孩子有了好性格会受益一生，不好的性格，会使孩子处处受到挫折，感到很痛苦。孩子年龄小，性格还没有完全定性，父母平时要加强正确引导和教育，多引导孩子读贤德之人的成长书籍，多与孩子一起读励志书籍，多与孩子共学英雄模范人物的先进事迹，让孩子从中感悟到人生的意义，明白做人的基本道理，掌握做人的原则，使孩子逐渐向开明、大度、谦和、平稳方向发展。孩子性格平和了，知道做人的道理了，玩游戏时就不会追求刺激了，也不会有暴力倾向了，安全、健康、知识游戏就会成为孩子的主打游戏。

父母切记

其一，对于1岁的孩子来说，父母应耐心、细致、体贴地与孩子一起玩健康、安全、简单的游戏，让孩子有游戏意识。

其二，对于2岁的孩子来说，父母应与孩子一起玩稍微复杂的一点游戏，在玩的过程中，告诉孩子游戏规则，改变游戏的结果有两种可能：一是安全，二是危险。如抓坏人，抓住后批评教育就好了，不能改为抓了坏人绑上，随意殴打。

其三，对于3岁的孩子来说，父母应时刻提示孩子，"敲打"孩子，不设计危险游戏。如果孩子设计了危险游戏，并带领小朋友们玩，一旦玩起来，小朋友们进入"疯狂"状态以后，就不可能控制各自的行为了，设计者可能也不能控制住场面了，更不能驾驭整个游戏过程了。要让孩子知道危险游戏没有规则可依，造成严重结果可能性大。侥幸今天不出问题，明天也会出。为了防止扼杀孩子的想象力，父母可以鼓励孩子的想象力，引导孩子把设计游戏的精力放在其他地方。如果孩子不听，悄悄设计了危险游戏，要让孩子认真检讨，要为其他小朋友的生命安全与健康着想。

其四，对于4岁的孩子来说，可以适当地请受害者讲玩危险游戏的教训。如果孩子执意设计危险游戏，父母要耐心引导，最好请受害者讲教训，甚至可以带孩子去医院的急诊室，请医生讲急救事例，在事实面前，让孩子真正认识到玩危险游戏的危害，增强自我控制的能力，养成自己我控制的好习惯。

护士长温馨提示

有很多健康、有意义的游戏可以玩，为什么要玩危险游戏呢？这是拿生命与健康开玩笑，对生命与健康最大的不负责任。

防扎（射）伤

在3~6岁孩子群体中发生的扎（射）伤事件比较多，其主要原因有以下几个：

其一，模仿电视、电影里的武打场面，玩打闹与危险的游戏。一些孩子受国内外电影中的侠客影响，偏爱各种超强度的玩具枪、刀、器械，意外失手引发的扎（射）伤。现在的影视剧、电脑游戏中的暴力场面比较多，特别是一些大英雄的"真功夫"更是让孩子们羡慕不已。一些反映牛仔故事的VCD光碟也是孩子们喜欢看的，尤其是其中牛仔们潇洒的剑法、枪法，更使孩子们着迷。于是，孩子们会私自制造一些器械，互相对打，有时打急了就不管不顾了。

其二，现在一些不法商贩在小区周围、公园门前，经常私下兜售一些超性能的仿真玩具枪、刀子、飞镖、电棒等。根据测试，其中的一些玩具，杀伤力较强，在数米的距离内，足能够造成身体受到伤害，隐患相当大。有的不法商贩在私下还兜售一种孩子玩的仿真手枪，把黄豆大小的石子装入枪膛后，在10米的距离之内，足以把人打伤。

其三，弹弓的诱惑。弹弓是古代人用来打猎、御敌的武器，慢慢地演变成了孩子们的玩具。目前，弹弓还是孩子们非常喜欢的玩具，有的孩子喜欢用它打昆虫、麻雀等。个别孩子自控能力差，经常用它打人、打动物、打灯泡、打电线、打玻璃，或在容易发生危险的地方盲目使用，造成严重的后果。

事例辨析

> 周日上午，5岁的米米与爷爷玩"过家家"，玩了一会儿感到不刺激，米米提出模仿电视中的武打"刺剑"场景，爷爷为了让米米高兴，配合米米玩。
>
> 米米出手快，没等爷爷站稳，一下子把木剑刺到了爷爷的肚脐眼，爷爷疼得跌倒在地，摔伤了胳膊。

米米刺伤了爷爷，导致爷爷受伤，教训深刻。那么，如何让孩子养成防扎（射）伤的好习惯呢？

 正确做法

一是设计游戏，在游戏中让孩子知道扎（射）伤是怎么发生的，严重后果是什么。孩子年龄小，对扎（射）伤的危害不了解，也不知道深浅，父母可以根据孩子的接受能力，设计几个类似的游戏，如《鸽子的翅膀怎么折断了呢？》《牛顶牛的后果》《刺猬与狐狸的斗法》《小虎手中的弹弓》《水果刀怎么扎向了小朋友？》《急诊室里的小朋友》等，通过游戏人物（动物）受扎（射）伤的惨痛结果，让孩子受到震撼，自觉养成预防扎（射）伤的习惯。

二是父母要告诫孩子提高警惕，不要上当受骗。父母要经常给孩子讲危险玩具的危害，使孩子知道个别不法商贩唯利是图，把手伸向了小朋友，随意向小朋友兜售危险"武器"，孩子要睁大眼睛，学会控制，管住钱罐子，千万不要上当受骗。发现情况不对，及时告诉父母。

三是嘱咐孩子不参与。孩子喜欢扎堆，愿意与小朋友一起玩，如果看到小朋友们乱打、乱闹，千万不要参与，尽快躲避，做些安全、健康、长知识的活动。要与爱学习、稳当、活泼的孩子多玩。

父母切记

其一，对于1岁的孩子来说，父母应有意识地让孩子亲自感受一些危险的物件是什么。如孩子吃水果时，拿着水果刀，告诉孩子这是刀子，能把人扎伤、割伤，而后采取手势告诉孩子被扎伤的痛苦，让孩子看水果刀能把水果扎透。如在一定的距离上，把乒乓球、小皮球投出去，砸在小娃娃身上，把小娃娃砸倒，发出痛苦的叫声、哭声，让孩子知道被砸后的后果。

其二，对于2岁的孩子来说，父母应与孩子一起管理好危险的物品，如把水果刀保存好，不随意玩耍。

其三，对于3岁的孩子来说，父母应时刻告诫孩子不模仿，自觉地抵制诱惑，不去购买危险的能扎、能射的玩具，更不去充当"虚幻的英雄""大王""决斗士""侠客"，在小朋友面前绝对不逞能，不打闹斗殴，任何时候都要管住自己。

其四，对于4岁的孩子来说，可以适当地请受害者讲扎伤、射伤的教训。适当的时机，可以带孩子去医院的急诊室，请医生讲真实的事例，看抢救与治疗过程，让孩子真正受到警示，自觉养成预防扎（射）伤的好习惯。此时，应认真教会孩子水果刀的使用，告诉孩子怎么管理水果刀，削水果的注意事项。

其五，对于5岁的孩子来说，可以适当给孩子讲法律知识，让孩子知道伤害别人后，是要受到制裁的，父母也会受到牵连。

护士长温馨提示

任何时候，孩子要有安全意识，因为扎（射）伤发生的概率很大，要特别当心。

防坏人

现在的社会环境比较复杂，坏人随时可能出现在孩子身边，父母与孩子都要时刻提高警惕，不能麻痹大意，以免发生不测。

现在住楼房的家庭很多，由于防范意识增强了，几乎家家安装了防盗门。有了防盗门真的安全了吗？不一定，因为现在的入室犯罪分子极其狡猾，防盗门是死的，人是活动，坏人是狡猾的，关键要看人的安全意识。

现在外面的情况很复杂，孩子独自玩，或独自回家，可能会被坏人尾随，可能遇到问路的人，遇到这种情况怎么办呢？

现在通信行业发达，大多家庭都安装了电话，手机几乎人手一部，犯罪分子的手悄悄地伸向了电话和手机，电话、电信犯罪案件增多，孩子要当心，一定要养成防坏人的好习惯。

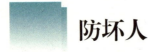

事例辨析

一天上午，妈妈在厨房做饭，5岁的小丽在看电视。忽然，听到有人敲家的防盗门，赶快跑到门口问是谁。敲门者回答是邻居阿姨，来送一份通知。听说是邻居来送通知，又是女人的声音，小丽放心了。她没有犹豫，开了防盗门。突然，两个凶狠的"盗窃犯"闯进来，把小丽与妈妈控制住，开始疯狂的盗窃活动……

小丽警惕性不高，轻易相信敲门人，没有问一问阿姨是谁，也没有告诉妈妈，导致悲剧发生，教训深刻。那么，如何让孩子养成防坏人的好习惯呢？

正确做法

一是提高警惕，防敲门的坏人。嘱咐孩子遇到陌生人敲门时，无论陌生人以任何借口敲门准备进来，都不能开门。这是原则问题，一定要记牢。如果陌生人见你不开门，继续纠缠的话，就大声喊家长，让家长处置。

二是注意观察，防尾随的坏人。孩子在外时，不要放松警惕，更不能麻痹大意，要处处留心，适时观察周围的环境，特别是形迹可疑的人。不暴露任何蛛丝马迹。临时单独回家的孩子，说话也要谨慎，不要把秘密无意中泄露出去。记住："路边说话，草坑里有人偷听。"脖子上挂钥匙，其实就等于告诉坏人家里没有人。进单元门与开门前三思后行。单独回家快要进入单元门口时，先不要急于进，应该注意观察有无可疑之人尾随。如果发现情况异常，应该迅速向楼外人多的地方走，或求助邻居。进了单元门后，突然发现走廊有形迹可疑之人，也不要开门，应巧妙走出单元门，告诉小区的值班人员。另外，还应该主动打电话把情况向爸爸、妈妈说清楚，以防不测。

三是竖起耳朵，防电话、手机另一头的坏人。现在每个家庭几乎都安装了电话，每个人几乎都有手机，方便了人们的生活，但要警惕"电话陷阱"的出现。竖起耳朵，仔细分辨真伪。接到任何陌生人的电话，要立刻警惕起来，不能随意与陌生人交流，立刻告诉家长。

父母切记

其一，父母应有意识地给孩子讲寓言故事，合理确定故事里的人物，让孩子知道坏人是什么样的，为什么坏人凶残，善良的人要提高警惕。

其二，父母应与孩子一起玩预防坏人的游戏，编排一些与生活密切相关的剧情，如《家里电话响了》《家里的门铃响了》《有人敲门》《查水表的来了》《查电表的来了》《怎么总有人盯着我看呢？》《问路者的微笑》《陌生人给我好吃的、好玩的》……通过这些游戏，让孩子充当各种角色，逐渐明白坏人的目的、要干什么、危险与后果，养成提高警惕的好习惯。

其三，父母应时刻告诫孩子如果识破坏人，在外玩时，特别是父母不在身边时，要擦亮眼睛、提防问路的坏人。父母可以与孩子一起演示问路的坏人是怎么问路的，让孩子有训练、有防范。单独一人在外遇到问路的人，在讲究礼节礼貌的同时，一定要脑子清醒，千万不能热情过分，以免把自己送进"虎口与狼窝"。如果周围人多，可以请问路人向其他人详细打听，自己借口走开。如果问路人形迹可疑，獐头鼠目，根本不予理睬，径直走开。如果问路人借此借口，东拉西扯，没有话找话，很值得怀疑，必须立刻离开。如果发现是开车问路的人，更要谨慎，应该与车保持距离，不要靠近车门处。冷静处理，合理回绝。遇到问路人提出要送到地点，应该当即予以回绝，不能碍面子，或被问路人的几句夸赞之语闹得脑子"发热"，做出不理智的行动。要用肯定的语气提出自己不能去，爸爸与妈妈在前面等我有事，请问其他人去吧，在心理上给问路者以警示。

其四，可以适当地请警察叔叔讲安全知识，让警察叔叔讲案例、讲预防方法，使孩子真正重视起来，养成预防坏人的好习惯。

其五，父母要做好榜样，平时在家与孩子一起检查门窗是否关好了。与孩子一起回家时，经常与孩子一起回头观察情况，告诉孩子如果发现"尾巴"，不给坏人留下机会。让孩子受到感染，明白防坏人需要细致、认真、机智。

护士长温馨提示

"害人之心不能有，防人之心不可无。"遇事一定要冷静，绝对不能自乱阵脚，给坏人以可乘之机。

防小动物攻击

　　近几年，人们爱动物的意识增强，这是好事。孩子大都喜欢小动物，总是喜欢抱抱它们，抚摸它们或友好地做出一些亲昵动作，更有甚者竟然与动物接吻；有的孩子甚至把喜欢的小动物抱进被窝里，一起睡觉。

　　可是，有些动物却不领教孩子们的好意，常常是戒心不消，顺心时怎么被孩子玩、闹、嬉戏都可以；不顺心时，就会野性大发，突然"翻脸"，不是咬就是抓，致使孩子受到突然"袭击"，轻者流血不止，重者还会患上其他疾病，或患上严重的传染病、狂犬病或"破伤风"，危及生命。

　　父母应引起高度重视，及早对孩子进行安全教育，让孩子与小动物保持一定的距离，随时防止小动物攻击。

事例辨析

　　妈妈带4岁的小毛去同事家串门，发现主人家有一条小狗，喜欢得不得了。主人说小狗特别温顺，从不咬人，怎么玩都可以。听了主人的话，小毛的胆子大了，上去就抱和亲吻小狗，小狗认生受到了惊吓，一口咬了小毛的小舌头。

　　小毛的舌头被咬了，疼得大喊起来，满嘴流血，经过紧急治疗与防疫处理，其语言功能还是无法恢复到正常水平。

　　小毛没有安全意识，与小狗没有保持安全距离，被小狗咬伤，教训深刻。那么，如何让孩子养成防小动物攻击的好习惯呢？

正确做法

一是认清家养动物的本性，千万要警惕其野性的一面。家养的动物无论怎么熟悉、多么温柔、多么老实、多么笨，也是动物。父母要经常告诉孩子任何动物的基因里都保存着野性的一面，千万不能被动物的表面迷惑，要有防范之心，不能把动物当成是任你摆弄的物件。

二是动物园里要谨慎，千万不要越过安全栏。有的孩子进了动物园，眼睛就不够用。看见这个动物想喂，看见那个动物想摸，想与各种动物一起照相。还有的孩子为了与动物亲近，竟然跳过安全栏，摸动物的头、爪子、尾巴、羽毛……另外，现在许多地方有野生动物园，动物放养在一定的区域，与人们一起享受阳光、空气、草地、鲜花，这样的动物野性更大，孩子更要提高警惕，不能随意接近动物。

三是在野外要稳重，千万莫追戏动物。现在生活条件好了，孩子经常与爸爸、妈妈到野外活动，领略祖国的大好风光。有时幼儿园、少年宫也组织"夏令营""冬令营"等活动，带孩子去野外参观、摄影、写生、劳动、环保等。到了秋收的季节，有的孩子还能与家长一起去采摘、收割，体验丰收的喜悦。

野外的动物非常多，天上飞的，地上跑的，地里藏的，水中游的，令人眼花缭乱。孩子在野外一旦遇到动物，千万不要轻易去与之嬉戏，更不能激怒动物，以防止被攻击。

父母切记

其一，对于1岁的孩子来说，父母应有意识地让孩子观察小动物、如看家养的猫、狗、鸟、鱼、乌龟等。利用户外活动的时机，与孩子一起看自然环境中的小动物，如麻雀、喜鹊、鸽子、蚯蚓、蚂蚱、蝴蝶、壁虎、螳螂、知了、青蛙、蝌蚪、蚊子、苍蝇、蚂蚁、蜜蜂、马蜂、蜘蛛、毛毛虫等，同时耐心给孩子讲小动物的习性，让孩子对小动物有了解。不要怕孩子听不懂，要让孩子看，亲自感觉。

其二，对于2岁的孩子来说，父母应与孩子一起研究预防小动物攻击的方法与手段，利用玩具模拟小动物攻击，让孩子体验小动物攻击的方式、方法与途径，体验被攻击后的痛苦，逐渐掌握小动物攻击的特点，采取正确的防护措施，随时保持警惕。

其三，对于3岁的孩子来说，父母应时刻告诫孩子不要大意，不能随意招惹小动物，即便是家养的小动物也不能随意招惹。做到六不要：一不要硬抱；二不要打骂；三不要与之同睡；四不要乱逗引；五不要惊吓；六不要抢食。

其四，对于4岁的孩子来说，要掌握意外情况的处理。根据某医院的就诊统计，被动物咬伤的患者中，孩子患者的比例比较大。相当多的伤情是被狗、猫、鸟、鹰、猴子、兔子、刺猬等动物抓、咬、刺伤的，医生多次向社会呼吁，"动物有野性，千万警惕，防着它"。告诉孩子一旦被动物咬、抓、刺伤，不要隐瞒实情，立刻向家长、老师说明情况，及时去医院治疗，以防发生意外、造成不可挽回的后果。

护士长温馨提示

要保持清醒，任何动物有时是朋友，有时会伤害你，不能被动物表面的温顺蒙蔽。

防外出走（丢）失

　　现在生活条件好了，孩子与父母、老师、旅行社，或独自外出的机会增多，在参观与游戏活动中，孩子你是否想到了与父母、老师、旅游团队、小朋友们失去联系以后怎么办的问题了吗？是否想到过外出活动容易发生走（丢）失的问题了吗？父母与孩子都要引起重视，谁也不能疏忽大意，要有预案，不"打乱仗"。

事例辨析

　　5岁的小宝与爷爷到外地旅游，由于景区人多，在公园门的小山上，爷爷去卫生间，他着急看山顶的鸟，与爷爷失散了。急得他四处乱跑，来回走了五六千米的冤枉路，头顶炎炎烈日，体力消耗过大，大脑开始迷糊了，在下山的拐弯处，意外摔伤了。

　　小宝与爷爷走失了，盲目寻找，导致体力消耗过大，摔伤了，教训深刻。那么，如何让孩子养成防外出走（丢）失的好习惯呢？

 ## 正确做法

　　一是平时在家附近外出活动当谨慎。平时，如果孩子只是在家门口玩，也不能粗心大意，必须与父母在一起，必须在家长的视线范围内玩。

　　二是去幼儿园途中，或去商场、超市途中更要谨慎。现在幼儿园、商场、超市距离家比较近，决定不能单独去，需要有家长的陪伴，中途听家长的话，不盲目乱走，以免走（丢）失。

三是上下车精力要集中。与父母一起坐汽车、地铁，无论什么情况，都要集中精力，仔细听报站广播，跟紧父母，不能乱跑，更不能随意中途下车。

父母切记

其一，对于1岁的孩子来说，父母应认真、亲切地给孩子讲寓言及民间故事，通过各种人物、动物，让孩子知道小动物（小朋友）为什么丢了，为什么找不到家了，后果是什么，从而对丢失有一个简单的认识。

其二，对于2岁的孩子来说，父母应与孩子一起做有关丢失的游戏，玩丢失的"过家家"，让孩子充当合适的角色，知道丢失后怎么办，如打110电话，向解放军、武警战士求救等。

其三，对于3岁的孩子来说，父母应提前告诉孩子出远门前的准备工作如何做。第一，预先设想应对情况。出远门前，可以预先商量一下失散以后的寻找方式，明确集中的地点，等待的时间，电话号码的确认等，以便在情况发生时，从容面对。第二，就地等待，不要乱跑，鼓励自己勇敢面对。一旦和家人失散，或走失，不要盲目走动，在最后失散的地点，选择一个明显、安全的位置，耐心等待，留意观察就可以了。只要你固定坚守一处，亲人肯定会找来的。等待时，一定不要睡觉，也不能因害怕而大声哭泣，要振奋精神，瞪大眼睛，仔细在人群中搜寻爸爸与妈妈，等待一定要有耐心，不能急躁，心中要不断暗示自己，爸爸、妈妈在焦急地找自己，马上就能见到他们。第三，向警察求救。如果身上没有带钱也不用着急，求救电话是免费的。立刻打"110"求救电话，把失散的情况告诉警察叔叔，很快你就会得到帮助，与亲人见面。第四，向景区管理者求救。可以找到景点管理处，主动向管理人员说明情况，希望人家帮助寻找失散的亲人。许多管理处都有广播找人的服务，通过这个办法可以顺利找到亲人。第五，提高警惕，不跟陌生人走。如果有陌生人热情地说能帮助你找到亲人，并且要求你跟他走，要拒绝，坚持在原地不动。必要时，向周围的人群喊话，寻求帮助，安全就有保障了。

其四，对于4岁的孩子来说，教会孩子掌握野外生存本领，使孩子知道迷失了方向，找不到道路不要慌张，冷静是成功返回的前提。

护士长温馨提示

嘱咐孩子一定要冷静，安全第一，生命第一；只要坚定信念，就能成功与亲人见面。

后 记

　　这本书的完成，得到了北京理工大学出版社各级领导的支持，特别得到了中国教育科学研究院储朝晖教授的具体指导，得益于出版社负责编辑、校对的老师们的精细润笔，特此向以上老师们表示感谢。

　　为了尽快使父母掌握护理婴幼儿的技能，切实提高育儿质量，普及家庭护理、医疗康复、心理健康及婴幼儿的卫生保健知识，根据目前我国婴幼儿的护理现状，笔者在充分调查了解情况的基础上，从不同的侧面对婴幼儿护理与卫生保健问题进行了归类分析，发现了家庭在护理婴幼儿中，存在的带有普遍性的问题。针对问题，笔者把专业的护理知识、急救知识、心理知识、保健知识通俗化，让父母容易看懂弄通，便于学习和掌握，使家庭对婴幼儿的护理正规化、专业化。

　　为了帮助父母教育好孩子，为了让孩子健康成长，改变教育思维模式，把握住生命的每一个阶段，根据孩子的成长经历与特点，以事说理，逐步展开，详细地阐释了孩子养成好习惯的重要性，让人看了一目了然，豁然开朗，有所感悟，并从中受到启示。

　　本书突出了家庭护理婴幼儿中最常见的护理技巧的重要性，拓宽了家庭护理婴幼儿的范围，使人们掌握了护理的真正"内涵"，在轻松中学到护理知识。在孩子习惯养成上，没有过多地进行语言修饰，朴实无华，通俗易懂，回味深长，有深刻的启示作用。

作者：刘燕华

2013年2月19日于北京郊区老房子

"0～6岁儿童养育专家全知道"跋

储朝晖

　　0～6岁婴幼儿发展是终身发展的基础，早期教育对人的成长发展具有极为关键性的作用，从2010年中国政府开始重视幼儿教育以来，早期教育的重要性也得到更清晰的认识，父母及社会对早期教育的需求日渐增大，期望日益增高，但是目前中国早期教育的专业水平还处在很低的"幼稚"阶段，各地的早教热潮中出现了严重的短期功利取向与混乱现象。

　　有鉴于此，2012年，本人开始约集包括港台在内的我国早期教育前沿的专业工作者，编写出版"0～6岁儿童养育专家全知道"丛书，试图在满足广大父母和早教专业工作者的巨大需求的同时，为早期教育注入理性精神和科学理念，服务幼年人的健康成长发展。经过三年多的努力，终于与读者见面。

　　本套书选题的方式是：依据婴幼儿目前早期教育的实际，依据各位专家的专长，确定各位作者的选题，同时考虑整套丛书的系统性，尽可能在不同领域里选择前沿专家。最后在来稿中选定以下五本书：北师大珠海分校胡学亮教授翻译的无藤隆［日］所著的《发现孩子：早期教育释疑》，该书从发展心理学的研究视角，阐明了对早期教育深层次的理解和观点，解答了家长在早期教育中存在的疑惑，对早期教育的定义、教育内容、教育方法、教育时间及场所等都进行了详细论述，指出了早期教育的可能性和存在的问题；张雪门先生的弟子钱玲娟先生花费数十年心血所著的《幼儿玩具玩与学》，该书主要介绍玩具的功能、不同年龄段玩具的选择、玩法以及自制玩具等；医护专家刘燕华所著的《婴幼儿护理与习惯养成》，以全方位、多层次、连续持久的护理观，介绍护理与幼儿习惯养成的理论、方法、技巧；从事学前和心理方面研究的陈辉博士所著的《幼儿行为问题应对》，该书针对年轻父母对幼儿行为的很多困惑，结合案例做心理学方面的分析，最后指出正确的应对方法（指出应对上的误区），解除缺乏专业知识的父母和老师的很多困惑和误区；本套丛书主编储朝晖所著《亲子成长游戏》，依据儿童生理和心理发展的顺序，依据幼儿发展的规律，为父母提供系列的亲子游戏参考方案。整体上形成一个覆盖早期教育从观念到最常用的各方面实际操作的体系，既可以帮助父母和早期教育人士提升学习，又可直接用于实际。

本套丛书旨在传播科学早教理念，提高教师和家庭成员的早教理论水平，普及早教知识，指导早教行为，配合《国家中长期教育改革和发展规划纲要》的贯彻落实，服务于儿童早期身心健全发展。

在写作上严格要求：（1）所写内容要有科学、实证或文献依据，注意抓住问题的关键，关注细节；（2）所写内容要针对早期教育中的实际问题和父母及早教工作者的困惑，既有思想理论，又有实际操作，突出科学和理性精神；（3）尽力探索早期教育的新问题，凸显出新理念，反映同一研究领域的前沿状态。

本书主要读者对象为父母以及早期教育工作者，所以力求通俗，增强可读性。在整体准确把握相应领域前沿理论的基础上，尽量深入浅出，语言简练、避免歧义。并适当配图，以文带图，图文互补，疏密均匀。

十分荣幸的是，著名幼儿教育专家、98岁高龄的北师大教授卢乐山先生为本套丛书写序，并和本人于2014年6月1日儿童节就南开校史及幼儿教育问题谈了一上午，令人终身难忘。

作者团队中最令人崇敬的是97岁的张雪门先生的弟子钱玲娟老师，一生历经磨难却对幼儿教育事业挚爱、追求不止，每次打电话都有说不完的话，到他家中还是讲幼儿教育的问题和解决方法，本套丛书中的《幼儿玩具玩与学》是她与关崇峻（原外交部幼儿园园长）等众多人几十年积累的心血，代表了这一领域中国现有的研究水平。无藤隆［日］先生是东京大学教育学博士，主攻发展心理学、儿童教育学，历任大学教授、小学校长，有专著30余本，译者胡学亮教授曾在日本任教8年后回北师大珠海分校任教。刘燕华女士是原北京军区某后勤部正团职护士长，对护理方面十分专业，所选的幼儿护理与习惯养成的角度又很独特。陈辉是北京师范大学学前教育专业博士，中国社会科学院心理学专业博士后，又有孩子心理问题解决方面的实践经验。这样的团队保证了这套丛书的品质。

在本套丛书的设计和写作过程中，南京师范大学出版社徐蕾副总编、张椿女士给予了大力支持。北京理工大学出版社杨海莲、魏诺、洪晓英在本书出版过程中付出大量的辛勤劳动，一并致谢。

本套丛书依然会有意想不到的缺陷，各位读者有何意见，请直接发至本人邮箱：chu.zhaohui@163.com，先在此致以诚挚感谢！